第1種
衛生管理者
過去8回
本試験問題集

新星出版社

過去問の繰り返し

　衛生管理者とは、労働者の危険又は健康障害の防止、安全・衛生教育、健康診断その他健康の保持増進などを行いますが、労働安全衛生法において一定規模の事業場ごとに選任することが定められています。

　衛生管理者には、衛生工学衛生管理者、第1種衛生管理者、第2種衛生管理者の3種類があります。衛生工学衛生管理者になるには、大学または高等専門学校で所定のカリキュラムを収めるか、第1種衛生管理者免許試験に合格したのち、所定の講習を受けて修了試験に合格しなければなりません。

合格ラインは60%	➡ 得意分野は満点を目指す
足切りラインは40%	➡ 苦手分野を作らない
過去問題を繰り返し学習	➡ 解法パターンを叩き込む

本番試験を再現しました

令和5年10月から令和2年4月までに公表された8回の試験問題を収録しました。

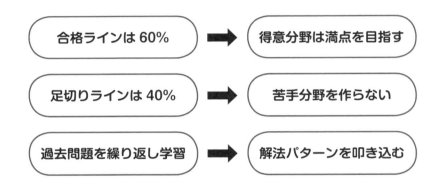

出題された問題を忠実に再現しました。改正等で変更がある場合は、解説に 注意！ などで示してあります。

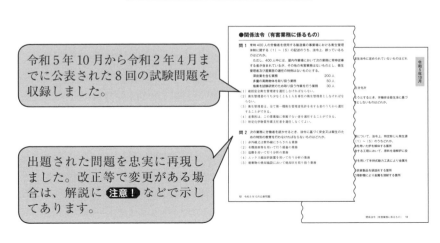

学習で合格確実‼

●試験は決して簡単ではない

　第1種・第2種衛生管理者になるための試験は、厚生労働大臣の指定する指定試験機関である**公益財団法人安全衛生技術試験協会**が行っています。

　協会から公表されている年度**合格率は50%前後**となっていますが、試験は全国の試験会場ごとに年に何回も行われており、この合格率は、再受験、さらに何回目かの挑戦で合格したという受験者もかなり含まれていますから、1回で合格することは簡単ではないといえます。過去の出題問題をみればわかるように、**決して一夜漬けで合格できる試験ではありません。**

●合格への近道は過去問題にある

　衛生管理者試験の試験範囲は広く、労働安全衛生法、労働基準法などの関係法令、有機溶剤中毒、粉じん障害、鉛中毒などの有害業務に関する知識、医学・生理学に関する知識など幅広い知識が問われます。とくに、1種試験の対象となる有害業務に関する分野では、専門的な知識が求められますから、理系出身者ならともかく文系出身の受験生にはかなりハードルが高いといえます。**衛生管理者試験の問題数は、1種は44問、2種は30問。合格ライン**は全体の**60%以上、かつ科目ごと（1種試験では範囲ごと）に40%以上の正答率が必要です。**1科目でも40%の得点がない場合は、全体でいくら高得点であっても不合格となります。こうしたことから、苦手科目があると合格が難しくなりますので、まんべんなく学習することが重要です。

●●●●●●●●● この問題集だけで学習できます ●●●●●●●●●

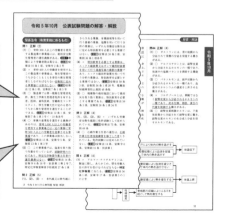

この問題集だけでも学習できるように、解説文は簡潔にまとめて、参考となる図や表によって理解を深めるようにしました。

問題を解く上でのポイントは 注意！ で示してあります。また、 参照！ には、関連条文や通達などを明記しました。

●同じ問題が繰り返し出題されている

　衛生管理者試験は、全国各地域で毎月複数回、行われていて、出題される問題はほぼ限られています。そして、本書掲載の公表問題からもわかるように、同じような問題が繰り返し出題されており、**過去8回分の出題問題をカバーすれば、ほぼすべての問題に対処することができます**。問題文中の数値を変えただけの問題、選択肢の順番を入れ替えただけの問題、正しい選択肢と誤った選択肢を入れ替えただけの問題といったように、試験問題は、過去に出題された問題が少しずつ改定を加えて繰り返し出題されています。

●過去問題の繰り返しが合格の近道

　学習に際しては、基本事項を覚えることは必要ですが、**過去問題を繰り返し解くことが合格への一番の近道となります**。過去問題を何回も解くことで、繰り返し出題されている問題の解き方がより深くインプットされます。

　1種試験と2種試験の違いは、有害業務に関わるものがあるかどうか、そして、その分野の出題される問題数が少ないというだけで、難易度には大きな違いはありません。その証しに、**2種試験問題の8割は、同時に行われる1種試験問題とまったく同じ問題が出題（公表問題）されています**。

分野別学習の進め方

●関係法令の分野

　1種試験の出題範囲は、労働基準法、労働安全衛生法、作業環境測定法及びじん肺法、これらに基づく命令中の関係条項ですが、労働基準法では、労働安全衛生法と関連の深い条文に注意しましょう。よく出題されているのは、時間外労働、休日労働、有給休暇などに関する問題です。**労働基準法施行規則第18条の有害業務一覧などは覚えておく必要があります**。

　2種試験の出題範囲は、1種試験から有害業務に係るものを除いた範囲となりますから、有機溶剤予防規則、粉じん障害予防規則などの有害業務に関する省令や通知などは出題されません。

　法令の学習で注意することは、○○法といった「法律」、○○令といった「政令」、○○規則、○○施行規則といった「省令」は、**必ず関連条文を見比べておくことです**。法律は大きな枠組みだけを決めていて、実際の運用は政令、省令で細かく定められています。試験に出題されるのは、細かな取り決めが大半ですから、法律だけ、省令だけを見ていては、理解できず、かえって混乱してしまいます。また、関係するさまざまな通知も出題されますから、通知の原点となる法令をしっかり押さえておく必要もあります。本書には、参照! として、関連条文をできる限り掲載してあります。面倒なようでも、この参照条文を見ておくことが理解を深めることにつながります。

　本書中、「安衛法」は「労働安全衛生法」、「安衛令」は「労働安全衛生法

施行令」、「安衛則」は「労働安全衛生規則」の略称です。

●労働衛生の分野

　1種試験の出題範囲は、衛生管理体制、職業性疾病、作業環境管理、作業管理、健康管理、労働衛生教育、労働衛生管理統計、救急処置などですが、1種試験では、有害物による健康障害・疾病の症状、有害物質の分類・性状、環境管理の具体策など、広い範囲にわたって詳細な部分まで問われますから、混乱しないように基本事項を整理して覚えなければなりません。

　2種試験の出題範囲は、衛生管理体制、有害業務に係るものを除いた作業環境管理、有害業務に係るものを除いた健康管理、健康の保持増進対策、労働衛生教育、労働衛生管理統計、救急処置、有害業務に係る労働衛生概論などですが、事務所の必要換気量の算出方法、暑熱環境における熱ストレスの評価指標など、**温熱条件、採光・照明に関する問題は、1種試験ではあまり見られず、2種試験で繰り返し出題されています。**

●労働生理の分野

　労働生理の分野の試験範囲は、1種・2種ともに、人体組織及び機能、環境条件による人体の機能の変化、労働による人体の機能の変化、疲労及びその予防、職業適性となっています。この分野では、出題問題は1種と2種に難易度の違いはなく、同じ問題が出題されています。だからといって必ずしもやさしい問題ばかりとはいえません。循環器系では、血液の流れ、内分泌系ではホルモンの働きなどが頻出問題ですが、**図を使って立体的に覚えるようにすると効果的といえます。**

　労働生理は、1種・2種試験ともに、10問出題されますが、出題される問題も定番のものが多く、1種では1問10点と、他の分野に比べて高く配点されていますから、**得点源として取りこぼしのないように留意しましょう。**

試験で注意すること

時間配分を考える	➡	焦ることのないように
マークシートに注意する	➡	チェック欄を間違えない
見直しは必ず行う	➡	頭の切り替えをしよう

●マークシートに注意しよう

　解答はマークシートにチェックする方式で行われます。記入に際しては、必ず問題番号を確認してください。解答用紙にはマークシートの記入欄がずらりと並んでいるので、途中で間違った問題に記入すると、後からではとても確認しづらくなります。再確認で、運よく発見しても、パニックになってしまい、確認できる精神状態ではなくなります。<u>解答記入時には、**1問ごとに問題番号を確認してから記入するようにしましょう**</u>。

　マークシートに記入する際には、解答欄の枠からはみ出すことのないようにして、枠内をきちんと塗りつぶすようにしましょう。せっかく正しい選択肢を選んでいても、マークの仕方で得点にならなければそれまでの努力が無駄となります。

●見直しは必ず行おう

　試験時間は、1種試験で3時間、2種試験で2時間15分となっていますが、問題数から見れば時間は十分にあるといえます。むしろ、多くの場合は時間が余ってしまい、手持ち無沙汰になりがちですが、一通り終わってからも、**必ず見直しをする**ようにしましょう。

　<u>時間をおいて見直すと、意外な見落としに気づくことがあります</u>。また、見直しは、同じ分野を続けて行うのではなく、違う分野を見直してから、また、元の分野を見直すようにすると、**頭の切り替え**ができます。

　1人が退出すると、それにつられて、次々と会場を退出する受験者が現れますが、周りの受験者が退出していても、それに気を取られることなく、納得いくまで見直しをすることが大切です。むしろ、これを**見直し開始の合図**と考えましょう。

試験当日の注意事項

・筆記用具は、HBまたはBの鉛筆を使用する。シャープペンシルの使用も可。ただし、ボールペン、色鉛筆の使用は不可。定規の使用は可能。
・電卓の使用は可能だが、使用できるのは基本的な機能の電卓で、電池内蔵型で音を発しないタイプのものに限られる。
・試験室では、スマートフォン、携帯電話などの電源は切ること。
・試験開始15分前から試験の説明が行われるので、それまでに入室すること。

注：この注意事項と8ページからの受験案内は、実際の受験案内を参考に作成したものです。<u>受験に際しては、必ず、安全衛生技術試験協会で受験案内を入手して確認してください</u>。受験案内は、全国各地域の労働基準協会、日本ボイラ協会、日本クレーン協会などでも入手することができます。**安全衛生技術試験協会ホームページ**　http://www.exam.or.jp/

第1種衛生管理者過去8回
本試験問題集

CONTENTS

注：解説中、参照法令の略称と正式な法令名は次の通りです。
　安衛法：労働安全衛生法、安衛令：労働安全衛生法施行令、
　安衛則：労働安全衛生規則
注：「第 1 種衛生管理者」「第 2 種衛生管理者」の正式名称は、「第
　一種衛生管理者」「第二種衛生管理者」です。本書では便宜上
　使い分けています。

※別冊は取り外し、解答用紙はコピーをしてお使いください。

2024年度受験案内

　第1種・第2種衛生管理者になるには、厚生労働大臣の指定試験機関である**公益財団法人安全衛生技術試験協会**の行う試験に合格しなければなりません。試験は、全国7か所にある安全衛生技術センターで毎月のように行われているほか、各センターの地区ごとに出張試験も行われています。

　試験の詳細は、受験案内である「免許試験受験申請書とその作り方」を、公益財団法人安全衛生技術試験協会、各安全衛生技術センターへ請求、確認してください（労働基準協会連合会などでも入手することができます）。

　安全衛生技術試験協会ホームページ　http://www.exam.or.jp/

●安全衛生技術試験協会、各安全衛生技術センター

	住　所		電　話
安全衛生技術試験協会（本部）	〒101-0065	東京都千代田区西神田3-8-1 千代田ファーストビル東館9階	03-5275-1088
北海道安全衛生技術センター	〒061-1407	北海道恵庭市黄金北3-13	0123-34-1171
東北安全衛生技術センター	〒989-2427	宮城県岩沼市里の杜1-1-15	0223-23-3181
関東安全衛生技術センター	〒290-0011	千葉県市原市能満2089	0436-75-1141
中部安全衛生技術センター	〒477-0032	愛知県東海市加木屋町丑寅海戸51-5	0562-33-1161
近畿安全衛生技術センター	〒675-0007	兵庫県加古川市神野町西之山字迎野	079-438-8481
中国四国安全衛生技術センター	〒721-0955	広島県福山市新涯町2-29-36	084-954-4661
九州安全衛生技術センター	〒839-0809	福岡県久留米市東合川5-9-3	0942-43-3381

試験科目と試験時間

　試験は、毎月、地域によっては複数回、各安全衛生技術センターで行われています。試験の種類と試験科目、試験時間は次の通りです。試験日程等は、各安全衛生技術センターによって異なりますので、必ず、受験案内等で確認してください。また、出張試験における試験開始時刻は、別途、会場ごとに定められます。

●試験科目

種　類	試験科目		出題数（配点）
	試験範囲		
第1種衛生管理者	関係法令	有害業務に係るもの	10問（80点）
		有害業務に係るもの以外のもの	7問（70点）
	労働衛生	有害業務に係るもの	10問（80点）
		有害業務に係るもの以外のもの	7問（70点）
	労働生理		10問（100点）
特例第1種衛生管理者	関係法令（有害業務に係るものに限る。）		10問（80点）
	労働衛生（有害業務に係るものに限る。）		10問（80点）
第2種衛生管理者	関係法令（有害業務に係るものを除く。）		10問（100点）
	労働衛生（有害業務に係るものを除く。）		10問（100点）
	労働生理		10問（100点）

注：特例第1種衛生管理者免許試験とは、第2種衛生管理者免許取得者が、第1
　　種衛生管理者免許試験を受験する場合です。

●試験時間

種　類	試験時間
第1種衛生管理者	13：30 ～ 16：30（3時間） ※科目免除者 13：30 ～ 15：45（2時間15分）
特例第1種衛生管理者	13：30 ～ 15：30（2時間）
第2種衛生管理者	13：30 ～ 16：30（3時間） ※科目免除者 13：30 ～ 15：45（2時間15分）

注：船員法による衛生管理者適任証書の交付を受けた者で、その後1年以上労働
　　衛生の実務に従事した経験を有するものは「労働生理」科目が免除されます。

●合格ライン

　それぞれの試験科目または試験範囲ごとの得点が、それぞれの試験科目
（試験範囲）に決められた配点の40％以上であり、かつ全科目の合計得点が
満点の60％以上である場合、合格となります。

受験案内と受験申し込み

　受験案内（免許試験受験申請書とその作り方）の請求と、**受験申し込みは、
全国7か所にある安全衛生技術センターに行います**。受験申請は、受験日の
2か月前から行われます。

　受験手数料（8,800円）は、金融機関で払い込み、受験申請書に払込受付
証明書を添えて申し込みます。試験結果は、試験日からおおむね**7日後**と

なっており、合格者には「**免許試験合格通知書**」、それ以外の受験者には「**免許試験結果通知書**」が送付されます。また、各安全衛生技術センターの掲示板と安全衛生技術試験協会のホームページに受験番号が掲示されます。

　第1種は、第2種の上位免許に当たりますが、段階を踏まなければならないというものではなく、最初から第1種を受けることができます。

受験資格

　受験するために必要となる資格（抜粋）には次のようなものがあります。ただし、これらは代表的なもので、このほかにもさまざまな経験や資格が受験対象となりますので、受験案内または協会ホームページを参照してください。

①学校教育法による大学（短期大学を含む。）又は高等専門学校を卒業した者で、その後1年以上労働衛生の実務に従事した経験を有するもの

②指定を受けた専修学校の専門課程（4年以上）を一定日以後に修了した者などで、その後1年以上労働衛生の実務に従事した経験を有するもの

③学校教育法による高等学校又は中等教育学校を卒業した者で、その後3年以上労働衛生の実務に従事した経験を有するもの

④10年以上労働衛生の実務に従事した経験を有するもの

　注意：この受験資格は抜粋です。詳細は、必ず受験案内を参照してください。

合格率

　試験は全国の各センターごとに、毎月複数回行われています。安全衛生技術試験協会が発表した年間受験者数、合格者数、合格率は次の通りです。

年　　度		受験者数	合格者数	合格率
平成27年度	第1種衛生管理者	55,129 名	30,587 名	55.5%
	第2種衛生管理者	25,716 名	16,983 名	66.0%
平成28年度	第1種衛生管理者	61,500 名	28,003 名	45.5%
	第2種衛生管理者	29,186 名	16,189 名	55.5%
平成29年度	第1種衛生管理者	65,821 名	29,636 名	45.0%
	第2種衛生管理者	31,537 名	17,302 名	54.9%
平成30年度	第1種衛生管理者	67,080 名	29,631 名	44.2%
	第2種衛生管理者	32,985 名	17,271 名	52.4%
令和元年度	第1種衛生管理者	68,498 名	32,026 名	46.8%
	第2種衛生管理者	33,559 名	18,511 名	55.2%
令和2年度	第1種衛生管理者	43,157 名	18,916 名	43.8%
	第2種衛生管理者	22,220 名	11,729 名	52.8%
令和3年度	第1種衛生管理者	68,210 名	29,113 名	42.7%
	第2種衛生管理者	36,057 名	17,922 名	49.7%
令和4年度	第1種衛生管理者	68,066 名	31,207 名	45.8%
	第2種衛生管理者	35,199 名	18,089 名	51.4%

第1種衛生管理者

令和5年10月公表試験問題

〔注意事項〕

1 解答方法
 （1） 解答は、別の解答用紙に記入（マーク）してください。
 （2） 使用できる鉛筆（シャープペンシル可）は、「ＨＢ」又は「Ｂ」です。
 　　 ボールペン、サインペンなどは使用できません。
 （3） 解答用紙は、機械で採点しますので、折ったり、曲げたり、汚したりしないでください。
 （4） 解答を訂正するときは、消しゴムできれいに消してから書き直してください。
 （5） 問題は、五肢択一式で、正答は一問につき一つだけです。二つ以上に記入（マーク）したもの、判読が困難なものは、得点としません。
 （6） 計算、メモなどは、解答用紙に書かずに試験問題の余白を利用してください。
2 受験票には、何も記入しないでください。
3 試験時間は3時間で、試験問題は問1～問44です。
 　特例による受験者の試験時間は2時間で、試験問題は問1～問20です。
 　「労働生理」の免除者の試験時間は2時間15分で、試験問題は問1～問34です。
4 試験開始後、1時間以内は退室できません。
 　試験時間終了前に退室するときは、着席のまま無言で手を上げてください。
 　試験監督員が席まで伺います。
 　なお、退室した後は、再び試験室に入ることはできません。
5 試験問題は、持ち帰ることはできません。受験票は、お持ち帰りください。

●関係法令（有害業務に係るもの）

問 1　常時400人の労働者を使用する製造業の事業場における衛生管理体制に関する（1）～（5）の記述のうち、法令上、誤っているものはどれか。

　　　　ただし、400人中には、屋内作業場において次の業務に常時従事する者が含まれているが、その他の有害業務はないものとし、衛生管理者及び産業医の選任の特例はないものとする。

　　　　深夜業を含む業務　　　　　　　　　　　　　200人
　　　　多量の高熱物体を取り扱う業務　　　　　　　 50人
　　　　塩素を試験研究のため取り扱う作業を行う業務　30人

（1）総括安全衛生管理者を選任しなければならない。
（2）衛生管理者のうち少なくとも1人を専任の衛生管理者としなければならない。
（3）衛生管理者は、全て第一種衛生管理者免許を有する者のうちから選任することができる。
（4）産業医は、この事業場に専属でない者を選任することができる。
（5）特定化学物質作業主任者を選任しなくてよい。

問 2　次の業務に労働者を就かせるとき、法令に基づく安全又は衛生のための特別の教育を行わなければならないものはどれか。

（1）赤外線又は紫外線にさらされる業務
（2）有機溶剤等を用いて行う接着の業務
（3）塩酸を用いて行う分析の業務
（4）エックス線回折装置を用いて行う分析の業務
（5）廃棄物の焼却施設において焼却灰を取り扱う業務

問 3 次の免許のうち、労働安全衛生法令に定められていないものはどれか。

(1) 潜水士免許
(2) 高圧室内作業主任者免許
(3) エックス線作業主任者免許
(4) 石綿作業主任者免許
(5) ガンマ線透過写真撮影作業主任者免許

問 4 次の特定化学物質を製造しようとするとき、労働安全衛生法に基づく厚生労働大臣の許可を必要としないものはどれか。

(1) アルファ−ナフチルアミン
(2) 塩素化ビフェニル（別名 PCB）
(3) オルト−トリジン
(4) オルト−トルイジン
(5) ベンゾトリクロリド

問 5 次のAからEの粉じん発生源について、法令上、特定粉じん発生源に該当するものの組合せは（1）〜（5）のうちどれか。

  A 屋内において、耐火物を用いた炉を解体する箇所
  B 屋内の、ガラスを製造する工程において、原料を溶解炉に投げ入れる箇所
  C 屋内において、研磨材を用いて手持式動力工具により金属を研磨する箇所
  D 屋内において、粉状の炭素製品を袋詰めする箇所
  E 屋内において、固定の溶射機により金属を溶射する箇所

(1) A、B
(2) A、E
(3) B、C
(4) C、D
(5) D、E

問 6 有機溶剤等を取り扱う場合の措置について、有機溶剤中毒予防規則に違反しているものは次のうちどれか。

ただし、同規則に定める適用除外及び設備の特例はないものとする。

（1）地下室の内部で第一種有機溶剤等を用いて作業を行わせるとき、その作業場所に局所排気装置を設け、有効に稼働させているが、作業者に送気マスクも有機ガス用防毒マスクも使用させていない。

（2）屋内作業場で、第二種有機溶剤等が付着している物の乾燥の業務に労働者を従事させるとき、その作業場所に最大 0.4m/s の制御風速を出し得る能力を有する側方吸引型外付け式フードの局所排気装置を設け、かつ、作業に従事する労働者に有機ガス用防毒マスクを使用させている。

（3）屋内作業場に設けた空気清浄装置のない局所排気装置の排気口で、厚生労働大臣が定める濃度以上の有機溶剤を排出するものの高さを、屋根から 1.5m としている。

（4）屋外作業場において有機溶剤含有物を用いて行う塗装の業務に常時従事する労働者に対し、1 年以内ごとに 1 回、定期に、有機溶剤等健康診断を行っている。

（5）有機溶剤等を入れてあった空容器で有機溶剤の蒸気が発散するおそれのあるものを、密閉して屋内の一定の場所に集積している。

問 7 管理区域内において放射線業務に従事する労働者の被ばく限度に関する次の文中の［　　　］内に入れるAからDの語句又は数値の組合せとして、法令上、正しいものは（1）～（5）のうちどれか。

「男性又は妊娠する可能性がないと診断された女性が受ける実効線量の限度は、緊急作業に従事する場合を除き、［　A　］間につき［　B　］、かつ、［　C　］間につき［　D　］である。」

	A	B	C	D
（1）	1 年	50mSv	1 か月	5 mSv
（2）	3 年	100mSv	3 か月	10mSv
（3）	3 年	100mSv	1 年	50mSv
（4）	5 年	100mSv	1 年	50mSv
（5）	5 年	250mSv	1 年	100mSv

問 8 労働安全衛生規則の衛生基準について、誤っているものは次のうちどれか。

（1） 炭酸ガス（二酸化炭素）濃度が0.15％を超える場所には、関係者以外の者が立ち入ることを禁止し、かつ、その旨を見やすい箇所に表示しなければならない。

（2） 強烈な騒音を発する屋内作業場においては、その伝ぱを防ぐため、隔壁を設ける等必要な措置を講じなければならない。

（3） 多筒抄紙機により紙を抄く業務を行う屋内作業場については、6か月以内ごとに1回、定期に、等価騒音レベルを測定しなければならない。

（4） 著しく暑熱又は多湿の作業場においては、坑内等特殊な作業場でやむを得ない事由がある場合を除き、休憩の設備を作業場外に設けなければならない。

（5） 屋内作業場に多量の熱を放散する溶融炉があるときは、加熱された空気を直接屋外に排出し、又はその放射するふく射熱から労働者を保護する措置を講じなければならない。

問 9 法令に基づき定期に行う作業環境測定とその測定頻度との組合せとして、誤っているものは次のうちどれか。

（1） 溶融ガラスからガラス製品を成型する業務を行う屋内作業場の気温、湿度及びふく射熱の測定 ……………………………… 半月以内ごとに1回

（2） 通気設備が設けられている坑内の作業場における通気量の測定
…………………………………………………… 半月以内ごとに1回

（3） 非密封の放射性物質を取り扱う作業室における空気中の放射性物質の濃度の測定 ……………………………………… 1か月以内ごとに1回

（4） 鉛ライニングの業務を行う屋内作業場における空気中の鉛濃度の測定
…………………………………………………… 6か月以内ごとに1回

（5） 常時特定粉じん作業を行う屋内作業場における空気中の粉じん濃度の測定 ……………………………………………… 6か月以内ごとに1回

問10 労働基準法に基づき、満18歳に満たない者を就かせてはならない業務に該当しないものは次のうちどれか。

（1）さく岩機、鋲打機等身体に著しい振動を与える機械器具を用いて行う業務

（2）著しく寒冷な場所における業務

（3）20kgの重量物を継続的に取り扱う業務

（4）超音波にさらされる業務

（5）強烈な騒音を発する場所における業務

●労働衛生（有害業務に係るもの）

問11 化学物質とその常温・常圧（25℃、1気圧）での空気中における状態との組合せとして、誤っているものは次のうちどれか。

　　　ただし、ガスとは、常温・常圧で気体のものをいい、蒸気とは、常温・常圧で液体又は固体の物質が蒸気圧に応じて揮発又は昇華して気体となっているものをいうものとする。

（1）アクリロニトリル ……………………… ガス

（2）アセトン ………………………………… 蒸気

（3）アンモニア ……………………………… ガス

（4）ホルムアルデヒド ……………………… ガス

（5）硫酸ジメチル …………………………… 蒸気

問12 労働衛生対策を進めていくに当たっては、作業環境管理、作業管理及び健康管理が必要であるが、次のAからEの対策例について、作業管理に該当するものの組合せは（1）〜（5）のうちどれか。

> A　座位での情報機器作業における作業姿勢は、椅子に深く腰をかけて背もたれに背を十分あて、履き物の足裏全体が床に接した姿勢を基本とする。
>
> B　有機溶剤業務を行う作業場所に設置した局所排気装置のフード付近の気流の風速を測定する。
>
> C　放射線業務を行う作業場所において、外部放射線による実効線量を算定し、管理区域を設定する。
>
> D　ずい道建設工事の掘削作業において、土石又は岩石を湿潤な状態に保つための設備を稼働する。
>
> E　介護作業等腰部に著しい負担のかかる作業に従事する労働者に対し、腰痛予防体操を実施する。

（1）A、B
（2）A、C
（3）B、C
（4）C、D
（5）D、E

問13 化学物質等による疾病のリスクの低減措置について、法令に定められた措置以外の措置を検討する場合、優先度の最も高いものは次のうちどれか。

（1）化学物質等に係る機械設備等の密閉化
（2）化学物質等に係る機械設備等への局所排気装置の設置
（3）化学反応のプロセス等の運転条件の変更
（4）化学物質等の有害性に応じた有効な保護具の使用
（5）作業手順の改善

問14 化学物質による健康障害に関する次の記述のうち、正しいものはどれか。

（1）一酸化炭素による中毒では、ヘモグロビン合成の障害による貧血、溶血などがみられる。

（2）弗化水素による中毒では、脳神経細胞が侵され、幻覚、錯乱などの精神障害がみられる。

（3）シアン化水素による中毒では、細胞内の酸素の利用の障害による呼吸困難、けいれんなどがみられる。

（4）塩化ビニルによる慢性中毒では、慢性気管支炎、歯牙酸蝕症などがみられる。

（5）塩素による中毒では、再生不良性貧血、溶血などの造血機能の障害がみられる。

問15 作業環境における騒音及びそれによる健康障害に関する次の記述のうち、誤っているものはどれか。

（1）騒音レベルの測定は、通常、騒音計の周波数重み付け特性Aで行い、その大きさはdBで表す。

（2）騒音性難聴は、初期には気付かないことが多く、また、不可逆的な難聴であるという特徴がある。

（3）騒音は、自律神経系や内分泌系へも影響を与えるため、騒音ばく露により、交感神経の活動の亢進や副腎皮質ホルモンの分泌の増加が認められることがある。

（4）騒音性難聴では、通常、会話音域より高い音域から聴力低下が始まる。

（5）等価騒音レベルは、中心周波数500Hz、1,000Hz、2,000Hz及び4,000Hzの各オクターブバンドの騒音レベルの平均値で、変動する騒音に対する人間の生理・心理的反応とよく対応する。

問16 金属などによる健康障害に関する次の記述のうち、誤っているものはどれか。

（1）ベリリウム中毒では、接触皮膚炎、肺炎などの症状がみられる。

（2）マンガン中毒では、歩行障害、発語障害、筋緊張亢進などの症状がみられる。

（3）クロム中毒では、低分子蛋白尿、歯への黄色の色素沈着、視野狭窄などの症状がみられる。

（4）カドミウム中毒では、上気道炎、肺炎、腎機能障害などがみられる。

（5）金属水銀中毒では、感情不安定、幻覚などの精神障害、手指の震えなどの症状がみられる。

問17 レーザー光線に関する次の記述のうち、誤っているものはどれか。

（1）レーザー光線は、おおむね 1 nm から 180nm までの波長域にある。

（2）レーザー光線は、単一波長で位相のそろった人工光線である。

（3）レーザー光線の強い指向性や集束性を利用し、高密度のエネルギーを発生させることができる。

（4）出力パワーが最も弱いクラス 1 又はクラス 2 のレーザー光線は、可視光のレーザーポインタとして使用されている。

（5）レーザー光線にさらされるおそれのある業務は、レーザー機器の出力パワーなどに基づくクラス分けに応じた労働衛生上の対策を講じる必要がある。

問18 作業環境における有害要因による健康障害に関する次の記述のうち、正しいものはどれか。

（1）潜水業務における減圧症は、浮上による減圧に伴い、血液中に溶け込んでいた酸素が気泡となり、血管を閉塞したり組織を圧迫することにより発生する。

（2）熱けいれんは、高温環境下での労働において、皮膚の血管に血液がたまり、脳への血液の流れが少なくなることにより発生し、めまい、失神などの症状がみられる。

（3）全身振動障害では、レイノー現象などの末梢循環障害や手指のしびれ感などの末梢神経障害がみられ、局所振動障害では、関節痛などの筋骨格系障害がみられる。

（4）低体温症は、低温下の作業で全身が冷やされ、体の中心部の温度が35℃程度以下に低下した状態をいう。

（5）マイクロ波は、赤外線より波長が短い電磁波で、照射部位の組織を加熱する作用がある。

問19 有害物質を発散する屋内作業場の作業環境改善に関する次の記述のうち、正しいものはどれか。

（1）有害物質を取り扱う装置を構造上又は作業上の理由で完全に密閉できない場合は、装置内の圧力を外気圧より高くする。

（2）局所排気装置を設置する場合は、給気量が不足すると排気効果が低下するので、排気量に見合った給気経路を確保する。

（3）有害物質を発散する作業工程では、局所排気装置の設置を密閉化や自動化より優先して検討する。

（4）局所排気装置を設ける場合、ダクトが細すぎると搬送速度が不足し、太すぎると圧力損失が増大することを考慮して、ダクト径を決める。

（5）局所排気装置に設ける空気清浄装置は、一般に、ダクトに接続された排風機を通過した後の空気が通る位置に設置する。

問20 有害化学物質とその生物学的モニタリング指標として用いられる尿中の代謝物との組合せとして、正しいものは次のうちどれか。

（1）トルエン ……………………………… トリクロロ酢酸

（2）キシレン ……………………………… メチル馬尿酸

（3）スチレン ……………………………… 馬尿酸

（4）N, N–ジメチルホルムアミド ……… デルタ–アミノレブリン酸

（5）鉛 ……………………………………… マンデル酸

●関係法令（有害業務に係るもの以外のもの）

問21 産業医に関する次の記述のうち、法令上、誤っているものはどれか。
ただし、産業医の選任の特例はないものとする。

（1）産業医を選任しなければならない事業場は、常時 50 人以上の労働者
を使用する事業場である。

（2）常時使用する労働者数が 2,000 人を超える事業場では、産業医を 2 人
以上選任しなければならない。

（3）重量物の取扱い等重激な業務に常時 500 人以上の労働者を従事させる
事業場では、その事業場に専属の産業医を選任しなければならない。

（4）産業医が、事業者から、毎月 1 回以上、所定の情報の提供を受けてい
る場合であって、事業者の同意を得ているときは、産業医の作業場等の
巡視の頻度を、毎月 1 回以上から 2 か月に 1 回以上にすることができる。

（5）産業医は、労働者に対する衛生教育に関することであって、医学に関
する専門的知識を必要とする事項について、総括安全衛生管理者に対し
て勧告することができる。

問22 衛生委員会に関する次の記述のうち、法令上、誤っているものはどれか。

（1）衛生委員会の議長を除く委員の半数については、事業場に労働者の過半数で組織する労働組合がないときは、労働者の過半数を代表する者の推薦に基づき指名しなければならない。

（2）衛生委員会の議長は、原則として、総括安全衛生管理者又は総括安全衛生管理者以外の者で事業場においてその事業の実施を統括管理するもの若しくはこれに準ずる者のうちから事業者が指名した委員がなるものとする。

（3）事業場に専属ではないが、衛生管理者として選任している労働衛生コンサルタントを、衛生委員会の委員として指名することができる。

（4）作業環境測定を外部の作業環境測定機関に委託して実施している場合、当該作業環境測定を実施している作業環境測定士を、衛生委員会の委員として指名することができる。

（5）衛生委員会の付議事項には、長時間にわたる労働による労働者の健康障害の防止を図るための対策の樹立に関することが含まれる。

問23 労働安全衛生規則に基づく医師による健康診断に関する次の記述のうち、誤っているものはどれか。

（1）雇入時の健康診断において、医師による健康診断を受けた後3か月を経過しない者が、その健康診断結果を証明する書面を提出したときは、その健康診断の項目に相当する項目を省略することができる。

（2）雇入時の健康診断の項目のうち、聴力の検査は、1,000Hz及び4,000Hzの音について行わなければならない。

（3）深夜業を含む業務に常時従事する労働者に対し、6か月以内ごとに1回、定期に、健康診断を行わなければならないが、胸部エックス線検査については、1年以内ごとに1回、定期に、行うことができる。

（4）定期健康診断を受けた労働者に対し、健康診断を実施した日から3か月以内に、当該健康診断の結果を通知しなければならない。

（5）定期健康診断の結果に基づき健康診断個人票を作成して、これを5年間保存しなければならない。

問24 事業場の建築物、施設等に関する措置について、労働安全衛生規則の衛生基準に違反していないものは次のうちどれか。

（1）常時男性 35 人、女性 10 人の労働者を使用している事業場で、労働者が臥床することのできる男女別々の休養室又は休養所を設けていない。

（2）常時 50 人の労働者を就業させている屋内作業場の気積が、設備の占める容積及び床面から 4 m を超える高さにある空間を除き 450m³ となっている。

（3）日常行う清掃のほか、毎年 1 回、12 月下旬の平日を大掃除の日と決めて大掃除を行っている。

（4）事業場に附属する食堂の床面積を、食事の際の 1 人について、0.5m² としている。

（5）労働衛生上の有害業務を有しない事業場において、窓その他の開口部の直接外気に向かって開放することができる部分の面積が、常時床面積の 25 分の 1 である屋内作業場に、換気設備を設けていない。

問25 労働安全衛生法に基づく労働者の心理的な負担の程度を把握するための検査（以下「ストレスチェック」という。）及びその結果等に応じて実施される医師による面接指導に関する次の記述のうち、法令上、正しいものはどれか。

（1）ストレスチェックを受ける労働者について解雇、昇進又は異動に関して直接の権限を持つ監督的地位にある者は、ストレスチェックの実施の事務に従事してはならない。

（2）事業者は、ストレスチェックの結果が、衛生管理者及びストレスチェックを受けた労働者に通知されるようにしなければならない。

（3）面接指導を行う医師として事業者が指名できる医師は、当該事業場の産業医に限られる。

（4）面接指導の結果は、健康診断個人票に記載しなければならない。

（5）事業者は、面接指導の結果に基づき、当該労働者の健康を保持するため必要な措置について、面接指導が行われた日から 3 か月以内に、医師の意見を聴かなければならない。

問26 労働基準法に定める妊産婦等に関する次の記述のうち、法令上、誤っているものはどれか。

ただし、常時使用する労働者数が 10 人以上の規模の事業場の場合とし、管理監督者等とは、「監督又は管理の地位にある者等、労働時間、休憩及び休日に関する規定の適用除外者」をいうものとする。

（1）時間外・休日労働に関する協定を締結し、これを所轄労働基準監督署長に届け出ている場合であっても、妊産婦が請求した場合には、管理監督者等の場合を除き、時間外・休日労働をさせてはならない。

（2）フレックスタイム制を採用している場合であっても、妊産婦が請求した場合には、管理監督者等の場合を除き、1 週 40 時間、1 日 8 時間を超えて労働させてはならない。

（3）妊産婦が請求した場合には、深夜業をさせてはならない。

（4）妊娠中の女性が請求した場合においては、他の軽易な業務に転換させなければならない。

（5）原則として、産後 8 週間を経過しない女性を就業させてはならない。

問27 週所定労働時間が 25 時間、週所定労働日数が 4 日である労働者であって、雇入れの日から起算して 5 年 6 か月継続勤務したものに対して、その後 1 年間に新たに与えなければならない年次有給休暇日数として、法令上、正しいものは次のうちどれか。

ただし、その労働者はその直前の 1 年間に全労働日の 8 割以上出勤したものとする。

（1）12 日

（2）13 日

（3）14 日

（4）15 日

（5）16 日

●労働衛生（有害業務に係るもの以外のもの）

問28 健康診断における検査項目に関する次の記述のうち、誤っているものはどれか。

（1）HDL コレステロールは、善玉コレステロールとも呼ばれ、低値であることは動脈硬化の危険因子となる。

（2）γ-GTP は、正常な肝細胞に含まれている酵素で、肝細胞が障害を受けると血液中に流れ出し、特にアルコールの摂取で高値を示す特徴がある。

（3）ヘモグロビン A1c は、血液 1μL 中に含まれるヘモグロビンの数を表す値であり、貧血の有無を調べるために利用される。

（4）尿素窒素（BUN）は、腎臓から排泄される老廃物の一種で、腎臓の働きが低下すると尿中に排泄されず、血液中の値が高くなる。

（5）血清トリグリセライド（中性脂肪）は、食後に値が上昇する脂質で、内臓脂肪が蓄積している者において、空腹時にも高値が持続することは動脈硬化の危険因子となる。

問29 厚生労働省の「職場における受動喫煙防止のためのガイドライン」に関する次のAからDの記述について、誤っているものの組合せは（1）〜（5）のうちどれか。

A　第一種施設とは、多数の者が利用する施設のうち、学校、病院、国や地方公共団体の行政機関の庁舎等をいい、「原則敷地内禁煙」とされている。

B　一般の事務所や工場は、第二種施設に含まれ、「原則屋内禁煙」とされている。

C　第二種施設においては、特定の時間を禁煙とする時間分煙が認められている。

D　たばこの煙の流出を防止するための技術的基準に適合した喫煙専用室においては、食事はしてはならないが、飲料を飲むことは認められている。

（1）A、B
（2）A、C
（3）B、C
（4）B、D
（5）C、D

問30 労働衛生管理に用いられる統計に関する次の記述のうち、誤っているものはどれか。

（1）生体から得られたある指標が正規分布である場合、そのばらつきの程度は、平均値や最頻値によって表される。

（2）集団を比較する場合、調査の対象とした項目のデータの平均値が等しくても分散が異なっていれば、異なった特徴をもつ集団であると評価される。

（3）健康管理統計において、ある時点での検査における有所見者の割合を有所見率といい、このようなデータを静態データという。

（4）健康診断において、対象人数、受診者数などのデータを計数データといい、身長、体重などのデータを計量データという。

（5）ある事象と健康事象との間に、統計上、一方が多いと他方も多いというような相関関係が認められたとしても、それらの間に因果関係があるとは限らない。

問31 厚生労働省の「職場における腰痛予防対策指針」に基づき、腰部に著しい負担のかかる作業に常時従事する労働者に対して当該作業に配置する際に行う健康診断の項目として、適切でないものは次のうちどれか。

（1）既往歴及び業務歴の調査

（2）自覚症状の有無の検査

（3）負荷心電図検査

（4）神経学的検査

（5）脊柱の検査

問32 脳血管障害及び虚血性心疾患に関する次の記述のうち、誤っているものはどれか。

（1）虚血性の脳血管障害である脳梗塞は、脳血管自体の動脈硬化性病変による脳血栓症と、心臓や動脈壁の血栓が剥がれて脳血管を閉塞する脳塞栓症に分類される。

（2）くも膜下出血は、通常、脳動脈瘤（りゅう）が破れて数日後、激しい頭痛で発症する。

（3）虚血性心疾患は、冠動脈による心筋への血液の供給が不足したり途絶えることにより起こる心筋障害である。

（4）心筋梗塞では、突然激しい胸痛が起こり、「締め付けられるように痛い」、「胸が苦しい」などの症状が、1時間以上続くこともある。

（5）運動負荷心電図検査は、虚血性心疾患の発見に有用である。

問33 食中毒に関する次の記述のうち、正しいものはどれか。

（1）感染型食中毒は、食物に付着した細菌そのものの感染によって起こる食中毒で、サルモネラ菌によるものがある。

（2）赤身魚などに含まれるヒスチジンが細菌により分解されて生成されるヒスタミンは、加熱調理によって分解する。

（3）エンテロトキシンは、フグ毒の主成分で、手足のしびれや呼吸麻痺（ひ）を起こす。

（4）カンピロバクターは、カビの産生する毒素で、腹痛や下痢を起こす。

（5）ボツリヌス菌は、缶詰や真空パックなど酸素のない密封食品中でも増殖するが、熱には弱く、60℃、10分間程度の加熱で殺菌することができる。

問34 身長175cm、体重80kg、腹囲88cmの人のBMIに最も近い値は、次のうちどれか。

（1）21

（2）26

（3）29

（4）37

（5）40

●労働生理

問35 血液に関する次の記述のうち、誤っているものはどれか。

（1）血液は、血漿成分と有形成分から成り、血漿成分は血液容積の約55％を占める。

（2）血漿中の蛋白質のうち、アルブミンは血液の浸透圧の維持に関与している。

（3）白血球のうち、好中球には、体内に侵入してきた細菌や異物を貪食する働きがある。

（4）血小板のうち、リンパ球には、Bリンパ球、Tリンパ球などがあり、これらは免疫反応に関与している。

（5）血液の凝固は、血漿中のフィブリノーゲンがフィブリンに変化し、赤血球などが絡みついて固まる現象である。

問36 心臓及び血液循環に関する次の記述のうち、誤っているものはどれか。

（1）心拍数は、左心房に存在する洞結節からの電気刺激によってコントロールされている。

（2）心臓の拍動による動脈圧の変動を末梢の動脈で触知したものを脈拍といい、一般に、手首の橈骨動脈で触知する。

（3）心臓自体は、大動脈の起始部から出る冠動脈によって酸素や栄養分の供給を受けている。

（4）肺循環により左心房に戻ってきた血液は、左心室を経て大動脈に入る。

（5）大動脈を流れる血液は動脈血であるが、肺動脈を流れる血液は静脈血である。

問37 呼吸に関する次の記述のうち、誤っているものはどれか。

（1）呼吸運動は、横隔膜、肋間筋などの呼吸筋が収縮と弛緩をすることにより行われる。

（2）胸郭内容積が増し、その内圧が低くなるにつれ、鼻腔、気管などの気道を経て肺内へ流れ込む空気が吸気である。

（3）肺胞内の空気と肺胞を取り巻く毛細血管中の血液との間で行われるガス交換は、外呼吸である。

（4）血液中の二酸化炭素濃度が増加すると、呼吸中枢が刺激され、呼吸が速く深くなる。

（5）呼吸のリズムをコントロールしているのは、間脳の視床下部である。

問38 摂取した食物中の炭水化物（糖質）、脂質及び蛋白質を分解する消化酵素の組合せとして、正しいものは次のうちどれか。

	炭水化物（糖質）	脂質	蛋白質
（1）	マルターゼ	リパーゼ	トリプシン
（2）	トリプシン	アミラーゼ	ペプシン
（3）	ペプシン	マルターゼ	トリプシン
（4）	ペプシン	リパーゼ	マルターゼ
（5）	アミラーゼ	トリプシン	リパーゼ

問39 肝臓の機能として、誤っているものは次のうちどれか。

（1）コレステロールを合成する。

（2）尿素を合成する。

（3）ヘモグロビンを合成する。

（4）胆汁を生成する。

（5）グリコーゲンを合成し、及び分解する。

問40 代謝に関する次の記述のうち、正しいものはどれか。

（1）代謝において、細胞に取り入れられた体脂肪、グリコーゲンなどが分解されてエネルギーを発生し、ATP が合成されることを同化という。

（2）代謝において、体内に摂取された栄養素が、種々の化学反応によって、細胞を構成する蛋白質などの生体に必要な物質に合成されることを異化という。

（3）基礎代謝量は、安静時における心臓の拍動、呼吸、体温保持などに必要な代謝量で、睡眠中の測定値で表される。

（4）エネルギー代謝率は、一定時間中に体内で消費された酸素と排出された二酸化炭素の容積比である。

（5）エネルギー代謝率は、動的筋作業の強度を表すことができるが、精神的作業や静的筋作業には適用できない。

問41 筋肉に関する次の記述のうち、正しいものはどれか。

（1）横紋筋は、骨に付着して身体の運動の原動力となる筋肉で意志によって動かすことができるが、平滑筋は、心筋などの内臓に存在する筋肉で意志によって動かすことができない。

（2）筋肉は神経からの刺激によって収縮するが、神経より疲労しにくい。

（3）荷物を持ち上げたり、屈伸運動を行うときは、筋肉が長さを変えずに外力に抵抗して筋力を発生させる等尺性収縮が生じている。

（4）強い力を必要とする運動を続けていると、筋肉を構成する個々の筋線維の太さは変わらないが、その数が増えることによって筋肉が太くなり筋力が増強する。

（5）刺激に対して意識とは無関係に起こる定型的な反応を反射といい、四肢の皮膚に熱いものが触れたときなどに、その肢を体幹に近づけるような反射は屈曲反射と呼ばれる。

問42 耳とその機能に関する次の記述のうち、誤っているものはどれか。

（1）騒音性難聴は、音を神経に伝達する内耳の聴覚器官の有毛細胞の変性によって起こる。

（2）耳介で集められた音は、鼓膜を振動させ、その振動は耳小骨によって増幅され、内耳に伝えられる。

（3）内耳は、前庭、半規管及び蝸牛（うずまき管）の三つの部位からなり、前庭と半規管が平衡感覚、蝸牛が聴覚をそれぞれ分担している。

（4）前庭は、体の回転の方向や速度を感じ、半規管は、体の傾きの方向や大きさを感じる。

（5）鼓室は、耳管によって咽頭に通じており、その内圧は外気圧と等しく保たれている。

問43 ストレスに関する次の記述のうち、誤っているものはどれか。

（1）外部からの刺激であるストレッサーは、その形態や程度にかかわらず、自律神経系と内分泌系を介して、心身の活動を抑圧する。

（2）ストレスに伴う心身の反応には、ノルアドレナリン、アドレナリンなどのカテコールアミンや副腎皮質ホルモンが深く関与している。

（3）昇進、転勤、配置替えなどがストレスの原因となることがある。

（4）職場環境における騒音、気温、湿度、悪臭などがストレスの原因となることがある。

（5）ストレスにより、高血圧症、狭心症、十二指腸潰瘍などの疾患が生じることがある。

問44 ヒトのホルモン、その内分泌器官及びそのはたらきの組合せとして、誤っているものは次のうちどれか。

	ホルモン	内分泌器官	はたらき
（1）	ガストリン	胃	胃酸分泌刺激
（2）	アルドステロン	副腎皮質	体液中の塩類バランスの調節
（3）	パラソルモン	副甲状腺	血中のカルシウム量の調節
（4）	コルチゾール	膵臓	血糖量の増加
（5）	副腎皮質刺激 ホルモン	下垂体	副腎皮質の活性化

第1種衛生管理者

令和5年4月公表試験問題

〔注意事項〕

1　解答方法
　（1）　解答は、別の解答用紙に記入（マーク）してください。
　（2）　使用できる鉛筆（シャープペンシル可）は、「ＨＢ」又は「Ｂ」です。
　　　　ボールペン、サインペンなどは使用できません。
　（3）　解答用紙は、機械で採点しますので、折ったり、曲げたり、汚したりしないでください。
　（4）　解答を訂正するときは、消しゴムできれいに消してから書き直してください。
　（5）　問題は、五肢択一式で、正答は一問につき一つだけです。二つ以上に記入（マーク）したもの、判読が困難なものは、得点としません。
　（6）　計算、メモなどは、解答用紙に書かずに試験問題の余白を利用してください。
2　受験票には、何も記入しないでください。
3　試験時間は3時間で、試験問題は問1〜問44です。
　　特例による受験者の試験時間は2時間で、試験問題は問1〜問20です。
　　「労働生理」の免除者の試験時間は2時間15分で、試験問題は問1〜問34です。
4　試験開始後、1時間以内は退室できません。
　　試験時間終了前に退室するときは、着席のまま無言で手を上げてください。
　　試験監督員が席まで伺います。
　　なお、退室した後は、再び試験室に入ることはできません。
5　試験問題は、持ち帰ることはできません。受験票は、お持ち帰りください。

●関係法令（有害業務に係るもの）

問 1 ある製造業の事業場の労働者数及び有害業務等従事状況並びに産業医及び衛生管理者の選任の状況は、次の①～③のとおりである。この事業場の産業医及び衛生管理者の選任についての法令違反の状況に関する（1）～（5）の記述のうち、正しいものはどれか。

　　ただし、産業医及び衛生管理者の選任の特例はないものとする。

　① 労働者数及び有害業務等従事状況

　　　常時使用する労働者数は800人であり、このうち、深夜業を含む業務に400人が、強烈な騒音を発する場所における業務に30人が常時従事しているが、他に有害業務に従事している者はいない。

　② 産業医の選任の状況

　　　選任している産業医数は1人である。

　　　この産業医は、この事業場に専属の者ではないが、産業医としての法令の要件を満たしている医師である。

　③ 衛生管理者の選任の状況

　　　選任している衛生管理者数は3人である。

　　　このうち1人は、この事業場に専属でない労働衛生コンサルタントで、衛生工学衛生管理者免許を有していない。

　　　他の2人は、この事業場に専属で、共に衛生管理者としての業務以外の業務を兼任しており、また、第一種衛生管理者免許を有しているが、衛生工学衛生管理者免許を有していない。

（1）選任している産業医がこの事業場に専属でないことが違反である。

（2）選任している衛生管理者数が少ないことが違反である。

（3）衛生管理者として選任している労働衛生コンサルタントがこの事業場に専属でないことが違反である。

（4）衛生工学衛生管理者免許を受けた者のうちから選任した衛生管理者が1人もいないことが違反である。

（5）専任の衛生管理者が1人もいないことが違反である。

問 2 次のAからDの作業について、法令上、作業主任者の選任が義務付けられているものの組合せは（1）〜（5）のうちどれか。

   A 水深10m以上の場所における潜水の作業

   B セメント製造工程においてセメントを袋詰めする作業

   C 製造工程において硫酸を用いて行う洗浄の作業

   D 石炭を入れてあるホッパーの内部における作業

（1）A、B

（2）A、C

（3）A、D

（4）B、C

（5）C、D

問 3 次の業務に労働者を就かせるとき、法令に基づく安全又は衛生のための特別の教育を行わなければならないものに該当しないものはどれか。

（1）石綿等が使用されている建築物の解体等の作業に係る業務

（2）高圧室内作業に係る業務

（3）有機溶剤等を用いて行う接着の業務

（4）廃棄物の焼却施設において焼却灰を取り扱う業務

（5）エックス線装置を用いて行う透過写真の撮影の業務

問 4 次の装置のうち、法令上、定期自主検査の実施義務が規定されているものはどれか。

（1）塩化水素を重量の20％含有する塩酸を使用する屋内の作業場所に設けた局所排気装置

（2）アーク溶接を行う屋内の作業場所に設けた全体換気装置

（3）エタノールを使用する作業場所に設けた局所排気装置

（4）アンモニアを使用する屋内の作業場所に設けたプッシュプル型換気装置

（5）トルエンを重量の10％含有する塗料を用いて塗装する屋内の作業場所に設けた局所排気装置

問 5 屋内作業場において、第二種有機溶剤等を使用して常時洗浄作業を行う場合の措置として、法令上、誤っているものは次のうちどれか。

ただし、有機溶剤中毒予防規則に定める適用除外及び設備の特例はないものとする。

（1）作業場所に設けた局所排気装置について、囲い式フードの場合は0.4m/s の制御風速を出し得る能力を有するものにする。

（2）有機溶剤等の区分の色分けによる表示を黄色で行う。

（3）作業中の労働者が見やすい場所に、有機溶剤の人体に及ぼす作用、有機溶剤等の取扱い上の注意事項及び有機溶剤による中毒が発生したときの応急処置を掲示する。

（4）作業に常時従事する労働者に対し、6か月以内ごとに1回、定期に、特別の項目について医師による健康診断を行い、その結果に基づき作成した有機溶剤等健康診断個人票を3年間保存する。

（5）労働者が有機溶剤を多量に吸入したときは、速やかに、当該労働者に医師による診察又は処置を受けさせる。

問 6 酸素欠乏症等防止規則に関する次の記述のうち、誤っているものはどれか。

（1）酸素欠乏とは、空気中の酸素の濃度が18%未満である状態をいう。

（2）海水が滞留したことのあるピットの内部における作業については、酸素欠乏危険作業主任者技能講習を修了した者のうちから、酸素欠乏危険作業主任者を選任しなければならない。

（3）第一種酸素欠乏危険作業を行う作業場については、その日の作業を開始する前に、当該作業場における空気中の酸素の濃度を測定しなければならない。

（4）酸素又は硫化水素の濃度が法定の基準を満たすようにするために酸素欠乏危険作業を行う場所を換気するときは、純酸素を使用してはならない。

（5）し尿を入れたことのあるポンプを修理する場合で、これを分解する作業に労働者を従事させるときは、指揮者を選任し、作業を指揮させなければならない。

問 7 じん肺法に関する次の記述のうち、法令上、誤っているものはどれか。

（1）じん肺管理区分の管理一は、じん肺健康診断の結果、じん肺の所見がないと認められるものをいう。

（2）じん肺管理区分の管理二は、じん肺健康診断の結果、エックス線写真の像が第一型でじん肺による著しい肺機能の障害がないと認められるものをいう。

（3）常時粉じん作業に従事する労働者でじん肺管理区分が管理二であるものに対しては、1年以内ごとに1回、定期的に、じん肺健康診断を行わなければならない。

（4）都道府県労働局長は、事業者から、法令に基づいて、じん肺の所見があると診断された労働者についてのエックス線写真等が提出されたときは、これらを基礎として、地方じん肺診査医の診断又は審査により、当該労働者についてじん肺管理区分の決定をするものとする。

（5）じん肺管理区分が管理三と決定された者及び合併症にかかっていると認められる者は、療養を要するものとする。

問 8 労働安全衛生規則の衛生基準について、誤っているものは次のうちどれか。

（1）硫化水素濃度が5ppmを超える場所には、関係者以外の者が立ち入ることを禁止し、かつ、その旨を見やすい箇所に表示しなければならない。

（2）強烈な騒音を発する屋内作業場においては、その伝ぱを防ぐため、隔壁を設ける等必要な措置を講じなければならない。

（3）屋内作業場に多量の熱を放散する溶融炉があるときは、加熱された空気を直接屋外に排出し、又はその放射するふく射熱から労働者を保護する措置を講じなければならない。

（4）病原体により汚染された排気、排液又は廃棄物については、消毒、殺菌等適切な処理をした後に、排出し、又は廃棄しなければならない。

（5）著しく暑熱又は多湿の作業場においては、坑内等特殊な作業場でやむを得ない事由がある場合を除き、休憩の設備を作業場外に設けなければならない。

問 9 法令に基づき定期に行う作業環境測定とその測定頻度との組合せとして、誤っているものは次のうちどれか。

（1）鉛ライニングの業務を行う屋内作業場における空気中の鉛濃度の測定
……………………………………………… 6か月以内ごとに1回

（2）動力により駆動されるハンマーを用いる金属の成型の業務を行う屋内作業場における等価騒音レベルの測定 ………… 6か月以内ごとに1回

（3）第二種有機溶剤等を用いて塗装の業務を行う屋内作業場における空気中の有機溶剤の濃度の測定 ……………………… 6か月以内ごとに1回

（4）通気設備が設けられている坑内の作業場における通気量の測定
……………………………………………………… 半月以内ごとに1回

（5）溶融ガラスからガラス製品を成型する業務を行う屋内作業場の気温、湿度及びふく射熱の測定 ……………………… 半月以内ごとに1回

問10 労働基準法に基づく有害業務への就業制限に関する次の記述のうち、誤っているものはどれか。

（1）満18歳未満の者は、多量の低温物体を取り扱う業務に就かせてはならない。

（2）妊娠中の女性は、異常気圧下における業務に就かせてはならない。

（3）満18歳以上で産後8週間を経過したが1年を経過しない女性から、著しく暑熱な場所における業務に従事しない旨の申出があった場合には、当該業務に就かせてはならない。

（4）満18歳以上で産後8週間を経過したが1年を経過しない女性から、さく岩機、鋲打機等身体に著しい振動を与える機械器具を用いて行う業務に従事したい旨の申出があった場合には、当該業務に就かせることができる。

（5）満18歳以上で産後1年を経過した女性は、多量の低温物体を取り扱う業務に就かせることができる。

●労働衛生（有害業務に係るもの）

問11 化学物質等による疾病のリスクの低減措置について、法令に定められた措置以外の措置を検討する場合、優先度の最も高いものは次のうちどれか。
（1）化学物質等に係る機械設備等の密閉化
（2）化学物質等に係る機械設備等への局所排気装置の設置
（3）作業手順の改善
（4）化学物質等の有害性に応じた有効な保護具の使用
（5）化学反応のプロセス等の運転条件の変更

問12 次の化学物質のうち、常温・常圧（25℃、1気圧）の空気中で蒸気として存在するものはどれか。
　　　ただし、蒸気とは、常温・常圧で液体又は固体の物質が蒸気圧に応じて揮発又は昇華して気体となっているものをいうものとする。
（1）塩化ビニル
（2）ジクロロベンジジン
（3）アクリロニトリル
（4）エチレンオキシド
（5）二酸化マンガン

問13 潜水作業、高圧室内作業などの作業における高圧の影響又は高圧環境下から常圧に戻る際の減圧の影響により、直接には発症しない健康障害は次のうちどれか。
（1）酸素中毒
（2）一酸化炭素中毒
（3）炭酸ガス（二酸化炭素）中毒
（4）窒素酔い
（5）減圧症

問14 有機溶剤に関する次の記述のうち、正しいものはどれか。

（1）有機溶剤の多くは、揮発性が高く、その蒸気は空気より軽い。

（2）有機溶剤は、脂溶性が低いため、脂肪の多い脳などには入りにくい。

（3）ノルマルヘキサンによる障害として顕著なものには、白血病や皮膚がんがある。

（4）二硫化炭素は、動脈硬化を進行させたり、精神障害を生じさせることがある。

（5）N, N-ジメチルホルムアミドによる障害として顕著なものには、視力低下を伴う視神経障害がある。

問15 作業環境における騒音及びそれによる健康障害に関する次の記述のうち、誤っているものはどれか。

（1）人が聴くことができる音の周波数は、およそ20 ～ 20,000Hzである。

（2）音圧レベルは、通常、その音圧と人間が聴くことができる最も小さな音圧（20μPa）との比の常用対数を20倍して求められ、その単位はデシベル（dB）で表される。

（3）等価騒音レベルは、単位時間（1時間）について10分間ごとのピーク値の騒音レベルを平均化した評価値で、変動する騒音に対して適用される。

（4）騒音性難聴では、通常、会話音域より高い音域から聴力低下が始まる。

（5）騒音性難聴は、音を神経に伝達する内耳の聴覚器官の有毛細胞の変性によって起こる。

問16 作業環境における有害要因による健康障害に関する次の記述のうち、正しいものはどれか。

（1）レイノー現象は、振動工具などによる末梢循環障害で、冬期に発生しやすい。

（2）けい肺は、鉄、アルミニウムなどの金属粉じんによる肺の線維増殖性変化で、けい肺結節という線維性の結節が形成される。

（3）金属熱は、鉄、アルミニウムなどの金属を溶融する作業などに長時間従事した際に、高温環境により体温調節機能が障害を受けることにより発生する。

（4）電離放射線による造血器障害は、確率的影響に分類され、被ばく線量がしきい値を超えると発生率及び重症度が線量に対応して増加する。

（5）熱けいれんは、高温環境下での労働において、皮膚の血管に血液がたまり、脳への血液の流れが少なくなることにより発生し、めまい、失神などの症状がみられる。

問17 化学物質による健康障害に関する次の記述のうち、正しいものはどれか。

（1）塩素による中毒では、再生不良性貧血、溶血などの造血機能の障害がみられる。

（2）シアン化水素による中毒では、細胞内の酸素の利用の障害による呼吸困難、けいれんなどがみられる。

（3）弗化水素による中毒では、脳神経細胞が侵され、幻覚、錯乱などの精神障害がみられる。

（4）酢酸メチルによる慢性中毒では、微細動脈瘤を伴う脳卒中などがみられる。

（5）二酸化窒素による慢性中毒では、骨の硬化、斑状歯などがみられる。

問18 労働衛生保護具に関する次の記述のうち、誤っているものはどれか。

（1）ガス又は蒸気状の有害物質が粉じんと混在している作業環境中で防毒マスクを使用するときは、防じん機能を有する防毒マスクを選択する。

（2）防毒マスクの吸収缶の色は、一酸化炭素用は赤色で、有機ガス用は黒色である。

（3）送気マスクは、清浄な空気をボンベに詰めたものを空気源として作業者に供給する自給式呼吸器である。

（4）遮光保護具には、遮光度番号が定められており、溶接作業などの作業の種類に応じて適切な遮光度番号のものを使用する。

（5）騒音作業における聴覚保護具（防音保護具）として、耳覆い（イヤーマフ）又は耳栓のどちらを選ぶかは、作業の性質や騒音の特性で決まるが、非常に強烈な騒音に対しては両者の併用も有効である。

問19 特殊健康診断に関する次の文中の［　　　］内に入れるAからCの語句の組合せとして、正しいものは（1）～（5）のうちどれか。

「特殊健康診断において有害物の体内摂取量を把握する検査として、生物学的モニタリングがあり、スチレンについては、尿中の［　A　］及びフェニルグリオキシル酸の総量を測定し、［　B　］については、［　C　］中のデルタアミノレブリン酸の量を測定する。」

	A	B	C
（1）	馬尿酸	鉛	尿
（2）	馬尿酸	水銀	血液
（3）	メチル馬尿酸	鉛	血液
（4）	マンデル酸	水銀	血液
（5）	マンデル酸	鉛	尿

問20 局所排気装置に関する次の記述のうち、正しいものはどれか。

（1）ダクトの形状には円形、角形などがあり、その断面積を大きくするほど、ダクトの圧力損失が増大する。

（2）フード開口部の周囲にフランジがあると、フランジがないときに比べ、気流の整流作用が増すため、大きな排風量が必要となる。

（3）キャノピ型フードは、発生源からの熱による上昇気流を利用して捕捉するもので、レシーバ式フードに分類される。

（4）スロット型フードは、作業面を除き周りが覆われているもので、囲い式フードに分類される。

（5）空気清浄装置を付設する局所排気装置を設置する場合、排風機は、一般に、フードに接続した吸引ダクトと空気清浄装置の間に設ける。

●関係法令（有害業務に係るもの以外のもの）

問21 常時使用する労働者数が100人で、次の業種に属する事業場のうち、法令上、総括安全衛生管理者の選任が義務付けられていないものの業種はどれか。

（1）林業

（2）清掃業

（3）燃料小売業

（4）建設業

（5）運送業

問22 衛生委員会に関する次の記述のうち、法令上、正しいものはどれか。

（1）衛生委員会の議長は、衛生管理者である委員のうちから、事業者が指名しなければならない。

（2）産業医のうち衛生委員会の委員として指名することができるのは、当該事業場に専属の産業医に限られる。

（3）衛生管理者として選任しているが事業場に専属でない労働衛生コンサルタントを、衛生委員会の委員として指名することはできない。

（4）当該事業場の労働者で、作業環境測定を実施している作業環境測定士を衛生委員会の委員として指名することができる。

（5）衛生委員会は、毎月1回以上開催するようにし、議事で重要なものに係る記録を作成して、これを5年間保存しなければならない。

問23 労働安全衛生規則に基づく医師による健康診断に関する次の記述のうち、誤っているものはどれか。

（1）深夜業を含む業務に常時従事する労働者に対し、6か月以内ごとに1回、定期に、健康診断を行わなければならないが、胸部エックス線検査については、1年以内ごとに1回、定期に、行うことができる。

（2）雇入時の健康診断の項目のうち、聴力の検査は、1,000Hz 及び 4,000Hz の音について行わなければならない。

（3）雇入時の健康診断において、医師による健康診断を受けた後3か月を経過しない者が、その健康診断結果を証明する書面を提出したときは、その健康診断の項目に相当する項目を省略することができる。

（4）定期健康診断を受けた労働者に対し、健康診断を実施した日から3か月以内に、当該健康診断の結果を通知しなければならない。

（5）定期健康診断の結果に基づき健康診断個人票を作成して、これを5年間保存しなければならない。

問24 労働時間の状況等が一定の要件に該当する労働者に対して、法令により実施することが義務付けられている医師による面接指導に関する次の記述のうち、正しいものはどれか。

ただし、新たな技術、商品又は役務の研究開発に係る業務に従事する者及び高度プロフェッショナル制度の対象者はいないものとする。

（1）面接指導の対象となる労働者の要件は、原則として、休憩時間を除き1週間当たり40時間を超えて労働させた場合におけるその超えた時間が1か月当たり80時間を超え、かつ、疲労の蓄積が認められる者であることとする。

（2）事業者は、面接指導を実施するため、タイムカードによる記録等の客観的な方法その他の適切な方法により、監督又は管理の地位にある者を除き、労働者の労働時間の状況を把握しなければならない。

（3）面接指導を行う医師として事業者が指定することのできる医師は、当該事業場の産業医に限られる。

（4）事業者は、面接指導の対象となる労働者の要件に該当する労働者から面接指導を受ける旨の申出があったときは、申出の日から3か月以内に、面接指導を行わなければならない。

（5）事業者は、面接指導の結果に基づき、当該面接指導の結果の記録を作成して、これを3年間保存しなければならない。

問25 労働安全衛生法に基づく心理的な負担の程度を把握するための検査について、医師及び保健師以外の検査の実施者として、次のAからDの者のうち正しいものの組合せは（1）～（5）のうちどれか。

　　ただし、実施者は、法定の研修を修了した者とする。

　　A　公認心理師
　　B　歯科医師
　　C　衛生管理者
　　D　産業カウンセラー

（1）A、B
（2）A、D
（3）B、C
（4）B、D
（5）C、D

問26 労働基準法における労働時間等に関する次の記述のうち、正しいものはどれか。

（1）1日8時間を超えて労働させることができるのは、時間外労働の協定を締結し、これを所轄労働基準監督署長に届け出た場合に限られている。

（2）労働時間が8時間を超える場合においては、少なくとも45分の休憩時間を労働時間の途中に与えなければならない。

（3）機密の事務を取り扱う労働者に対する労働時間に関する規定の適用の除外については、所轄労働基準監督署長の許可を受けなければならない。

（4）フレックスタイム制の清算期間は、3か月以内の期間に限られる。

（5）満20歳未満の者については、時間外・休日労働をさせることはできない。

問27 週所定労働時間が 25 時間、週所定労働日数が 4 日である労働者であって、雇入れの日から起算して 4 年 6 か月継続勤務したものに対して、その後 1 年間に新たに与えなければならない年次有給休暇日数として、法令上、正しいものは次のうちどれか。

　　ただし、その労働者はその直前の 1 年間に全労働日の 8 割以上出勤したものとする。

（1）9 日
（2）10 日
（3）11 日
（4）12 日
（5）13 日

●労働衛生（有害業務に係るもの以外のもの）

問28 厚生労働省の「労働者の心の健康の保持増進のための指針」に基づくメンタルヘルス対策に関する次のAからDの記述について、誤っているものの組合せは（1）～（5）のうちどれか。

A メンタルヘルスケアを中長期的視点に立って継続的かつ計画的に行うため策定する「心の健康づくり計画」は、各事業場における労働安全衛生に関する計画の中に位置付けることが望ましい。

B 「心の健康づくり計画」の策定に当たっては、プライバシー保護の観点から、衛生委員会や安全衛生委員会での調査審議は避ける。

C 「セルフケア」、「家族によるケア」、「ラインによるケア」及び「事業場外資源によるケア」の四つのケアを効果的に推進する。

D 「セルフケア」とは、労働者自身がストレスや心の健康について理解し、自らのストレスを予防、軽減する、又はこれに対処することである。

（1） A、B
（2） A、C
（3） A、D
（4） B、C
（5） C、D

問29 厚生労働省の「職場における受動喫煙防止のためのガイドライン」において、「喫煙専用室」を設置する場合に満たすべき事項として定められていないものは、次のうちどれか。

（1）喫煙専用室の出入口において、室外から室内に流入する空気の気流が、0.2m/s 以上であること。

（2）喫煙専用室の出入口における室外から室内に流入する空気の気流について、6か月以内ごとに1回、定期に測定すること。

（3）喫煙専用室のたばこの煙が室内から室外に流出しないよう、喫煙専用室は、壁、天井等によって区画されていること。

（4）喫煙専用室のたばこの煙が屋外又は外部の場所に排気されていること。

（5）喫煙専用室の出入口の見やすい箇所に必要事項を記載した標識を掲示すること。

問30 労働衛生管理に用いられる統計に関する次の記述のうち、誤っているものはどれか。

（1）生体から得られたある指標が正規分布である場合、そのばらつきの程度は、平均値及び中央値によって表される。

（2）集団を比較する場合、調査の対象とした項目のデータの平均値が等しくても分散が異なっていれば、異なった特徴をもつ集団であると評価される。

（3）健康管理統計において、ある時点での集団に関するデータを静態データといい、「有所見率」は静態データの一つである。

（4）ある事象と健康事象との間に、統計上、一方が多いと他方も多いというような相関関係が認められたとしても、それらの間に因果関係があるとは限らない。

（5）健康診断において、対象人数、受診者数などのデータを計数データといい、身長、体重などのデータを計量データという。

問31 脳血管障害及び虚血性心疾患に関する次の記述のうち、誤っているものはどれか。

（1）出血性の脳血管障害は、脳表面のくも膜下腔に出血するくも膜下出血、脳実質内に出血する脳出血などに分類される。

（2）虚血性の脳血管障害である脳梗塞は、脳血管自体の動脈硬化性病変による脳塞栓症と、心臓や動脈壁の血栓が剥がれて脳血管を閉塞する脳血栓症に分類される。

（3）高血圧性脳症は、急激な血圧上昇が誘因となって、脳が腫脹する病気で、頭痛、悪心、嘔吐、意識障害、視力障害、けいれんなどの症状がみられる。

（4）虚血性心疾患は、心筋の一部分に可逆的な虚血が起こる狭心症と、不可逆的な心筋壊死が起こる心筋梗塞とに大別される。

（5）運動負荷心電図検査は、虚血性心疾患の発見に有用である。

問32 食中毒に関する次の記述のうち、誤っているものはどれか。

（1）黄色ブドウ球菌による食中毒は、食品に付着した菌が食品中で増殖した際に生じる毒素により発症する。

（2）サルモネラ菌による食中毒は、鶏卵が原因となることがある。

（3）腸炎ビブリオ菌は、熱に強い。

（4）ボツリヌス菌は、缶詰、真空パック食品など酸素のない食品中で増殖して毒性の強い神経毒を産生し、筋肉の麻痺症状を起こす。

（5）ノロウイルスの失活化には、煮沸消毒又は塩素系の消毒剤が効果的である。

問33 感染症に関する次の記述のうち、誤っているものはどれか。

（1）人間の抵抗力が低下した場合は、通常、多くの人には影響を及ぼさない病原体が病気を発症させることがあり、これを日和見感染という。

（2）感染が成立しているが、症状が現れない状態が継続することを不顕性感染という。

（3）感染が成立し、症状が現れるまでの人をキャリアといい、感染したことに気付かずに病原体をばらまく感染源になることがある。

（4）感染源の人が咳やくしゃみをして、唾液などに混じった病原体が飛散することにより感染することを空気感染といい、インフルエンザや普通感冒の代表的な感染経路である。

（5）インフルエンザウイルスにはA型、B型及びC型の三つの型があるが、流行の原因となるのは、主として、A型及びB型である。

問34 厚生労働省の「事業場における労働者の健康保持増進のための指針」に基づく健康保持増進対策に関する次の記述のうち、適切でないものはどれか。

（1）健康保持増進対策の推進に当たっては、事業者が労働者等の意見を聴きつつ事業場の実態に即した取組を行うため、労使、産業医、衛生管理者等で構成される衛生委員会等を活用する。

（2）健康測定の結果に基づき行う健康指導には、運動指導、メンタルヘルスケア、栄養指導、口腔保健指導、保健指導が含まれる。

（3）健康保持増進措置は、主に生活習慣上の課題を有する労働者の健康状態の改善を目指すために個々の労働者に対して実施するものと、事業場全体の健康状態の改善や健康増進に係る取組の活性化等、生活習慣上の課題の有無に関わらず労働者を集団として捉えて実施するものがある。

（4）健康保持増進に関する課題の把握や目標の設定等においては、労働者の健康状態等を客観的に把握できる数値を活用することが望ましい。

（5）健康測定とは、健康指導を行うために実施される調査、測定等のことをいい、疾病の早期発見に重点をおいた健康診断の各項目の結果を健康測定に活用することはできない。

●労働生理

問35 呼吸に関する次の記述のうち、正しいものはどれか。

（1）呼吸は、胸膜が運動することで胸腔内の圧力を変化させ、肺を受動的に伸縮させることにより行われる。

（2）肺胞内の空気と肺胞を取り巻く毛細血管中の血液との間で行われるガス交換は、内呼吸である。

（3）成人の呼吸数は、通常、1分間に16〜20回であるが、食事、入浴、発熱などによって増加する。

（4）チェーンストークス呼吸とは、肺機能の低下により呼吸数が増加した状態をいい、喫煙が原因となることが多い。

（5）身体活動時には、血液中の窒素分圧の上昇により呼吸中枢が刺激され、1回換気量及び呼吸数が増加する。

問36 心臓及び血液循環に関する次の記述のうち、誤っているものはどれか。

（1）心臓は、自律神経の中枢で発生した刺激が刺激伝導系を介して心筋に伝わることにより、規則正しく収縮と拡張を繰り返す。

（2）肺循環により左心房に戻ってきた血液は、左心室を経て大動脈に入る。

（3）大動脈を流れる血液は動脈血であるが、肺動脈を流れる血液は静脈血である。

（4）心臓の拍動による動脈圧の変動を末梢の動脈で触知したものを脈拍といい、一般に、手首の橈骨動脈で触知する。

（5）心臓自体は、大動脈の起始部から出る冠動脈によって酸素や栄養分の供給を受けている。

問37 下の図は、脳などの正中縦断面であるが、図中に ▢▢▢ で示すA からEの部位に関する次の記述のうち、誤っているものはどれか。

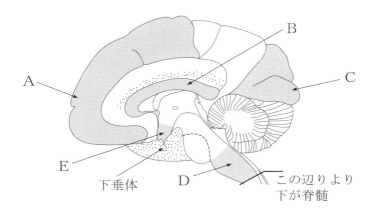

下垂体　　　D　　　この辺りより
　　　　　　　　　　下が脊髄

（1）Aは、大脳皮質の前頭葉で、運動機能中枢、運動性言語中枢及び精神
　　機能中枢がある。
（2）Bは、小脳で、体の平衡を保つ中枢がある。
（3）Cは、大脳皮質の後頭葉で、視覚中枢がある。
（4）Dは、延髄で、呼吸運動、循環器官・消化器官の働きなど、生命維持
　　に重要な機能の中枢がある。
（5）Eは、間脳の視床下部で、自律神経系の中枢がある。

問38 摂取した食物中の炭水化物（糖質）、脂質及び蛋白質を分解する消
　　　化酵素の組合せとして、正しいものは次のうちどれか。

	炭水化物（糖質）	脂質	蛋白質
（1）	マルターゼ	リパーゼ	トリプシン
（2）	トリプシン	アミラーゼ	ペプシン
（3）	ペプシン	マルターゼ	トリプシン
（4）	ペプシン	リパーゼ	マルターゼ
（5）	アミラーゼ	トリプシン	リパーゼ

問39 腎臓・泌尿器系に関する次の記述のうち、誤っているものはどれか。

（1）糸球体では、血液中の蛋白質以外の血漿成分がボウマン嚢に濾し出され、原尿が生成される。

（2）尿細管では、原尿に含まれる大部分の水分、電解質、栄養分などが血液中に再吸収される。

（3）尿の生成・排出により、体内の水分の量やナトリウムなどの電解質の濃度を調節するとともに、生命活動によって生じた不要な物質を排出する。

（4）尿の約95％は水分で、約5％が固形物であるが、その成分は全身の健康状態をよく反映するので、尿検査は健康診断などで広く行われている。

（5）血液中の尿素窒素（BUN）の値が低くなる場合は、腎臓の機能の低下が考えられる。

問40 血液に関する次の記述のうち、誤っているものはどれか。

（1）血液は、血漿と有形成分から成り、有形成分は赤血球、白血球及び血小板から成る。

（2）血漿中の蛋白質のうち、グロブリンは血液浸透圧の維持に関与し、アルブミンは免疫物質の抗体を含む。

（3）血液中に占める血球（主に赤血球）の容積の割合をヘマトクリットといい、男性で約45％、女性で約40％である。

（4）血液の凝固は、血漿中のフィブリノーゲンがフィブリンに変化し、赤血球などが絡みついて固まる現象である。

（5）ABO式血液型は、赤血球の血液型分類の一つで、A型の血清は抗B抗体を持つ。

問41 感覚又は感覚器に関する次の記述のうち、誤っているものはどれか。

（1）眼軸が短過ぎるために、平行光線が網膜の後方で像を結ぶものを遠視という。

（2）嗅覚と味覚は化学感覚ともいわれ、物質の化学的性質を認知する感覚である。

（3）温度感覚は、皮膚のほか口腔などの粘膜にも存在し、一般に温覚の方が冷覚よりも鋭敏である。

（4）深部感覚は、筋肉や腱にある受容器から得られる身体各部の位置、運動などを認識する感覚である。

（5）中耳にある鼓室は、耳管によって咽頭に通じており、その内圧は外気圧と等しく保たれている。

問42 免疫に関する次の記述のうち、誤っているものはどれか。

（1）抗原とは、免疫に関係する細胞によって異物として認識される物質のことである。

（2）抗原となる物質には、蛋白質、糖質などがある。

（3）抗原に対する免疫が、逆に、人体の組織や細胞に傷害を与えてしまうことをアレルギーといい、主なアレルギー性疾患としては、気管支ぜんそく、アトピー性皮膚炎などがある。

（4）免疫の機能が失われたり低下したりすることを免疫不全といい、免疫不全になると、感染症にかかりやすくなったり、がんに罹患しやすくなったりする。

（5）免疫には、リンパ球が産生する抗体によって病原体を攻撃する細胞性免疫と、リンパ球などが直接に病原体などを取り込んで排除する体液性免疫の二つがある。

問43 筋肉に関する次の記述のうち、正しいものはどれか。

（1） 横紋筋は、骨に付着して身体の運動の原動力となる筋肉で意志によって動かすことができるが、平滑筋は、心筋などの内臓に存在する筋肉で意志によって動かすことができない。
（2） 筋肉は神経からの刺激によって収縮するが、神経より疲労しにくい。
（3） 荷物を持ち上げたり、屈伸運動を行うときは、筋肉が長さを変えずに外力に抵抗して筋力を発生させる等尺性収縮が生じている。
（4） 強い力を必要とする運動を続けていると、筋肉を構成する個々の筋線維の太さは変わらないが、その数が増えることによって筋肉が太くなり筋力が増強する。
（5） 筋肉自体が収縮して出す最大筋力は、筋肉の断面積 $1\,cm^2$ 当たりの平均値をとると、性差、年齢差がほとんどない。

問44 睡眠に関する次の記述のうち、誤っているものはどれか。

（1） 入眠の直後にはノンレム睡眠が生じ、これが不十分な時には、日中に眠気を催しやすい。
（2） 副交感神経系は、身体の機能を回復に向けて働く神経系で、休息や睡眠状態で活動が高まり、心拍数を減少し、消化管の運動を亢進する。
（3） 睡眠と覚醒のリズムは、体内時計により約1日の周期に調節されており、体内時計の周期を外界の 24 時間周期に適切に同調させることができないために生じる睡眠の障害を、概日リズム睡眠障害という。
（4） 睡眠と食事は深く関係しているため、就寝直前の過食は、肥満のほか不眠を招くことになる。
（5） 脳下垂体から分泌されるセクレチンは、夜間に分泌が上昇するホルモンで、睡眠と覚醒のリズムの調節に関与している。

第1種衛生管理者

令和4年10月公表試験問題

〔注意事項〕

1　解答方法

（1）　解答は、別の解答用紙に記入（マーク）してください。

（2）　使用できる鉛筆（シャープペンシル可）は、「ＨＢ」又は「Ｂ」です。ボールペン、サインペンなどは使用できません。

（3）　解答用紙は、機械で採点しますので、折ったり、曲げたり、汚したりしないでください。

（4）　解答を訂正するときは、消しゴムできれいに消してから書き直してください。

（5）　問題は、五肢択一式で、正答は一問につき一つだけです。二つ以上に記入（マーク）したもの、判読が困難なものは、得点としません。

（6）　計算、メモなどは、解答用紙に書かずに試験問題の余白を利用してください。

2　受験票には、何も記入しないでください。

3　試験時間は3時間で、試験問題は問1〜問44です。

　特例による受験者の試験時間は2時間で、試験問題は問1〜問20です。

　「労働生理」の免除者の試験時間は2時間15分で、試験問題は問1〜問34です。

4　試験開始後、1時間以内は退室できません。

　試験時間終了前に退室するときは、着席のまま無言で手を上げてください。試験監督員が席まで伺います。

　なお、退室した後は、再び試験室に入ることはできません。

5　試験問題は、持ち帰ることはできません。受験票は、お持ち帰りください。

●関係法令（有害業務に係るもの）

問 1　常時 600 人の労働者を使用する製造業の事業場における衛生管理体制に関する（1）〜（5）の記述のうち、法令上、誤っているものはどれか。

　　　ただし、600 人中には、製造工程において次の業務に常時従事する者がそれぞれに示す人数含まれているが、試験研究の業務はなく、他の有害業務はないものとし、衛生管理者及び産業医の選任の特例はないものとする。

　　　深夜業を含む業務 …………………………………………300 人
　　　多量の低温物体を取り扱う業務 …………………………100 人
　　　特定化学物質のうち第三類物質を製造する業務 ……… 20 人

（1）衛生管理者は、3 人以上選任しなければならない。
（2）衛生管理者のうち 1 人を、衛生工学衛生管理者免許を受けた者のうちから選任しなければならない。
（3）衛生管理者のうち少なくとも 1 人を、専任の衛生管理者としなければならない。
（4）産業医としての法定の要件を満たしている医師で、この事業場に専属でないものを産業医として選任することができる。
（5）特定化学物質作業主任者を選任しなければならない。

問 2　次の特定化学物質を製造しようとするとき、労働安全衛生法に基づく厚生労働大臣の許可を必要としないものはどれか。

（1）オルト−トリジン
（2）エチレンオキシド
（3）ジアニシジン
（4）ベリリウム
（5）アルファ−ナフチルアミン

問 3 法令に基づき定期に行う作業環境測定とその測定頻度との組合せとして、誤っているものは次のうちどれか。

（1）非密封の放射性物質を取り扱う作業室における空気中の放射性物質の濃度の測定……………………………………………1か月以内ごとに1回

（2）チッパーによりチップする業務を行う屋内作業場における等価騒音レベルの測定……………………………………………6か月以内ごとに1回

（3）通気設備が設けられている坑内の作業場における通気量の測定
………………………………………………1か月以内ごとに1回

（4）鉛蓄電池を製造する工程において鉛等を加工する業務を行う屋内作業場における空気中の鉛の濃度の測定………………………1年以内ごとに1回

（5）第二種有機溶剤等を用いて洗浄の作業を行う屋内作業場における空気中の有機溶剤濃度の測定…………………………………6か月以内ごとに1回

問 4 次の業務に労働者を就かせるとき、法令に基づく安全又は衛生のための特別の教育を行わなければならないものに該当しないものはどれか。

（1）石綿等が使用されている建築物の解体等の作業に係る業務

（2）潜水作業者への送気の調節を行うためのバルブ又はコックを操作する業務

（3）廃棄物の焼却施設において焼却灰を取り扱う業務

（4）特定化学物質のうち第二類物質を取り扱う作業に係る業務

（5）エックス線装置を用いて行う透過写真の撮影の業務

問 5 厚生労働大臣が定める規格を具備しなければ、譲渡し、貸与し、又は設置してはならない機械等に該当するものは、次のうちどれか。

（1）聴覚保護具

（2）防振手袋

（3）化学防護服

（4）放射線装置室

（5）排気量40cm^{3}以上の内燃機関を内蔵するチェーンソー

問 6 石綿障害予防規則に基づく措置に関する次の記述のうち、誤っているものはどれか。

（1）石綿等を取り扱う屋内作業場については、6か月以内ごとに1回、定期に、作業環境測定を行うとともに、測定結果等を記録し、これを40年間保存しなければならない。

（2）石綿等の粉じんが発散する屋内作業場に設けられた局所排気装置については、原則として、1年以内ごとに1回、定期に、自主検査を行うとともに、検査の結果等を記録し、これを3年間保存しなければならない。

（3）石綿等の取扱いに伴い石綿の粉じんを発散する場所における業務に常時従事する労働者に対し、雇入れ又は当該業務への配置替えの際及びその後6か月以内ごとに1回、定期に、特別の項目について医師による健康診断を行い、その結果に基づき、石綿健康診断個人票を作成し、これを当該労働者が当該事業場において常時当該業務に従事しないこととなった日から40年間保存しなければならない。

（4）石綿等の取扱いに伴い石綿の粉じんを発散する場所において、常時石綿等を取り扱う作業に従事する労働者については、1か月を超えない期間ごとに、作業の概要、従事した期間等を記録し、これを当該労働者が当該事業場において常時当該作業に従事しないこととなった日から40年間保存するものとする。

（5）石綿等を取り扱う事業者が事業を廃止しようとするときは、石綿関係記録等報告書に、石綿等に係る作業の記録及び局所排気装置、除じん装置等の定期自主検査の記録を添えて所轄労働基準監督署長に提出しなければならない。

問 7 じん肺法に関する次の記述のうち、法令上、誤っているものはどれか。

（1）都道府県労働局長は、事業者等からじん肺健康診断の結果を証明する書面等が提出された労働者について、地方じん肺診査医の診断又は審査によりじん肺管理区分を決定する。

（2）事業者は、常時粉じん作業に従事する労働者で、じん肺管理区分が管理一であるものについては、3年以内ごとに1回、定期的に、じん肺健康診断を行わなければならない。

（3）事業者は、常時粉じん作業に従事する労働者で、じん肺管理区分が管理二又は管理三であるものについては、1年以内ごとに1回、定期的に、じん肺健康診断を行わなければならない。

（4）じん肺管理区分が管理四と決定された者は、療養を要する。

（5）事業者は、じん肺健康診断に関する記録及びエックス線写真を5年間保存しなければならない。

問 8 酸素欠乏症等防止規則等に基づく措置に関する次の記述のうち、誤っているものはどれか。

（1）汚水を入れたことのあるポンプを修理する場合で、これを分解する作業に労働者を従事させるときは、硫化水素中毒の防止について必要な知識を有する者のうちから指揮者を選任し、作業を指揮させなければならない。

（2）酒類を入れたことのある醸造槽の内部における清掃作業の業務に労働者を就かせるときは、酸素欠乏危険作業に係る特別の教育を行わなければならない。

（3）酸素欠乏危険作業を行う場所において、爆発、酸化等を防止するため換気を行うことができない場合には、送気マスク又は防毒マスクを備え、労働者に使用させなければならない。

（4）酸素欠乏危険作業に労働者を従事させるときは、常時作業の状況を監視し、異常があったときに直ちに酸素欠乏危険作業主任者及びその他の関係者に通報する者を置く等異常を早期に把握するために必要な措置を講じなければならない。

（5）第一鉄塩類を含有している地層に接する地下室の内部における作業に労働者を従事させるときは、酸素欠乏の空気が漏出するおそれのある箇所を閉そくし、酸素欠乏の空気を直接外部へ放出することができる設備を設ける等酸素欠乏の空気の流入を防止するための措置を講じなければならない。

問 9 有機溶剤等を取り扱う場合の措置について、有機溶剤中毒予防規則に違反しているものは次のうちどれか。

　　　ただし、同規則に定める適用除外及び設備の特例はないものとする。

（1）屋内作業場で、第二種有機溶剤等が付着している物の乾燥の業務に労働者を従事させるとき、その作業場所の空気清浄装置を設けていない局所排気装置の排気口で、厚生労働大臣が定める濃度以上の有機溶剤を排出するものの高さを、屋根から2mとしている。

（2）第三種有機溶剤等を用いて払しょくの業務を行う屋内作業場について、定期に、当該有機溶剤の濃度を測定していない。

（3）屋内作業場で、第二種有機溶剤等が付着している物の乾燥の業務に労働者を従事させるとき、その作業場所に最大 0.4m/s の制御風速を出し得る能力を有する側方吸引型外付け式フードの局所排気装置を設け、かつ、作業に従事する労働者に有機ガス用防毒マスクを使用させている。

（4）屋内作業場で、第二種有機溶剤等を用いる試験の業務に労働者を従事させるとき、有機溶剤作業主任者を選任していない。

（5）有機溶剤等を入れてあった空容器で有機溶剤の蒸気が発散するおそれのあるものを、屋外の一定の場所に集積している。

問10 労働基準法に基づき、満 17 歳の女性を就かせてはならない業務に該当しないものは次のうちどれか。

（1）異常気圧下における業務

（2）20kgの重量物を断続的に取り扱う業務

（3）多量の高熱物体を取り扱う業務

（4）著しく寒冷な場所における業務

（5）土石、獣毛等のじんあい又は粉末を著しく飛散する場所における業務

●労働衛生（有害業務に係るもの）

問11 次の化学物質のうち、常温・常圧（25℃、1気圧）の空気中で蒸気として存在するものはどれか。

　　　ただし、蒸気とは、常温・常圧で液体又は固体の物質が蒸気圧に応じて揮発又は昇華して気体となっているものをいうものとする。

（1）塩化ビニル

（2）ジクロロベンジジン

（3）アクリロニトリル

（4）硫化水素

（5）アンモニア

問12 厚生労働省の「化学物質等による危険性又は有害性等の調査等に関する指針」において示されている化学物質等による健康障害に係るリスクを見積もる方法として、適切でないものは次のうちどれか。

（1）発生可能性及び重篤度を相対的に尺度化し、それらを縦軸と横軸として、あらかじめ発生可能性及び重篤度に応じてリスクが割り付けられた表を使用する方法

（2）取り扱う化学物質等の年間の取扱量及び作業時間を一定の尺度によりそれぞれ数値化し、それらを加算又は乗算等する方法

（3）発生可能性及び重篤度を段階的に分岐していく方法

（4）ILOの化学物質リスク簡易評価法（コントロール・バンディング）を用いる方法

（5）対象の化学物質等への労働者のばく露の程度及び当該化学物質等による有害性を相対的に尺度化し、それらを縦軸と横軸とし、あらかじめばく露の程度及び有害性の程度に応じてリスクが割り付けられた表を使用する方法

問13 粉じん（ヒュームを含む。）による健康障害に関する次の記述のうち、誤っているものはどれか。

（1）じん肺は、粉じんを吸入することによって肺に生じた炎症性病変を主体とする疾病で、その種類には、けい肺、間質性肺炎、慢性閉塞性肺疾患（COPD）などがある。

（2）じん肺は、肺結核のほか、続発性気管支炎、続発性気胸、原発性肺がんなどを合併することがある。

（3）アルミニウムやその化合物によってじん肺を起こすことがある。

（4）溶接工肺は、溶接の際に発生する酸化鉄ヒュームのばく露によって発症するじん肺である。

（5）炭素を含む粉じんは、じん肺を起こすことがある。

問14 電離放射線などに関する次の記述のうち、誤っているものはどれか。

（1）電離放射線には、電磁波と粒子線がある。

（2）エックス線は、通常、エックス線装置を用いて発生させる人工の電離放射線であるが、放射性物質から放出されるガンマ線と同様に電磁波である。

（3）エックス線は、紫外線より波長の長い電磁波である。

（4）電離放射線の被ばくによる白内障は、晩発障害に分類され、被ばく後、半年〜30年後に現れることが多い。

（5）電離放射線を放出してほかの元素に変わる元素を放射性同位元素（ラジオアイソトープ）という。

問15 作業環境における有害要因による健康障害に関する次の記述のうち、正しいものはどれか。

（1）低温の環境下では、手や足の指などの末梢部において組織の凍結を伴わない凍瘡を起こすことがある。

（2）電離放射線による造血器障害は、確率的影響に分類され、被ばく線量がしきい値を超えると発生率及び重症度が線量に対応して増加する。

（3）金属熱は、金属の溶融作業において、高温環境により体温調節中枢が麻痺することにより発生し、数時間にわたり発熱、関節痛などの症状がみられる。

（4）窒素ガスで置換したタンク内の空気など、ほとんど無酸素状態の空気を吸入すると徐々に窒息の状態になり、この状態が5分程度継続すると呼吸停止する。

（5）減圧症は、潜函作業者や潜水作業者が高圧下作業からの減圧に伴い、血液中や組織中に溶け込んでいた炭酸ガスの気泡化が関与して発生し、皮膚のかゆみ、関節痛、神経の麻痺などの症状がみられる。

問16 化学物質による健康障害に関する次の記述のうち、誤っているものはどれか。

（1）一酸化炭素は、赤血球中のヘモグロビンと強く結合し、体内組織の酸素欠乏状態を起こす。

（2）シアン化水素による中毒では、細胞内での酸素利用の障害による呼吸困難、けいれんなどがみられる。

（3）硫化水素による中毒では、意識消失、呼吸麻痺などがみられる。

（4）塩化ビニルによる慢性中毒では、慢性気管支炎、歯牙酸蝕症などがみられる。

（5）弗化水素による慢性中毒では、骨の硬化、斑状歯などがみられる。

問17 労働衛生保護具に関する次の記述のうち、正しいものはどれか。

（1）保護めがねは、紫外線などの有害光線による眼の障害を防ぐ目的で使用するもので、飛散粒子、薬品の飛沫などによる障害を防ぐ目的で使用するものではない。

（2）保護クリームは、皮膚の露出部に塗布して、作業中に有害な物質が直接皮膚に付着しないようにする目的で使用するものであるので、有害性の強い化学物質を直接素手で取り扱うときには、必ず使用する。

（3）防じんマスクは作業に適したものを選択し、高濃度の粉じんのばく露のおそれがあるときは、できるだけ粉じんの捕集効率が高く、かつ、排気弁の動的漏れ率が低いものを選ぶ。

（4）複数の種類の有毒ガスが混在している場合には、そのうち最も毒性の強いガス用の防毒マスクを使用する。

（5）エアラインマスクは、清浄な空気をボンベに詰めたものを空気源として供給する呼吸用保護具で、自給式呼吸器の一種である。

問18 金属などによる健康障害に関する次の記述のうち、誤っているものはどれか。

（1）金属水銀中毒では、感情不安定、幻覚などの精神障害、手指の震えなどの症状がみられる。

（2）鉛中毒では、貧血、末梢神経障害、腹部の疝痛などの症状がみられる。

（3）マンガン中毒では、指の骨の溶解、肝臓の血管肉腫などがみられる。

（4）カドミウム中毒では、上気道炎、肺炎、腎機能障害などがみられる。

（5）砒素中毒では、角化症、黒皮症などの皮膚障害、鼻中隔穿孔などの症状がみられる。

問19 局所排気装置に関する次の記述のうち、正しいものはどれか。

（1） ダクトの形状には円形、角形などがあり、その断面積を大きくするほど、ダクトの圧力損失が増大する。

（2） フード開口部の周囲にフランジがあると、フランジがないときに比べ、効率良く吸引することができる。

（3） ドラフトチェンバ型フードは、発生源からの飛散速度を利用して捕捉するもので、外付け式フードに分類される。

（4） スロット型フードは、作業面を除き周りが覆われているもので、囲い式フードに分類される。

（5） 空気清浄装置を付設する局所排気装置を設置する場合、排風機は、一般に、フードに接続した吸引ダクトと空気清浄装置の間に設ける。

問20 特殊健康診断に関する次の文中の ［　　　］ 内に入れるAからCの語句の組合せとして、正しいものは（1）～（5）のうちどれか。

　　「特殊健康診断において有害物の体内摂取量を把握する検査として、生物学的モニタリングがあり、ノルマルヘキサンについては、尿中の ［　A　］ の量を測定し、［　B　］ については、［　C　］ 中のデルタアミノレブリン酸の量を測定する。」

	A	B	C
（1）	2,5-ヘキサンジオン	鉛	尿
（2）	2,5-ヘキサンジオン	鉛	血液
（3）	シクロヘキサノン	鉛	尿
（4）	シクロヘキサノン	水銀	尿
（5）	シクロヘキサノン	水銀	血液

●関係法令（有害業務に係るもの以外のもの）

問21 総括安全衛生管理者に関する次の記述のうち、法令上、誤っているものはどれか。

（1）総括安全衛生管理者は、事業場においてその事業の実施を統括管理する者又はこれに準ずる者を充てなければならない。

（2）都道府県労働局長は、労働災害を防止するため必要があると認めるときは、総括安全衛生管理者の業務の執行について事業者に勧告することができる。

（3）総括安全衛生管理者は、選任すべき事由が発生した日から14日以内に選任しなければならない。

（4）総括安全衛生管理者を選任したときは、遅滞なく、選任報告書を、所轄労働基準監督署長に提出しなければならない。

（5）危険性又は有害性等の調査及びその結果に基づき講ずる措置に関することは、総括安全衛生管理者が統括管理する業務のうちの一つである。

問22 産業医に関する次の記述のうち、法令上、誤っているものはどれか。
ただし、産業医の選任の特例はないものとする。

（1）常時使用する労働者数が50人以上の事業場において、厚生労働大臣の指定する者が行う産業医研修の修了者等の所定の要件を備えた医師であっても、当該事業場においてその事業の実施を統括管理する者は、産業医として選任することはできない。

（2）産業医が、事業者から、毎月1回以上、所定の情報の提供を受けている場合であって、事業者の同意を得ているときは、産業医の作業場等の巡視の頻度を、毎月1回以上から2か月に1回以上にすることができる。

（3）事業者は、産業医が辞任したとき又は産業医を解任したときは、遅滞なく、その旨及びその理由を衛生委員会又は安全衛生委員会に報告しなければならない。

（4）事業者は、専属の産業医が旅行、疾病、事故その他やむを得ない事由によって職務を行うことができないときは、代理者を選任しなければならない。

（5）事業者が産業医に付与すべき権限には、労働者の健康管理等を実施するために必要な情報を労働者から収集することが含まれる。

問23 労働安全衛生規則に基づく次の定期健康診断項目のうち、厚生労働大臣が定める基準に基づき、医師が必要でないと認めるときは、省略することができる項目に該当しないものはどれか。

（1）自覚症状の有無の検査

（2）腹囲の検査

（3）胸部エックス線検査

（4）心電図検査

（5）血中脂質検査

問24 労働時間の状況等が一定の要件に該当する労働者に対して、法令により実施することが義務付けられている医師による面接指導に関する次の記述のうち、正しいものはどれか。

　　　ただし、新たな技術、商品又は役務の研究開発に係る業務に従事する者及び高度プロフェッショナル制度の対象者はいないものとする。

（1）面接指導の対象となる労働者の要件は、原則として、休憩時間を除き1週間当たり40時間を超えて労働させた場合におけるその超えた時間が1か月当たり100時間を超え、かつ、疲労の蓄積が認められる者であることとする。

（2）事業者は、面接指導を実施するため、タイムカードによる記録等の客観的な方法その他の適切な方法により、労働者の労働時間の状況を把握しなければならない。

（3）面接指導の結果は、健康診断個人票に記載しなければならない。

（4）事業者は、面接指導の結果に基づき、労働者の健康を保持するために必要な措置について、原則として、面接指導が行われた日から3か月以内に、医師の意見を聴かなければならない。

（5）事業者は、面接指導の結果に基づき、当該面接指導の結果の記録を作成して、これを3年間保存しなければならない。

問25 事務室の空気環境の測定、設備の点検等に関する次の記述のうち、法令上、誤っているものはどれか。

（1）中央管理方式の空気調和設備を設けた建築物内の事務室については、空気中の一酸化炭素及び二酸化炭素の含有率を、6か月以内ごとに1回、定期に、測定しなければならない。

（2）事務室の建築、大規模の修繕又は大規模の模様替を行ったときは、その事務室における空気中のホルムアルデヒドの濃度を、その事務室の使用を開始した日以後所定の時期に1回、測定しなければならない。

（3）燃焼器具を使用するときは、発熱量が著しく少ないものを除き、毎日、異常の有無を点検しなければならない。

（4）事務室において使用する機械による換気のための設備については、2か月以内ごとに1回、定期に、異常の有無を点検しなければならない。

（5）空気調和設備内に設けられた排水受けについては、原則として、1か月以内ごとに1回、定期に、その汚れ及び閉塞の状況を点検しなければならない。

問26 労働基準法に定める妊産婦等に関する次の記述のうち、法令上、誤っているものはどれか。

ただし、常時使用する労働者数が 10 人以上の規模の事業場の場合とし、管理監督者等とは、「監督又は管理の地位にある者等、労働時間、休憩及び休日に関する規定の適用除外者」をいうものとする。

（1）時間外・休日労働に関する協定を締結し、これを所轄労働基準監督署長に届け出ている場合であっても、妊産婦が請求した場合には、管理監督者等の場合を除き、時間外・休日労働をさせてはならない。

（2）1 か月単位の変形労働時間制を採用している場合であっても、妊産婦が請求した場合には、管理監督者等の場合を除き、1 週 40 時間、1 日 8 時間を超えて労働させてはならない。

（3）1 年単位の変形労働時間制を採用している場合であっても、妊産婦が請求した場合には、管理監督者等の場合を除き、1 週 40 時間、1 日 8 時間を超えて労働させてはならない。

（4）妊娠中の女性が請求した場合には、管理監督者等の場合を除き、他の軽易な業務に転換させなければならない。

（5）生理日の就業が著しく困難な女性が休暇を請求したときは、その者を生理日に就業させてはならない。

問27 週所定労働時間が 25 時間、週所定労働日数が 4 日である労働者であって、雇入れの日から起算して 3 年 6 か月継続勤務したものに対して、その後 1 年間に新たに与えなければならない年次有給休暇日数として、法令上、正しいものは次のうちどれか。

ただし、その労働者はその直前の 1 年間に全労働日の 8 割以上出勤したものとする。

（1）8 日

（2）10 日

（3）12 日

（4）14 日

（5）16 日

●労働衛生（有害業務に係るもの以外のもの）

問28 厚生労働省の「職場における受動喫煙防止のためのガイドライン」において、「喫煙専用室」を設置する場合に満たすべき事項として定められていないものは、次のうちどれか。

（1）喫煙専用室の出入口において、室外から室内に流入する空気の気流が、0.2m/s 以上であること。

（2）喫煙専用室のたばこの煙が室内から室外に流出しないよう、喫煙専用室は、壁、天井等によって区画されていること。

（3）喫煙専用室の出入口における室外から室内に流入する空気の気流について、6か月以内ごとに1回、定期に測定すること。

（4）喫煙専用室のたばこの煙が屋外又は外部の場所に排気されていること。

（5）喫煙専用室の出入口の見やすい箇所に必要事項を記載した標識を掲示すること。

問29 厚生労働省の「事業者が講ずべき快適な職場環境の形成のための措置に関する指針」において、快適な職場環境の形成のための措置の実施に関し、考慮すべき事項とされていないものは次のうちどれか。

（1）継続的かつ計画的な取組

（2）快適な職場環境の基準値の達成

（3）労働者の意見の反映

（4）個人差への配慮

（5）潤いへの配慮

問30 厚生労働省の「職場における腰痛予防対策指針」に基づく腰痛予防対策に関する次の記述のうち、正しいものはどれか。

（1）腰部保護ベルトは、重量物取扱い作業に従事する労働者全員に使用させるようにする。

（2）重量物取扱い作業の場合、満18歳以上の男性労働者が人力のみにより取り扱う物の重量は、体重のおおむね50％以下となるようにする。

（3）重量物取扱い作業の場合、満18歳以上の女性労働者が人力のみにより取り扱う物の重量は、男性が取り扱うことのできる重量の60％位までとする。

（4）重量物取扱い作業に常時従事する労働者に対しては、当該作業に配置する際及びその後1年以内ごとに1回、定期に、医師による腰痛の健康診断を行う。

（5）立ち作業の場合は、身体を安定に保持するため、床面は弾力性のない硬い素材とし、クッション性のない作業靴を使用する。

問31 虚血性心疾患に関する次の記述のうち、誤っているものはどれか。

（1）虚血性心疾患は、門脈による心筋への血液の供給が不足したり途絶えることにより起こる心筋障害である。

（2）虚血性心疾患発症の危険因子には、高血圧、喫煙、脂質異常症などがある。

（3）虚血性心疾患は、心筋の一部分に可逆的な虚血が起こる狭心症と、不可逆的な心筋壊死が起こる心筋梗塞とに大別される。

（4）心筋梗塞では、突然激しい胸痛が起こり、「締め付けられるように痛い」、「胸が苦しい」などの症状が長時間続き、1時間以上になることもある。

（5）狭心症の痛みの場所は、心筋梗塞とほぼ同じであるが、その発作が続く時間は、通常数分程度で、長くても15分以内におさまることが多い。

問32 メタボリックシンドロームの診断基準に関する次の文中の [　　]
内に入れるAからCの語句の組合せとして、正しいものは（1）～
（5）のうちどれか。

「日本では、内臓脂肪の蓄積があり、かつ、血中脂質（中性脂肪、
HDLコレステロール）、[　A　]、[　B　] の三つのうち [　C　]
が基準値から外れている場合にメタボリックシンドロームと診断さ
れる。」

	A	B	C
（1）	血圧	空腹時血糖	いずれか一つ
（2）	血圧	空腹時血糖	二つ以上
（3）	γ-GTP	空腹時血糖	二つ以上
（4）	γ-GTP	尿蛋白	いずれか一つ
（5）	γ-GTP	尿蛋白	二つ以上

問33 労働衛生管理に用いられる統計に関する次の記述のうち、誤ってい
るものはどれか。

（1）ある事象と健康事象との間に、統計上、一方が多いと他方も多いとい
うような相関関係が認められたとしても、それらの間に因果関係がある
とは限らない。

（2）集団を比較する場合、調査の対象とした項目のデータの平均値が等し
くても分散が異なっていれば、異なった特徴をもつ集団であると評価さ
れる。

（3）健康管理統計において、ある時点での検査における有所見者の割合を
有所見率といい、一定期間において有所見とされた人の割合を発生率と
いう。

（4）生体から得られたある指標が正規分布である場合、そのばらつきの程
度は、平均値や最頻値によって表される。

（5）静態データとは、ある時点の集団に関するデータであり、動態データ
とは、ある期間の集団に関するデータである。

問34 食中毒に関する次の記述のうち、誤っているものはどれか。

(1) 毒素型食中毒は、食物に付着した細菌により産生された毒素によって起こる食中毒で、ボツリヌス菌によるものがある。

(2) 感染型食中毒は、食物に付着した細菌そのものの感染によって起こる食中毒で、サルモネラ菌によるものがある。

(3) O-157 は、ベロ毒素を産生する大腸菌で、腹痛や出血を伴う水様性の下痢などを起こす。

(4) ノロウイルスによる食中毒は、冬季に集団食中毒として発生することが多く、潜伏期間は、1〜2日間である。

(5) 腸炎ビブリオ菌は、熱に強い。

●労働生理

問35 呼吸に関する次の記述のうち、正しいものはどれか。

（1）呼吸は、胸膜が運動することで胸腔内の圧力を変化させ、肺を受動的に伸縮させることにより行われる。

（2）肺胞内の空気と肺胞を取り巻く毛細血管中の血液との間で行われるガス交換は、内呼吸である。

（3）成人の呼吸数は、通常、1分間に16〜20回であるが、食事、入浴、発熱などによって増加する。

（4）チェーンストークス呼吸とは、肺機能の低下により呼吸数が増加した状態をいい、喫煙が原因となることが多い。

（5）身体活動時には、血液中の窒素分圧の上昇により呼吸中枢が刺激され、1回換気量及び呼吸数が増加する。

問36 心臓及び血液循環に関する次の記述のうち、誤っているものはどれか。

（1）心臓は、自律神経の中枢で発生した刺激が刺激伝導系を介して心筋に伝わることにより、規則正しく収縮と拡張を繰り返す。

（2）肺循環により左心房に戻ってきた血液は、左心室を経て大動脈に入る。

（3）大動脈を流れる血液は動脈血であるが、肺動脈を流れる血液は静脈血である。

（4）心臓の拍動による動脈圧の変動を末梢の動脈で触知したものを脈拍といい、一般に、手首の橈骨動脈で触知する。

（5）心筋は不随意筋であるが、骨格筋と同様に横紋筋に分類される。

問37 体温調節に関する次の記述のうち、正しいものはどれか。

（1）体温調節中枢は、脳幹の延髄にある。
（2）暑熱な環境においては、内臓の血流量が増加し体内の代謝活動が亢進することにより、人体からの熱の放散が促進される。
（3）体温調節のように、外部環境が変化しても身体内部の状態を一定に保つ生体の仕組みを同調性といい、筋肉と神経系により調整されている。
（4）計算上、体重70kgの人の体表面から10gの汗が蒸発すると、体温が約1℃下がる。
（5）発汗のほかに、皮膚及び呼気から水分を蒸発させている現象を不感蒸泄という。

問38 ヒトのホルモン、その内分泌器官及びそのはたらきの組合せとして、誤っているものは次のうちどれか。

	ホルモン	内分泌器官	はたらき
（1）	ガストリン	胃	胃酸分泌刺激
（2）	アルドステロン	副腎皮質	体液中の塩類バランスの調節
（3）	パラソルモン	副甲状腺	血中のカルシウム量の調節
（4）	コルチゾール	膵臓	血糖量の増加
（5）	副腎皮質刺激ホルモン	下垂体	副腎皮質の活性化

問39 腎臓又は尿に関する次の記述のうち、正しいものはどれか。

（1）血中の老廃物は、尿細管からボウマン嚢に濾し出される。
（2）血中の蛋白質は、糸球体からボウマン嚢に濾し出される。
（3）血中のグルコースは、糸球体からボウマン嚢に濾し出される。
（4）原尿中に濾し出された電解質の多くは、ボウマン嚢から血中に再吸収される。
（5）原尿中に濾し出された水分の大部分は、そのまま尿として排出される。

問40 耳とその機能に関する次の記述のうち、誤っているものはどれか。

（1）耳は、聴覚と平衡感覚をつかさどる器官で、外耳、中耳及び内耳の三つの部位に分けられる。

（2）耳介で集められた音は、鼓膜を振動させ、その振動は耳小骨によって増幅され、内耳に伝えられる。

（3）内耳は、前庭、半規管及び蝸牛（うずまき管）の三つの部位からなり、前庭と半規管が平衡感覚、蝸牛が聴覚をそれぞれ分担している。

（4）半規管は、体の傾きの方向や大きさを感じ、前庭は、体の回転の方向や速度を感じる。

（5）鼓室は、耳管によって咽頭に通じており、その内圧は外気圧と等しく保たれている。

問41 神経系に関する次の記述のうち、誤っているものはどれか。

（1）神経細胞（ニューロン）は、神経系を構成する基本的な単位で、通常、1個の細胞体、1本の軸索及び複数の樹状突起から成る。

（2）脊髄では、中心部が灰白質であり、その外側が白質である。

（3）大脳では、内側の髄質が白質であり、外側の皮質が灰白質である。

（4）体性神経には感覚器官からの情報を中枢に伝える感覚神経と、中枢からの命令を運動器官に伝える運動神経がある。

（5）交感神経系は、心拍数を増加し、消化管の運動を亢進する。

問42 血液に関する次の記述のうち、誤っているものはどれか。

（1）血液は、血漿成分と有形成分から成り、血漿成分は血液容積の約55％を占める。

（2）血漿中の蛋白質のうち、アルブミンは血液の浸透圧の維持に関与している。

（3）白血球のうち、好中球には、体内に侵入してきた細菌や異物を貪食する働きがある。

（4）血小板のうち、リンパ球には、Ｂリンパ球、Ｔリンパ球などがあり、これらは免疫反応に関与している。

（5）血液の凝固は、血漿中のフィブリノーゲンがフィブリンに変化し、赤血球などが絡みついて固まる現象である。

問43 肝臓の機能として、誤っているものは次のうちどれか。

（1）コレステロールを合成する。

（2）尿素を合成する。

（3）ビリルビンを分解する。

（4）胆汁を生成する。

（5）血液凝固物質や血液凝固阻止物質を合成する。

問44 脂肪の分解・吸収及び脂質の代謝に関する次の記述のうち、誤っているものはどれか。

（1）胆汁は、アルカリ性で、消化酵素は含まないが、食物中の脂肪を乳化させ、脂肪分解の働きを助ける。

（2）脂肪は、膵臓から分泌される消化酵素である膵アミラーゼにより脂肪酸とグリセリンに分解され、小腸の絨毛から吸収される。

（3）肝臓は、過剰な蛋白質及び糖質を中性脂肪に変換する。

（4）コレステロールやリン脂質は、神経組織の構成成分となる。

（5）脂質は、糖質や蛋白質に比べて多くのＡＴＰを産生することができるので、エネルギー源として優れている。

第1種衛生管理者

令和4年4月公表試験問題

〔注意事項〕

1　解答方法

（1）　解答は、別の解答用紙に記入（マーク）してください。

（2）　使用できる鉛筆（シャープペンシル可）は、「ＨＢ」又は「Ｂ」です。ボールペン、サインペンなどは使用できません。

（3）　解答用紙は、機械で採点しますので、折ったり、曲げたり、汚したりしないでください。

（4）　解答を訂正するときは、消しゴムできれいに消してから書き直してください。

（5）　問題は、五肢択一式で、正答は一問につき一つだけです。二つ以上に記入（マーク）したもの、判読が困難なものは、得点としません。

（6）　計算、メモなどは、解答用紙に書かずに試験問題の余白を利用してください。

2　受験票には、何も記入しないでください。

3　試験時間は3時間で、試験問題は問1〜問44です。

　　特例による受験者の試験時間は2時間で、試験問題は問1〜問20です。

　　「労働生理」の免除者の試験時間は2時間15分で、試験問題は問1〜問34です。

4　試験開始後、1時間以内は退室できません。

　　試験時間終了前に退室するときは、着席のまま無言で手を上げてください。試験監督員が席まで伺います。

　　なお、退室した後は、再び試験室に入ることはできません。

5　試験問題は、持ち帰ることはできません。受験票は、お持ち帰りください。

●関係法令（有害業務に係るもの）

問 1 衛生管理者及び産業医の選任に関する次の記述のうち、法令上、誤っているものはどれか。

ただし、衛生管理者及び産業医の選任の特例はないものとする。

（1）常時 60 人の労働者を使用する医療業の事業場では、第一種衛生管理者免許若しくは衛生工学衛生管理者免許を有する者、医師、歯科医師又は労働衛生コンサルタントのうちから衛生管理者を選任することができる。

（2）2 人以上の衛生管理者を選任すべき事業場では、そのうち 1 人については、その事業場に専属でない労働衛生コンサルタントのうちから選任することができる。

（3）深夜業を含む業務に常時 550 人の労働者を従事させる事業場では、その事業場に専属の産業医を選任しなければならない。

（4）常時 600 人の労働者を使用し、そのうち多量の低温物体を取り扱う業務に常時 35 人の労働者を従事させる事業場では、選任する衛生管理者のうち少なくとも 1 人を衛生工学衛生管理者免許を受けた者のうちから選任しなければならない。

（5）常時 3,300 人の労働者を使用する事業場では、2 人以上の産業医を選任しなければならない。

問 2 次のAからDの作業について、法令上、作業主任者の選任が義務付けられているものの組合せは（1）～（5）のうちどれか。

  A 乾性油を入れてあるタンクの内部における作業
  B セメント製造工程においてセメントを袋詰めする作業
  C 溶融した鉛を用いて行う金属の焼入れの業務に係る作業
  D 圧気工法により、大気圧を超える気圧下の作業室の内部において行う作業

（1）A、B
（2）A、C
（3）A、D
（4）B、C
（5）C、D

問 3 厚生労働大臣が定める規格を具備しなければ、譲渡し、貸与し、又は設置してはならない機械等に該当するものは、次のうちどれか。

（1）酸性ガス用防毒マスク
（2）防振手袋
（3）化学防護服
（4）放射線装置室
（5）排気量 40cm^3 以上の内燃機関を内蔵するチェーンソー

問 4 次の特定化学物質を製造しようとするとき、労働安全衛生法に基づく厚生労働大臣の許可を必要としないものはどれか。

（1）インジウム化合物
（2）ベンゾトリクロリド
（3）ジアニシジン及びその塩
（4）ベリリウム及びその化合物
（5）アルファーナフチルアミン及びその塩

問 5 石綿障害予防規則に基づく措置に関する次の記述のうち、誤っているものはどれか。

（1）石綿等を取り扱う屋内作業場については、6か月以内ごとに1回、定期に、空気中の石綿の濃度を測定するとともに、測定結果等を記録し、これを40年間保存しなければならない。

（2）石綿等の粉じんが発散する屋内作業場に設けられた局所排気装置については、原則として、1年以内ごとに1回、定期に、自主検査を行うとともに、検査の結果等を記録し、これを3年間保存しなければならない。

（3）石綿等の取扱いに伴い石綿の粉じんを発散する場所における業務に常時従事する労働者に対し、雇入れ又は当該業務への配置替えの際及びその後6か月以内ごとに1回、定期に、特別の項目について医師による健康診断を行い、その結果に基づき、石綿健康診断個人票を作成し、これを当該労働者が当該事業場において常時当該業務に従事しないこととなった日から40年間保存しなければならない。

（4）石綿等の取扱いに伴い石綿の粉じんを発散する場所において、常時石綿等を取り扱う作業に従事する労働者については、1か月を超えない期間ごとに、作業の概要、従事した期間等を記録し、これを当該労働者が当該事業場において常時当該作業に従事しないこととなった日から40年間保存するものとする。

（5）石綿等を取り扱う事業者が事業を廃止しようとするときは、石綿関係記録等報告書に、石綿等に係る作業の記録及び局所排気装置、除じん装置等の定期自主検査の記録を添えて所轄労働基準監督署長に提出しなければならない。

問 6 有機溶剤等を取り扱う場合の措置について、有機溶剤中毒予防規則に違反しているものは次のうちどれか。

　　ただし、同規則に定める適用除外及び設備の特例はないものとする。

（1）屋内作業場で、第二種有機溶剤等が付着している物の乾燥の業務に労働者を従事させるとき、その作業場所の空気清浄装置を設けていない局所排気装置の排気口で、厚生労働大臣が定める濃度以上の有機溶剤を排出するものの高さを、屋根から2mとしている。

（2）第三種有機溶剤等を用いて払しょくの業務を行う屋内作業場について、定期に、当該有機溶剤の濃度を測定していない。

（3）屋内作業場で、第二種有機溶剤等が付着している物の乾燥の業務に労働者を従事させるとき、その作業場所に最大 0.4m/s の制御風速を出し得る能力を有する側方吸引型外付け式フードの局所排気装置を設け、かつ、作業に従事する労働者に有機ガス用防毒マスクを使用させている。

（4）屋内作業場で、第二種有機溶剤等を用いる試験の業務に労働者を従事させるとき、有機溶剤作業主任者を選任していない。

（5）有機溶剤等を入れてあった空容器で有機溶剤の蒸気が発散するおそれのあるものを、屋外の一定の場所に集積している。

問 7 労働安全衛生規則の衛生基準について、誤っているものは次のうちどれか。

（1）坑内における気温は、原則として、37℃以下にしなければならない。

（2）屋内作業場に多量の熱を放散する溶融炉があるときは、加熱された空気を直接屋外に排出し、又はその放射するふく射熱から労働者を保護する措置を講じなければならない。

（3）炭酸ガス（二酸化炭素）濃度が 0.15％を超える場所には、関係者以外の者が立ち入ることを禁止し、かつ、その旨を見やすい箇所に表示しなければならない。

（4）著しく暑熱又は多湿の作業場においては、坑内等特殊な作業場でやむを得ない事由がある場合を除き、休憩の設備を作業場外に設けなければならない。

（5）廃棄物の焼却施設において焼却灰を取り扱う業務（設備の解体等に伴うものを除く。）を行う作業場については、6 か月以内ごとに 1 回、定期に、当該作業場における空気中のダイオキシン類の濃度を測定しなければならない。

問 8 電離放射線障害防止規則に基づく管理区域に関する次の文中の [ ] 内に入れるAからCの語句又は数値の組合せとして、正しいものは（1）〜（5）のうちどれか。

① 管理区域とは、外部放射線による実効線量と空気中の放射性物質による実効線量との合計が [A] 間につき [B] を超えるおそれのある区域又は放射性物質の表面密度が法令に定める表面汚染に関する限度の 10 分の 1 を超えるおそれのある区域をいう。

② ①の外部放射線による実効線量の算定は、[C] 線量当量によって行う。

	A	B	C
（1）	1 か月	1.3mSv	70μm
（2）	1 か月	5 mSv	1 cm
（3）	3 か月	1.3mSv	70μm
（4）	3 か月	1.3mSv	1 cm
（5）	3 か月	5 mSv	70μm

問 9 有害業務とそれに常時従事する労働者に対して特別の項目について行う健康診断の項目の一部との組合せとして、法令上、正しいものは次のうちどれか。

（1）有機溶剤業務 ……………尿中のデルタアミノレブリン酸の量の検査

（2）放射線業務 ………………尿中の潜血の有無の検査

（3）鉛業務 ……………………尿中のマンデル酸の量の検査

（4）石綿等を取り扱う業務 …尿中又は血液中の石綿の量の検査

（5）潜水業務 …………………四肢の運動機能の検査

問10 労働基準法に基づき、満 18 歳に満たない者を就かせてはならない業務に該当しないものは次のうちどれか。

（1）病原体によって著しく汚染のおそれのある業務

（2）超音波にさらされる業務

（3）多量の高熱物体を取り扱う業務

（4）著しく寒冷な場所における業務

（5）強烈な騒音を発する場所における業務

●労働衛生（有害業務に係るもの）

問11 化学物質等による疾病のリスクの低減措置を検討する場合、次のアからエの対策について、優先度の高い順に並べたものは（1）〜（5）のうちどれか。
    ア　化学反応のプロセス等の運転条件の変更
    イ　作業手順の改善
    ウ　化学物質等に係る機械設備等の密閉化
    エ　化学物質等の有害性に応じた有効な保護具の使用
（1）　ア−ウ−イ−エ
（2）　ア−エ−ウ−イ
（3）　イ−ア−ウ−エ
（4）　ウ−ア−イ−エ
（5）　ウ−ア−エ−イ

令和4年4月

問12 厚生労働省の「作業環境測定基準」及び「作業環境評価基準」に基づく作業環境測定及びその結果の評価に関する次の記述のうち、正しいものはどれか。
（1）　A測定における測定点の高さの範囲は、床上100cm以上150cm以下である。
（2）　許容濃度は、有害物質に関する作業環境の状態を単位作業場所の作業環境測定結果から評価するための指標として設定されたものである。
（3）　A測定の第二評価値とは、単位作業場所における気中有害物質の算術平均濃度の推定値である。
（4）　A測定の第二評価値及びB測定の測定値がいずれも管理濃度に満たない単位作業場所は、第一管理区分になる。
（5）　A測定においては、得られた測定値の算術平均値及び算術標準偏差を、また、B測定においてはその測定値そのものを評価に用いる。

問13 一酸化炭素に関する次の記述のうち、誤っているものはどれか。

（1）一酸化炭素は、無色・無臭の気体であるため、吸入しても気が付かないことが多い。
（2）一酸化炭素は、エンジンの排気ガス、たばこの煙などに含まれる。
（3）一酸化炭素中毒は、血液中のグロブリンと一酸化炭素が強く結合し、体内の各組織が酸素欠乏状態を起こすことにより発生する。
（4）一酸化炭素は、炭素を含有する物が不完全燃焼した際に発生する。
（5）一酸化炭素中毒の後遺症として、健忘やパーキンソン症状がみられることがある。

問14 有機溶剤に関する次の記述のうち、正しいものはどれか。

（1）有機溶剤の多くは、揮発性が高く、その蒸気は空気より軽い。
（2）有機溶剤は、全て脂溶性を有するが、脳などの神経系には入りにくい。
（3）メタノールによる障害として顕著なものには、網膜の微細動脈瘤を伴う脳血管障害がある。
（4）テトラクロロエチレンのばく露の生物学的モニタリングの指標としての尿中代謝物には、トリクロロ酢酸がある。
（5）二硫化炭素による中毒では、メトヘモグロビン形成によるチアノーゼがみられる。

問15 粉じん（ヒュームを含む。）による健康障害に関する次の記述のうち、誤っているものはどれか。

（1）じん肺は、粉じんを吸入することによって肺に生じた線維増殖性変化を主体とする疾病である。

（2）鉱物性粉じんに含まれる遊離けい酸（SiO_2）は、石灰化を伴う胸膜肥厚や胸膜中皮腫を生じさせるという特徴がある。

（3）じん肺は、肺結核のほか、続発性気管支炎、続発性気胸、原発性肺がんなどを合併することがある。

（4）溶接工肺は、溶接の際に発生する酸化鉄ヒュームのばく露によって発症するじん肺である。

（5）アルミニウムやその化合物によるじん肺は、アルミニウム肺と呼ばれている。

問16 作業環境における有害要因による健康障害に関する次の記述のうち、正しいものはどれか。

（1）全身振動障害では、レイノー現象などの末梢循環障害や手指のしびれ感などの末梢神経障害がみられ、局所振動障害では、関節痛などの筋骨格系障害がみられる。

（2）減圧症は、潜函作業者、潜水作業者などに発症するもので、高圧下作業からの減圧に伴い、血液中や組織中に溶け込んでいた窒素の気泡化が関与して発生し、皮膚のかゆみ、関節痛、神経の麻痺などの症状がみられる。

（3）凍瘡は、皮膚組織の凍結壊死を伴うしもやけのことで、0℃以下の寒冷にばく露することによって発生する。

（4）電離放射線による中枢神経系障害は、確率的影響に分類され、被ばく線量がしきい値を超えると発生率及び重症度が線量の増加に応じて増加する。

（5）金属熱は、金属の溶融作業において、高温環境により体温調節中枢が麻痺することにより発生し、長期間にわたる発熱、関節痛などの症状がみられる。

問17 労働衛生対策を進めていくに当たっては、作業環境管理、作業管理及び健康管理が必要であるが、次のAからEの対策例について、作業環境管理に該当するものの組合せは（1）～（5）のうちどれか。

  A 粉じん作業を行う場所に設置した局所排気装置のフード付近の気流の風速を測定する。

  B アーク溶接作業を行う労働者に防じんマスクなどの保護具を使用させることによって、有害物質に対するばく露量を低減する。

  C 鉛健康診断の結果、鉛業務に従事することが健康の保持のために適当でないと医師が認めた者を配置転換する。

  D 放射線業務において、管理区域を設定し、必要のある者以外の者を立入禁止とする。

  E 有機溶剤を使用する塗装方法を、有害性の低い水性塗料の塗装に変更する。

（1）A、D

（2）A、E

（3）B、C

（4）B、D

（5）C、E

問18 局所排気装置に関する次の記述のうち、正しいものはどれか。

（1）ダクトの形状には円形、角形などがあり、その断面積を大きくするほど、ダクトの圧力損失が増大する。

（2）フード開口部の周囲にフランジがあると、フランジがないときに比べ、気流の整流作用が増すため、大きな排風量が必要となる。

（3）スロット型フードは、発生源からの飛散速度を利用して捕捉するもので、レシーバ式フードに分類される。

（4）キャノピ型フードは、発生源からの熱による上昇気流を利用して捕捉するもので、レシーバ式フードに分類される。

（5）空気清浄装置を付設する局所排気装置を設置する場合、排風機は、一般に、フードに接続した吸引ダクトと空気清浄装置の間に設ける。

問19 呼吸用保護具に関する次の記述のうち、正しいものはどれか。

（1）防毒マスクの吸収缶の色は、一酸化炭素用は黒色で、硫化水素用は黄色である。

（2）防じん機能を有する防毒マスクには、吸収缶のろ過材がある部分に白線が入れてある。

（3）型式検定合格標章のある防じんマスクでも、ヒュームのような微細な粒子に対しては効果がない。

（4）防じんマスクの手入れの際、ろ過材に付着した粉じんは圧搾空気などで吹き飛ばして除去する。

（5）直結式防毒マスクは、隔離式防毒マスクよりも有害ガスの濃度が高い大気中で使用することができる。

問20 特殊健康診断に関する次の記述のうち、正しいものはどれか。

（1）有害物質による健康障害は、多くの場合、諸検査の異常などの他覚的所見より、自覚症状が先に出現するため、特殊健康診断では問診の重要性が高い。

（2）特殊健康診断における生物学的モニタリングによる検査は、有害物の体内摂取量や有害物による健康影響の程度を把握するための検査である。

（3）体内に取り込まれた鉛の生物学的半減期は、数時間と短いので、鉛健康診断における採尿及び採血の時期は、厳重にチェックする必要がある。

（4）振動工具の取扱い業務に係る健康診断において、振動障害の有無を評価するためには、夏季における実施が適している。

（5）情報機器作業に係る健康診断では、眼科学的検査などとともに、上肢及び下肢の運動機能の検査を行う。

令和4年4月

●関係法令（有害業務に係るもの以外のもの）

問21 衛生委員会に関する次の記述のうち、法令上、正しいものはどれか。

（1）衛生委員会の議長は、衛生管理者である委員のうちから、事業者が指名しなければならない。

（2）衛生委員会の議長を除く委員の半数は、事業場に労働者の過半数で組織する労働組合があるときにおいてはその労働組合、労働者の過半数で組織する労働組合がないときにおいては労働者の過半数を代表する者が指名しなければならない。

（3）衛生管理者として選任しているが事業場に専属でない労働衛生コンサルタントを、衛生委員会の委員として指名することはできない。

（4）衛生委員会の付議事項には、労働者の精神的健康の保持増進を図るための対策の樹立に関することが含まれる。

（5）衛生委員会は、毎月1回以上開催するようにし、議事で重要なものに係る記録を作成して、これを5年間保存しなければならない。

問22 総括安全衛生管理者又は産業医に関する次の記述のうち、法令上、誤っているものはどれか。

　　　　ただし、産業医の選任の特例はないものとする。

（1）総括安全衛生管理者は、事業場においてその事業の実施を統括管理する者をもって充てなければならない。

（2）都道府県労働局長は、労働災害を防止するため必要があると認めるときは、総括安全衛生管理者の業務の執行について事業者に勧告することができる。

（3）総括安全衛生管理者が旅行、疾病、事故その他やむを得ない事由によって職務を行うことができないときは、代理者を選任しなければならない。

（4）産業医は、衛生委員会を開催した都度作成する議事概要を、毎月1回以上、事業者から提供されている場合には、作業場等の巡視の頻度を、毎月1回以上から2か月に1回以上にすることができる。

（5）事業者は、産業医から労働者の健康管理等について勧告を受けたとき
　　は、当該勧告の内容及び当該勧告を踏まえて講じた措置の内容（措置を
　　講じない場合にあっては、その旨及びその理由）を記録し、これを3年
　　間保存しなければならない。

問23 労働安全衛生規則に基づく医師による雇入時の健康診断に関する次
　　の記述のうち、誤っているものはどれか。
（1）医師による健康診断を受けた後3か月を経過しない者を雇い入れる場合、
　　その健康診断の結果を証明する書面の提出があったときは、その健康診断
　　の項目に相当する雇入時の健康診断の項目は省略することができる。
（2）雇入時の健康診断では、40歳未満の者について医師が必要でないと
　　認めるときは、貧血検査、肝機能検査等一定の検査項目を省略すること
　　ができる。
（3）事業場において実施した雇入時の健康診断の項目に異常の所見がある
　　と診断された労働者については、その結果に基づき、健康を保持するた
　　めに必要な措置について、健康診断が行われた日から3か月以内に、医
　　師の意見を聴かなければならない。
（4）雇入時の健康診断の結果に基づき、健康診断個人票を作成して、これ
　　を5年間保存しなければならない。
（5）常時50人以上の労働者を使用する事業場であっても、雇入時の健康
　　診断の結果については、所轄労働基準監督署長に報告する必要はない。

問24 事業場の建築物、施設等に関する措置について、労働安全衛生規則の衛生基準に違反していないものは次のうちどれか。

（1）日常行う清掃のほか、1年以内ごとに1回、定期に、統一的に大掃除を行っている。

（2）男性25人、女性25人の労働者を常時使用している事業場で、労働者が臥床することのできる休養室又は休養所を男性用と女性用に区別して設けていない。

（3）60人の労働者を常時就業させている屋内作業場の気積が、設備の占める容積及び床面から4mを超える高さにある空間を除き、500m³となっている。

（4）事業場に附属する食堂の床面積を、食事の際の1人について、0.8m²としている。

（5）労働衛生上の有害業務を有しない事業場において、窓その他の開口部の直接外気に向かって開放することができる部分の面積が、常時床面積の15分の1である屋内作業場に、換気設備を設けていない。

問25 労働安全衛生法に基づく労働者の心理的な負担の程度を把握するための検査（以下「ストレスチェック」という。）及びその結果等に応じて実施される医師による面接指導に関する次の記述のうち、法令上、正しいものはどれか。

（1）常時50人以上の労働者を使用する事業場においては、6か月以内ごとに1回、定期に、ストレスチェックを行わなければならない。

（2）事業者は、ストレスチェックの結果が、衛生管理者及びストレスチェックを受けた労働者に通知されるようにしなければならない。

（3）労働者に対して行うストレスチェックの事項は、「職場における当該労働者の心理的な負担の原因」、「当該労働者の心理的な負担による心身の自覚症状」及び「職場における他の労働者による当該労働者への支援」に関する項目である。

（4）事業者は、ストレスチェックの結果、心理的な負担の程度が高い労働者全員に対し、医師による面接指導を行わなければならない。

（5）事業者は、医師による面接指導の結果に基づき、当該面接指導の結果の記録を作成して、これを3年間保存しなければならない。

問26 週所定労働時間が25時間、週所定労働日数が4日である労働者であって、雇入れの日から起算して3年6か月継続勤務したものに対して、その後1年間に新たに与えなければならない年次有給休暇日数として、法令上、正しいものは次のうちどれか。

　　　ただし、その労働者はその直前の1年間に全労働日の8割以上出勤したものとする。

（1）8日
（2）10日
（3）12日
（4）14日
（5）16日

問27 労働基準法に定める妊産婦等に関する次の記述のうち、法令上、誤っているものはどれか。

　　　ただし、常時使用する労働者数が10人以上の規模の事業場の場合とし、管理監督者等とは、「監督又は管理の地位にある者等、労働時間、休憩及び休日に関する規定の適用除外者」をいうものとする。

（1）妊産婦とは、妊娠中の女性及び産後1年を経過しない女性をいう。

（2）妊娠中の女性が請求した場合においては、他の軽易な業務に転換させなければならない。

（3）1年単位の変形労働時間制を採用している場合であっても、妊産婦が請求した場合には、管理監督者等の場合を除き、1週40時間、1日8時間を超えて労働させてはならない。

（4）フレックスタイム制を採用している場合であっても、妊産婦が請求した場合には、管理監督者等の場合を除き、1週40時間、1日8時間を超えて労働させてはならない。

（5）生理日の就業が著しく困難な女性が休暇を請求したときは、その者を生理日に就業させてはならない。

●労働衛生（有害業務に係るもの以外のもの）

問28 厚生労働省の「職場における受動喫煙防止のためのガイドライン」において、「喫煙専用室」を設置する場合に満たすべき事項として定められていないものは、次のうちどれか。

（1）喫煙専用室の出入口において、室外から室内に流入する空気の気流が、0.2m／s 以上であること。

（2）喫煙専用室の出入口における室外から室内に流入する空気の気流について、6か月以内ごとに1回、定期に測定すること。

（3）喫煙専用室のたばこの煙が室内から室外に流出しないよう、喫煙専用室は、壁、天井等によって区画されていること。

（4）喫煙専用室のたばこの煙が屋外又は外部の場所に排気されていること。

（5）喫煙専用室の出入口の見やすい箇所に必要事項を記載した標識を掲示すること。

問29 労働衛生管理に用いられる統計に関する次の記述のうち、誤っているものはどれか。

（1）健康診断において、対象人数、受診者数などのデータを計数データといい、身長、体重などのデータを計量データという。

（2）生体から得られたある指標が正規分布である場合、そのばらつきの程度は、平均値や最頻値によって表される。

（3）集団を比較する場合、調査の対象とした項目のデータの平均値が等しくても分散が異なっていれば、異なった特徴をもつ集団であると評価される。

（4）ある事象と健康事象との間に、統計上、一方が多いと他方も多いというような相関関係が認められたとしても、それらの間に因果関係があるとは限らない。

（5）静態データとは、ある時点の集団に関するデータであり、動態データとは、ある期間の集団に関するデータである。

問30 厚生労働省の「職場における腰痛予防対策指針」に基づく腰痛予防対策に関する次の記述のうち、正しいものはどれか。

（1）作業動作、作業姿勢についての作業標準の策定は、その作業に従事する全ての労働者に一律な作業をさせることになり、個々の労働者の腰痛の発生要因の排除又は低減ができないため、腰痛の予防対策としては適切ではない。

（2）重量物取扱い作業の場合、満18歳以上の男性労働者が人力のみにより取り扱う物の重量は、体重のおおむね50％以下となるようにする。

（3）重量物取扱い作業の場合、満18歳以上の女性労働者が人力のみにより取り扱う物の重量は、男性が取り扱うことのできる重量の60％位までとする。

（4）重量物取扱い作業に常時従事する労働者に対しては、当該作業に配置する際及びその後1年以内ごとに1回、定期に、医師による腰痛の健康診断を行う。

（5）腰部保護ベルトは、重量物取扱い作業に従事する労働者全員に使用させるようにする。

問31 厚生労働省の「労働安全衛生マネジメントシステムに関する指針」に関する次の記述のうち、誤っているものはどれか。

（1）この指針は、労働安全衛生法の規定に基づき機械、設備、化学物質等による危険又は健康障害を防止するため事業者が講ずべき具体的な措置を定めるものではない。

（2）このシステムは、生産管理等事業実施に係る管理と一体となって運用されるものである。

（3）このシステムでは、事業者は、事業場における安全衛生水準の向上を図るための安全衛生に関する基本的考え方を示すものとして、安全衛生方針を表明し、労働者及び関係請負人その他の関係者に周知させる。

（4）このシステムでは、事業者は、安全衛生方針に基づき設定した安全衛生目標を達成するため、事業場における危険性又は有害性等の調査の結果等に基づき、一定の期間を限り、安全衛生計画を作成する。

（5）事業者は、このシステムに従って行う措置が適切に実施されているかどうかについて調査及び評価を行うため、外部の機関による監査を受けなければならない。

問32 メタボリックシンドローム診断基準に関する次の文中の ［　　　］内に入れるAからDの語句又は数値の組合せとして、正しいものは（1）～（5）のうちどれか。

　　「日本人のメタボリックシンドローム診断基準で、腹部肥満（［　A　］脂肪の蓄積）とされるのは、腹囲が男性では［　B　］cm 以上、女性では［　C　］cm 以上の場合であり、この基準は、男女とも［　A　］脂肪面積が［　D　］cm^2 以上に相当する。」

	A	B	C	D
（1）	内臓	85	90	100
（2）	内臓	85	90	200
（3）	内臓	90	85	100
（4）	皮下	90	85	200
（5）	皮下	100	90	200

問33 食中毒に関する次の記述のうち、正しいものはどれか。

（1）毒素型食中毒は、食物に付着した細菌により産生された毒素によって起こる食中毒で、サルモネラ菌によるものがある。

（2）感染型食中毒は、食物に付着した細菌そのものの感染によって起こる食中毒で、黄色ブドウ球菌によるものがある。

（3）O-157は、腸管出血性大腸菌の一種で、加熱不足の食肉などから摂取され、潜伏期間は3〜5日である。

（4）ボツリヌス菌は、缶詰や真空パックなど酸素のない密封食品中でも増殖するが、熱には弱く、60℃、10分間程度の加熱で殺菌することができる。

（5）ノロウイルスによる食中毒は、ウイルスに汚染された食品を摂取することにより発症し、夏季に集団食中毒として発生することが多い。

問34 感染症に関する次の記述のうち、誤っているものはどれか。

（1）人間の抵抗力が低下した場合は、通常、多くの人には影響を及ぼさない病原体が病気を発症させることがあり、これを不顕性感染という。

（2）感染が成立し、症状が現れるまでの人をキャリアといい、感染したことに気付かずに病原体をばらまく感染源になることがある。

（3）微生物を含む飛沫の水分が蒸発して、5μm以下の小粒子として長時間空気中に浮遊し、空調などを通じて感染することを空気感染という。

（4）風しんは、発熱、発疹、リンパ節腫脹を特徴とするウイルス性発疹症で、免疫のない女性が妊娠初期に風しんにかかると、胎児に感染し出生児が先天性風しん症候群（CRS）となる危険性がある。

（5）インフルエンザウイルスにはA型、B型及びC型の三つの型があるが、流行の原因となるのは、主として、A型及びB型である。

●労働生理

問35 呼吸に関する次の記述のうち、誤っているものはどれか。

（1）呼吸運動は、横隔膜、肋間筋などの呼吸筋が収縮と弛緩をすることにより行われる。

（2）胸郭内容積が増し、その内圧が低くなるにつれ、鼻腔、気管などの気道を経て肺内へ流れ込む空気が吸気である。

（3）肺胞内の空気と肺胞を取り巻く毛細血管中の血液との間で行われるガス交換を外呼吸という。

（4）呼吸数は、通常、1分間に16〜20回で、成人の安静時の1回呼吸量は、約500mLである。

（5）呼吸のリズムをコントロールしているのは、間脳の視床下部である。

問36 心臓及び血液循環に関する次の記述のうち、誤っているものはどれか。

（1）大動脈及び肺動脈を流れる血液は、酸素に富む動脈血である。

（2）体循環では、血液は左心室から大動脈に入り、静脈血となって右心房に戻ってくる。

（3）心筋は人間の意思によって動かすことができない不随意筋であるが、随意筋である骨格筋と同じ横紋筋に分類される。

（4）心臓の中にある洞結節（洞房結節）で発生した刺激が、刺激伝導系を介して心筋に伝わることにより、心臓は規則正しく収縮と拡張を繰り返す。

（5）動脈硬化とは、コレステロールの蓄積などにより、動脈壁が肥厚・硬化して弾力性を失った状態であり、進行すると血管の狭窄や閉塞を招き、臓器への酸素や栄養分の供給が妨げられる。

問37 体温調節に関する次の記述のうち、誤っているものはどれか。

（1）寒冷な環境においては、皮膚の血管が収縮して血流量が減って、熱の放散が減少する。

（2）暑熱な環境においては、内臓の血流量が増加し体内の代謝活動が亢進することにより、人体からの熱の放散が促進される。

（3）体温調節にみられるように、外部環境などが変化しても身体内部の状態を一定に保とうとする性質を恒常性（ホメオスタシス）という。

（4）計算上、100gの水分が体重70kgの人の体表面から蒸発すると、気化熱が奪われ、体温が約1℃下がる。

（5）熱の放散は、ふく射（放射）、伝導、蒸発などの物理的な過程で行われ、蒸発には、発汗と不感蒸泄によるものがある。

問38 肝臓の機能として、誤っているものは次のうちどれか。

（1）血液中の身体に有害な物質を分解する。

（2）ブドウ糖をグリコーゲンに変えて蓄える。

（3）ビリルビンを分解する。

（4）血液凝固物質を合成する。

（5）血液凝固阻止物質を合成する。

問39 次のうち、正常値に男女による差がないとされているものはどれか。

（1）赤血球数

（2）ヘモグロビン濃度

（3）ヘマトクリット値

（4）白血球数

（5）基礎代謝量

問40 蛋白質並びにその分解、吸収及び代謝に関する次の記述のうち、誤っているものはどれか。

（1）蛋白質は、約20種類のアミノ酸が結合してできており、内臓、筋肉、皮膚など人体の臓器等を構成する主成分である。

（2）蛋白質は、膵臓から分泌される消化酵素である膵リパーゼなどによりアミノ酸に分解され、小腸から吸収される。

（3）血液循環に入ったアミノ酸は、体内の各組織において蛋白質に再合成される。

（4）肝臓では、アミノ酸から血漿蛋白質が合成される。

（5）飢餓時には、肝臓などでアミノ酸などからブドウ糖を生成する糖新生が行われる。

問41 視覚に関する次の記述のうち、誤っているものはどれか。

（1）眼は、周りの明るさによって瞳孔の大きさが変化して眼に入る光量が調節され、暗い場合には瞳孔が広がる。

（2）眼軸が短すぎることなどにより、平行光線が網膜の後方で像を結ぶものを遠視という。

（3）角膜が歪んでいたり、表面に凹凸があるために、眼軸などに異常がなくても、物体の像が網膜上に正しく結ばれないものを乱視という。

（4）網膜には、明るい所で働き色を感じる錐状体と、暗い所で働き弱い光を感じる杆状体の2種類の視細胞がある。

（5）明るいところから急に暗いところに入ると、初めは見えにくいが徐々に見えやすくなることを明順応という。

問42 ヒトのホルモン、その内分泌器官及びそのはたらきの組合せとして、誤っているものは次のうちどれか。

	ホルモン	内分泌器官	はたらき
（1）	コルチゾール	副腎皮質	血糖量の増加
（2）	アルドステロン	副腎皮質	体液中の塩類バランスの調節
（3）	メラトニン	副甲状腺	体液中のカルシウムバランスの調節
（4）	インスリン	膵臓	血糖量の減少
（5）	アドレナリン	副腎髄質	血糖量の増加

問43 代謝に関する次の記述のうち、正しいものはどれか。

（1） 代謝において、細胞に取り入れられた体脂肪、グリコーゲンなどが分解されてエネルギーを発生する過程を同化という。

（2） 代謝において、体内に摂取された栄養素が、種々の化学反応によって、細胞を構成する蛋白質などの生体に必要な物質に合成されることを異化という。

（3） 基礎代謝量は、安静時における心臓の拍動、呼吸、体温保持などに必要な代謝量で、睡眠中の測定値で表される。

（4） エネルギー代謝率は、一定時間中に体内で消費された酸素と排出された二酸化炭素の容積比である。

（5） エネルギー代謝率は、動的筋作業の強度を表すことができるが、静的筋作業には適用できない。

問44 腎臓・泌尿器系に関する次の記述のうち、誤っているものはどれか。

（1）腎臓の皮質にある腎小体では、糸球体から蛋白質以外の血漿成分がボウマン嚢に濾し出され、原尿が生成される。

（2）腎臓の尿細管では、原尿に含まれる大部分の水分及び身体に必要な成分が血液中に再吸収され、残りが尿として生成される。

（3）尿は淡黄色の液体で、固有の臭気を有し、通常、弱酸性である。

（4）尿の生成・排出により、体内の水分の量やナトリウムなどの電解質の濃度を調節するとともに、生命活動によって生じた不要な物質を排出する。

（5）血液中の尿素窒素（BUN）の値が低くなる場合は、腎臓の機能の低下が考えられる。

第1種衛生管理者

令和3年10月公表試験問題

〔注意事項〕

1　解答方法
- （1）　解答は、別の解答用紙に記入（マーク）してください。
- （2）　使用できる鉛筆（シャープペンシル可）は、「ＨＢ」又は「Ｂ」です。ボールペン、サインペンなどは使用できません。
- （3）　解答用紙は、機械で採点しますので、折ったり、曲げたり、汚したりしないでください。
- （4）　解答を訂正するときは、消しゴムできれいに消してから書き直してください。
- （5）　問題は、五肢択一式で、正答は一問につき一つだけです。二つ以上に記入（マーク）したもの、判読が困難なものは、得点としません。
- （6）　計算、メモなどは、解答用紙に書かずに試験問題の余白を利用してください。

2　受験票には、何も記入しないでください。

3　試験時間は3時間で、試験問題は問1〜問44です。
特例による受験者の試験時間は2時間で、試験問題は問1〜問20です。
「労働生理」の免除者の試験時間は2時間15分で、試験問題は問1〜問34です。

4　試験開始後、1時間以内は退室できません。
試験時間終了前に退室するときは、着席のまま無言で手を上げてください。
試験監督員が席まで伺います。
なお、退室した後は、再び試験室に入ることはできません。

5　試験問題は、持ち帰ることはできません。受験票は、お持ち帰りください。

●関係法令（有害業務に係るもの）

問 1 衛生管理者及び産業医の選任に関する次の記述のうち、法令上、定められていないものはどれか。

　　　ただし、衛生管理者及び産業医の選任の特例はないものとする。

（1）常時 500 人を超える労働者を使用し、そのうち多量の高熱物体を取り扱う業務に常時 30 人以上の労働者を従事させる事業場では、選任する衛生管理者のうち少なくとも 1 人を専任の衛生管理者としなければならない。

（2）深夜業を含む業務に常時 550 人の労働者を従事させる事業場では、その事業場に専属の産業医を選任しなければならない。

（3）常時 3,300 人の労働者を使用する事業場では、2 人以上の産業医を選任しなければならない。

（4）常時 600 人の労働者を使用し、そのうち多量の低温物体を取り扱う業務に常時 35 人の労働者を従事させる事業場では、選任する衛生管理者のうち少なくとも 1 人を衛生工学衛生管理者免許を受けた者のうちから選任しなければならない。

（5）2 人以上の衛生管理者を選任すべき事業場では、そのうち 1 人については、その事業場に専属でない労働衛生コンサルタントのうちから選任することができる。

問 2 次の装置のうち、法令上、定期自主検査の実施義務が規定されているものはどれか。

（1）木工用丸のこ盤を使用する屋内の作業場所に設けた局所排気装置

（2）塩酸を使用する屋内の作業場所に設けた局所排気装置

（3）アーク溶接を行う屋内の作業場所に設けた全体換気装置

（4）フェノールを取り扱う特定化学設備

（5）アンモニアを使用する屋内の作業場所に設けたプッシュプル型換気装置

問 3 次のAからDの作業について、法令上、作業主任者の選任が義務付けられているものの組合せは（1）～（5）のうちどれか。

A　水深10m以上の場所における潜水の作業

B　セメント製造工程においてセメントを袋詰めする作業

C　製造工程において硫酸を用いて行う洗浄の作業

D　石炭を入れてあるホッパーの内部における作業

（1）A、B

（2）A、C

（3）A、D

（4）B、C

（5）C、D

問 4 次の特定化学物質を製造しようとするとき、労働安全衛生法に基づく厚生労働大臣の許可を必要としないものはどれか。

（1）ベンゾトリクロリド

（2）ベリリウム

（3）オルト-フタロジニトリル

（4）ジアニシジン

（5）アルファ-ナフチルアミン

問 5 次のAからDの機械等について、法令上、厚生労働大臣が定める規格を具備しなければ、譲渡し、貸与し、又は設置してはならないものの組合せは（1）～（5）のうちどれか。

A　放射線測定器

B　防音保護具

C　ハロゲンガス用防毒マスク

D　電動ファン付き呼吸用保護具

（1）A、B

（2）A、C

（3）A、D

（4）B、D

（5）C、D

問 6 事業者が、法令に基づく次の措置を行ったとき、その結果について所轄労働基準監督署長に報告することが義務付けられているものはどれか。

（1）雇入時の有機溶剤等健康診断
（2）定期に行う特定化学物質健康診断
（3）特定化学設備についての定期自主検査
（4）高圧室内作業主任者の選任
（5）鉛業務を行う屋内作業場についての作業環境測定

問 7 屋内作業場において、第二種有機溶剤等を使用して常時洗浄作業を行う場合の措置として、有機溶剤中毒予防規則上、正しいものは次のうちどれか。

　　　ただし、同規則に定める適用除外及び設備の特例はないものとする。

（1）作業場所に設ける局所排気装置について、外付け式フードの場合は最大で0.4m/sの制御風速を出し得る能力を有するものにする。
（2）作業中の労働者が有機溶剤等の区分を容易に知ることができるよう、容器に青色の表示をする。
（3）有機溶剤作業主任者に、有機溶剤業務を行う屋内作業場について、作業環境測定を実施させる。
（4）作業場所に設けたプッシュプル型換気装置について、1年を超える期間使用しない場合を除き、1年以内ごとに1回、定期に、自主検査を行う。
（5）作業に常時従事する労働者に対し、1年以内ごとに1回、定期に、有機溶剤等健康診断を行う。

問 8 次の業務のうち、当該業務に労働者を就かせるとき、法令に基づく安全又は衛生のための特別の教育を行わなければならないものに該当しないものはどれか。

（1）石綿等が使用されている建築物の解体等の作業に係る業務
（2）チェーンソーを用いて行う造材の業務
（3）特定化学物質のうち第二類物質を取り扱う作業に係る業務
（4）廃棄物の焼却施設において焼却灰を取り扱う業務
（5）エックス線装置を用いて行う透過写真の撮影の業務

問 9 粉じん障害防止規則に基づく措置に関する次の記述のうち、誤っているものはどれか。
　　　　ただし、同規則に定める適用除外及び特例はないものとする。

（1）屋内の特定粉じん発生源については、その区分に応じて密閉する設備、局所排気装置、プッシュプル型換気装置若しくは湿潤な状態に保つための設備の設置又はこれらと同等以上の措置を講じなければならない。
（2）常時特定粉じん作業を行う屋内作業場については、6か月以内ごとに1回、定期に、空気中の粉じんの濃度の測定を行い、その測定結果等を記録して、これを7年間保存しなければならない。
（3）特定粉じん発生源に係る局所排気装置に、法令に基づき設ける除じん装置は、粉じんの種類がヒュームである場合には、サイクロンによる除じん方式のものでなければならない。
（4）特定粉じん作業以外の粉じん作業を行う屋内作業場については、全体換気装置による換気の実施又はこれと同等以上の措置を講じなければならない。
（5）粉じん作業を行う屋内の作業場所については、毎日1回以上、清掃を行わなければならない。

問10 女性については、労働基準法に基づく危険有害業務の就業制限により次の表の左欄の年齢に応じ右欄の重量以上の重量物を取り扱う業務に就かせてはならないとされているが、同表に入れるAからCの数値の組合せとして、正しいものは（1）〜（5）のうちどれか。

年齢	重量（単位 kg）	
	断続作業の場合	継続作業の場合
満16歳未満	A	8
満16歳以上 満18歳未満	B	15
満18歳以上	30	C

	A	B	C
（1）	10	20	20
（2）	10	20	25
（3）	10	25	20
（4）	12	20	25
（5）	12	25	20

●労働衛生（有害業務に係るもの）

問11 労働衛生対策を進めるに当たっては、作業管理、作業環境管理及び健康管理が必要であるが、次のAからEの対策例について、作業管理に該当するものの組合せは（1）～（5）のうちどれか。

　A　振動工具の取扱い業務において、その振動工具の周波数補正振動加速度実効値の3軸合成値に応じた振動ばく露時間の制限を行う。

　B　有機溶剤業務を行う作業場所に設置した局所排気装置のフード付近の吸い込み気流の風速を測定する。

　C　強烈な騒音を発する場所における作業において、その作業の性質や騒音の性状に応じた耳栓や耳覆いを使用させる。

　D　有害な化学物質を取り扱う設備を密閉化する。

　E　鉛健康診断の結果、鉛業務に従事することが健康の保持のために適当でないと医師が認めた者を配置転換する。

（1）A、B

（2）A、C

（3）B、C

（4）C、D

（5）D、E

問12 次の化学物質のうち、常温・常圧（25℃、1気圧）の空気中で蒸気として存在するものはどれか。

　ただし、蒸気とは、常温・常圧で液体又は固体の物質が蒸気圧に応じて揮発又は昇華して気体となっているものをいうものとする。

（1）塩化ビニル

（2）ホルムアルデヒド

（3）二硫化炭素

（4）二酸化硫黄

（5）アンモニア

問13 作業環境における有害要因による健康障害に関する次の記述のうち、正しいものはどれか。

（1）電離放射線による中枢神経系障害は、確率的影響に分類され、被ばく線量がしきい値を超えると発生率及び重症度が線量の増加に応じて増加する。

（2）金属熱は、鉄、アルミニウムなどの金属を溶融する作業などに長時間従事した際に、高温により体温調節機能が障害を受けたことにより発生する。

（3）潜水業務における減圧症は、浮上による減圧に伴い、血液中に溶け込んでいた酸素が気泡となり、血管を閉塞したり組織を圧迫することにより発生する。

（4）振動障害は、チェーンソーなどの振動工具によって生じる障害で、手のしびれなどの末梢神経障害やレイノー現象などの末梢循環障害がみられる。

（5）凍瘡は、皮膚組織の凍結壊死を伴うしもやけのことで、0℃以下の寒冷にばく露することによって発生する。

問14 金属による健康障害に関する次の記述のうち、誤っているものはどれか。

（1）カドミウム中毒では、上気道炎、肺炎、腎機能障害などがみられる。

（2）鉛中毒では、貧血、末梢神経障害、腹部の疝痛などがみられる。

（3）マンガン中毒では、筋のこわばり、震え、歩行困難などのパーキンソン病に似た症状がみられる。

（4）ベリリウム中毒では、溶血性貧血、尿の赤色化などの症状がみられる。

（5）金属水銀中毒では、感情不安定、幻覚などの精神障害や手指の震えなどの症状・障害がみられる。

問15 厚生労働省の「化学物質等による危険性又は有害性等の調査等に関する指針」において示されている化学物質等による疾病に係るリスクを見積もる方法として、適切でないものは次のうちどれか。

（1）発生可能性及び重篤度を相対的に尺度化し、それらを縦軸と横軸として、あらかじめ発生可能性及び重篤度に応じてリスクが割り付けられた表を使用する方法

（2）取り扱う化学物質等の年間の取扱量及び作業時間を一定の尺度によりそれぞれ数値化し、それらを加算又は乗算等する方法

（3）発生可能性及び重篤度を段階的に分岐していく方法

（4）ＩＬＯの化学物質リスク簡易評価法（コントロール・バンディング）を用いる方法

（5）対象の化学物質等への労働者のばく露の程度及び当該化学物質等による有害性を相対的に尺度化し、それらを縦軸と横軸とし、あらかじめばく露の程度及び有害性の程度に応じてリスクが割り付けられた表を使用する方法

問16 作業環境における騒音及びそれによる健康障害に関する次の記述のうち、誤っているものはどれか。

（1）音圧レベルは、その音圧と、通常、人間が聴くことができる最も小さな音圧（20μPa）との比の常用対数を 20 倍して求められ、その単位はデシベル（dB）で表される。

（2）等価騒音レベルは、単位時間（1分間）における音圧レベルを 10 秒間ごとに平均化した幾何平均値で、変動する騒音レベルの平均値として表した値である。

（3）騒音レベルの測定は、通常、騒音計の周波数重み付け特性Aで行う。

（4）騒音性難聴の初期に認められる 4,000Hz 付近を中心とする聴力低下の型を c^5dip という。

（5）騒音は、自律神経系や内分泌系へも影響を与え、交感神経の活動の亢進や副腎皮質ホルモンの分泌の増加が認められることがある。

問17 電離放射線などに関する次の記述のうち、誤っているものはどれか。

（1）電離放射線には、電磁波と粒子線がある。

（2）エックス線は、通常、エックス線装置を用いて発生させる人工の電離放射線であるが、放射性物質から放出されるガンマ線と同様に電磁波である。

（3）エックス線は、紫外線より波長の長い電磁波である。

（4）電離放射線の被ばくによる白内障は、晩発障害に分類され、被ばく後、半年〜30年後に現れることが多い。

（5）電離放射線を放出してほかの元素に変わる元素を放射性同位元素（ラジオアイソトープ）という。

問18 厚生労働省の「作業環境測定基準」及び「作業環境評価基準」に基づく作業環境測定及びその結果の評価に関する次の記述のうち、正しいものはどれか。

（1）管理濃度は、有害物質に関する作業環境の状態を単位作業場所の作業環境測定結果から評価するための指標として設定されたものである。

（2）原材料を反応槽へ投入する場合など、間欠的に有害物質の発散を伴う作業による気中有害物質の最高濃度は、A測定の結果により評価される。

（3）単位作業場所における気中有害物質濃度の平均的な分布は、B測定の結果により評価される。

（4）A測定の第二評価値及びB測定の測定値がいずれも管理濃度に満たない単位作業場所は、第一管理区分になる。

（5）B測定の測定値が管理濃度を超えている単位作業場所は、A測定の結果に関係なく第三管理区分に区分される。

問19 特殊健康診断に関する次の文中の □ 内に入れるAからCの語句
の組合せとして、正しいものは（1）〜（5）のうちどれか。

「特殊健康診断において有害物の体内摂取量を把握する検査とし
て、生物学的モニタリングがあり、トルエンについては、尿中の
□ A □ を測定し、□ B □ については、□ C □ 中のデルタアミノレブ
リン酸を測定する。」

	A	B	C
（1）	馬尿酸	鉛	尿
（2）	馬尿酸	鉛	血液
（3）	マンデル酸	鉛	尿
（4）	マンデル酸	水銀	尿
（5）	マンデル酸	水銀	血液

問20 呼吸用保護具に関する次の記述のうち、正しいものはどれか。

（1）防毒マスクの吸収缶の色は、一酸化炭素用は黒色で、有機ガス用は赤
色である。
（2）高濃度の有害ガスに対しては、防毒マスクではなく、送気マスクか自
給式呼吸器を使用する。
（3）型式検定合格標章のある防じんマスクでも、ヒュームのような微細な
粒子に対して使用してはならない。
（4）防じんマスクの手入れの際、ろ過材に付着した粉じんは圧縮空気で吹
き飛ばすか、ろ過材を強くたたいて払い落として除去する。
（5）防じんマスクは作業に適したものを選択し、顔面とマスクの面体の高
い密着性が要求される有害性の高い物質を取り扱う作業については、使
い捨て式のものを選ぶ。

●関係法令（有害業務に係るもの以外のもの）

問21 常時使用する労働者数が300人で、次の業種に属する事業場のうち、法令上、総括安全衛生管理者の選任が義務付けられていない業種はどれか。

（1）通信業
（2）各種商品小売業
（3）旅館業
（4）ゴルフ場業
（5）医療業

問22 産業医に関する次の記述のうち、法令上、誤っているものはどれか。

（1）産業医を選任した事業者は、産業医に対し、労働者の業務に関する情報であって産業医が労働者の健康管理等を適切に行うために必要と認めるものを提供しなければならない。

（2）産業医を選任した事業者は、その事業場における産業医の業務の具体的な内容、産業医に対する健康相談の申出の方法、産業医による労働者の心身の状態に関する情報の取扱いの方法を、常時各作業場の見やすい場所に掲示し、又は備え付ける等の方法により、労働者に周知させなければならない。

（3）産業医は、衛生委員会に対して労働者の健康を確保する観点から必要な調査審議を求めることができる。

（4）産業医は、衛生委員会を開催した都度作成する議事概要を、毎月1回以上、事業者から提供されている場合には、作業場等の巡視の頻度を、毎月1回以上から2か月に1回以上にすることができる。

（5）事業者は、産業医から労働者の健康管理等について勧告を受けたときは、当該勧告の内容及び当該勧告を踏まえて講じた措置の内容（措置を講じない場合にあっては、その旨及びその理由）を記録し、これを3年間保存しなければならない。

問23 労働安全衛生規則に基づく医師による健康診断について、法令に違反しているものは次のうちどれか。

（1）雇入時の健康診断において、医師による健康診断を受けた後3か月を経過しない者が、その健康診断結果を証明する書面を提出したときは、その健康診断の項目に相当する項目を省略している。

（2）雇入時の健康診断の項目のうち、聴力の検査は、35歳及び40歳の者並びに45歳以上の者に対しては、1,000Hz及び4,000Hzの音について行っているが、その他の年齢の者に対しては、医師が適当と認めるその他の方法により行っている。

（3）深夜業を含む業務に常時従事する労働者に対し、6か月以内ごとに1回、定期に、健康診断を行っているが、胸部エックス線検査は、1年以内ごとに1回、定期に、行っている。

（4）事業場において実施した定期健康診断の結果、健康診断項目に異常所見があると診断された労働者については、健康を保持するために必要な措置について、健康診断が行われた日から3か月以内に、医師から意見聴取を行っている。

（5）常時50人の労働者を使用する事業場において、定期健康診断の結果については、遅滞なく、所轄労働基準監督署長に報告を行っているが、雇入時の健康診断の結果については報告を行っていない。

問24 労働安全衛生法に基づく心理的な負担の程度を把握するための検査（以下「ストレスチェック」という。）及びその結果等に応じて実施される医師による面接指導に関する次の記述のうち、法令上、正しいものはどれか。

（1）常時50人以上の労働者を使用する事業場においては、6か月以内ごとに1回、定期に、ストレスチェックを行わなければならない。

（2）事業者は、ストレスチェックの結果が、衛生管理者及びストレスチェックを受けた労働者に通知されるようにしなければならない。

（3）労働者に対するストレスチェックの事項は、「職場における当該労働者の心理的な負担の原因」、「当該労働者の心理的な負担による心身の自覚症状」及び「職場における他の労働者による当該労働者への支援」に関する項目である。

（4）事業者は、ストレスチェックの結果、心理的な負担の程度が高い労働者全員に対し、医師による面接指導を行わなければならない。

（5）事業者は、医師による面接指導の結果に基づき、当該面接指導の結果の記録を作成して、これを3年間保存しなければならない。

問25 事業場の建築物、施設等に関する措置について、労働安全衛生規則の衛生基準に違反していないものは次のうちどれか。

（1）日常行う清掃のほか、1年に1回、定期に、統一的に大掃除を行っている。

（2）男性25人、女性25人の労働者を常時使用している事業場で、労働者が臥床することのできる休養室又は休養所を男性用と女性用に区別して設けていない。

（3）坑内等特殊な作業場以外の作業場において、男性用小便所の箇所数は、同時に就業する男性労働者50人以内ごとに1個以上としている。

（4）事業場に附属する食堂の床面積を、食事の際の1人について、0.8m² としている。

（5）労働衛生上の有害業務を有しない事業場において、窓その他の開口部の直接外気に向かって開放することができる部分の面積が、常時床面積の15分の1である屋内作業場に、換気設備を設けていない。

問26 労働基準法における労働時間等に関する次の記述のうち、正しいものはどれか。

(1) 1日8時間を超えて労働させることができるのは、時間外労働の協定を締結し、これを所轄労働基準監督署長に届け出た場合に限られている。

(2) 労働時間に関する規定の適用については、事業場を異にする場合は労働時間を通算しない。

(3) 労働時間が8時間を超える場合においては、少なくとも45分の休憩時間を労働時間の途中に与えなければならない。

(4) 機密の事務を取り扱う労働者については、所轄労働基準監督署長の許可を受けなくても労働時間に関する規定は適用されない。

(5) 監視又は断続的労働に従事する労働者については、所轄労働基準監督署長の許可を受ければ、労働時間及び年次有給休暇に関する規定は適用されない。

問27 週所定労働時間が25時間、週所定労働日数が4日である労働者であって、雇入れの日から起算して3年6か月継続勤務したものに対して、その後1年間に新たに与えなければならない年次有給休暇日数として、法令上、正しいものは (1)〜(5) のうちどれか。

ただし、その労働者はその直前の1年間に全労働日の8割以上出勤したものとする。

(1) 8日

(2) 9日

(3) 10日

(4) 11日

(5) 12日

●労働衛生（有害業務に係るもの以外のもの）

問28 労働衛生管理に用いられる統計に関する次の記述のうち、誤っているものはどれか。

（1）生体から得られたある指標が正規分布である場合、そのバラツキの程度は、平均値や最頻値によって表される。

（2）集団を比較する場合、調査の対象とした項目のデータの平均値が等しくても分散が異なっていれば、異なった特徴をもつ集団であると評価される。

（3）健康管理統計において、ある時点での検査における有所見者の割合を有所見率といい、このようなデータを静態データという。

（4）健康診断において、対象人数、受診者数などのデータを計数データといい、身長、体重などのデータを計量データという。

（5）ある事象と健康事象との間に、統計上、一方が多いと他方も多いというような相関関係が認められても、それらの間に因果関係がないこともある。

問29 厚生労働省の「職場における腰痛予防対策指針」に基づく腰痛予防対策に関する次の記述のうち、正しいものはどれか。

（1）腰部保護ベルトは、重量物取扱い作業に従事する労働者全員に使用させるようにする。

（2）重量物取扱い作業の場合、満18歳以上の男性労働者が人力のみで取り扱う物の重量は、体重のおおむね50％以下となるようにする。

（3）重量物取扱い作業に常時従事する労働者に対しては、当該作業に配置する際及びその後1年以内ごとに1回、定期に、医師による腰痛の健康診断を行う。

（4）立ち作業の場合は、身体を安定に保持するため、床面は弾力性のない硬い素材とし、クッション性のない作業靴を使用する。

（5）腰掛け作業の場合の作業姿勢は、椅子に深く腰を掛けて、背もたれで体幹を支え、履物の足裏全体が床に接する姿勢を基本とする。

問30 出血及び止血法並びにその救急処置に関する次の記述のうち、誤っているものはどれか。

（1）体内の全血液量は、体重の約13分の1で、その約3分の1を短時間に失うと生命が危険な状態となる。

（2）傷口が泥で汚れているときは、手際良く水道水で洗い流す。

（3）止血法には、直接圧迫法、間接圧迫法などがあるが、一般人が行う応急手当としては直接圧迫法が推奨されている。

（4）静脈性出血は、擦り傷のときにみられ、傷口から少しずつにじみ出るような出血である。

（5）止血帯を施した後、受傷者を医師に引き継ぐまでに30分以上かかる場合には、止血帯を施してから30分ごとに1～2分間、出血部から血液がにじんでくる程度まで結び目をゆるめる。

問31 虚血性心疾患に関する次の記述のうち、誤っているものはどれか。

（1）虚血性心疾患は、門脈による心筋への血液の供給が不足したり途絶えることにより起こる心筋障害である。

（2）虚血性心疾患発症の危険因子には、高血圧、喫煙、脂質異常症などがある。

（3）虚血性心疾患は、心筋の一部分に可逆的な虚血が起こる狭心症と、不可逆的な心筋壊死が起こる心筋梗塞とに大別される。

（4）心筋梗塞では、突然激しい胸痛が起こり、「締め付けられるように痛い」、「胸が苦しい」などの症状が長時間続き、1時間以上になることもある。

（5）狭心症の痛みの場所は、心筋梗塞とほぼ同じであるが、その発作が続く時間は、通常数分程度で、長くても15分以内におさまることが多い。

問32 細菌性食中毒に関する次の記述のうち、誤っているものはどれか。

（1）黄色ブドウ球菌による毒素は、熱に強い。

（2）ボツリヌス菌による毒素は、神経毒である。

（3）腸炎ビブリオ菌は、病原性好塩菌ともいわれる。

（4）サルモネラ菌による食中毒は、食品に付着した細菌が食品中で増殖した際に生じる毒素により発症する。

（5）ウェルシュ菌、セレウス菌及びカンピロバクターは、いずれも細菌性食中毒の原因菌である。

問33 厚生労働省の「情報機器作業における労働衛生管理のためのガイドライン」に関する次の記述のうち、適切でないものはどれか。

（1）ディスプレイ画面上における照度は、500ルクス以下となるようにしている。

（2）ディスプレイ画面の位置、前後の傾き、左右の向き等を調整してグレアを防止している。

（3）ディスプレイは、おおむね30cm以内の視距離が確保できるようにし、画面の上端を眼の高さよりもやや下になるように設置している。

（4）1日の情報機器作業の作業時間が4時間未満である労働者については、自覚症状を訴える者についてのみ、情報機器作業に係る定期健康診断の対象としている。

（5）情報機器作業に係る定期健康診断を、1年以内ごとに1回、定期に実施している。

問34 厚生労働省の「労働安全衛生マネジメントシステムに関する指針」に関する次の記述のうち、誤っているものはどれか。

（1）この指針は、労働安全衛生法の規定に基づき機械、設備、化学物質等による危険又は健康障害を防止するため事業者が講ずべき具体的な措置を定めるものではない。

（2）このシステムは、生産管理等事業実施に係る管理と一体となって運用されるものである。

（3）このシステムでは、事業者は、事業場における安全衛生水準の向上を図るための安全衛生に関する基本的考え方を示すものとして、安全衛生方針を表明し、労働者及び関係請負人その他の関係者に周知させる。

（4）このシステムでは、事業者は、安全衛生方針に基づき設定した安全衛生目標を達成するため、事業場における危険性又は有害性等の調査の結果等に基づき、一定の期間を限り、安全衛生計画を作成する。

（5）事業者は、このシステムに従って行う措置が適切に実施されているかどうかについて調査及び評価を行うため、外部の機関による監査を受けなければならない。

令和3年10月

労働衛生（有害業務に係るもの以外のもの）　**125**

●労働生理

問35 神経系に関する次の記述のうち、誤っているものはどれか。

（1）神経系を構成する基本的な単位である神経細胞は、通常、1個の細胞体、1本の軸索及び複数の樹状突起から成り、ニューロンともいわれる。

（2）体性神経は、運動及び感覚に関与し、自律神経は、呼吸、循環などに関与する。

（3）大脳の皮質は、神経細胞の細胞体が集まっている灰白質で、感覚、思考などの作用を支配する中枢として機能する。

（4）交感神経系と副交感神経系は、各種臓器において双方の神経線維が分布し、相反する作用を有している。

（5）交感神経系は、身体の機能をより活動的に調節する働きがあり、心拍数を増加させたり、消化管の運動を高める。

問36 心臓及び血液循環に関する次の記述のうち、誤っているものはどれか。

（1）心臓は、自律神経の中枢で発生した刺激が刺激伝導系を介して心筋に伝わることにより、規則正しく収縮と拡張を繰り返す。

（2）肺循環により左心房に戻ってきた血液は、左心室を経て大動脈に入る。

（3）大動脈を流れる血液は動脈血であるが、肺動脈を流れる血液は静脈血である。

（4）心臓の拍動による動脈圧の変動を末梢の動脈で触知したものを脈拍といい、一般に、手首の橈骨動脈で触知する。

（5）動脈硬化とは、コレステロールの蓄積などにより、動脈壁が肥厚・硬化して弾力性を失った状態であり、進行すると血管の狭窄や閉塞を招き、臓器への酸素や栄養分の供給が妨げられる。

問37 消化器系に関する次の記述のうち、誤っているものはどれか。

（1）三大栄養素のうち糖質はブドウ糖などに、蛋白質はアミノ酸に、脂肪は脂肪酸とグリセリンに、酵素により分解されて吸収される。

（2）無機塩及びビタミン類は、酵素による分解を受けないでそのまま吸収される。

（3）膵臓から十二指腸に分泌される膵液には、消化酵素は含まれていないが、血糖値を調節するホルモンが含まれている。

（4）ペプシノーゲンは、胃酸によってペプシンという消化酵素になり、蛋白質を分解する。

（5）小腸の表面は、ビロード状の絨毛という小突起で覆われており、栄養素の吸収の効率を上げるために役立っている。

問38 呼吸に関する次の記述のうち、誤っているものはどれか。

（1）呼吸運動は、気管と胸膜の協調運動によって、胸郭内容積を周期的に増減させて行われる。

（2）胸郭内容積が増し、その内圧が低くなるにつれ、鼻腔、気管などの気道を経て肺内へ流れ込む空気が吸気である。

（3）肺胞内の空気と肺胞を取り巻く毛細血管中の血液との間で行われる酸素と二酸化炭素のガス交換を、肺呼吸又は外呼吸という。

（4）全身の毛細血管中の血液が各組織細胞に酸素を渡して二酸化炭素を受け取るガス交換を、組織呼吸又は内呼吸という。

（5）血液中の二酸化炭素濃度が増加すると、呼吸中枢が刺激され、肺でのガス交換の量が多くなる。

問39 腎臓・泌尿器系に関する次の記述のうち、誤っているものはどれか。

（1）腎臓の皮質にある腎小体では、糸球体から蛋白質以外の血漿成分がボウマン嚢に濾し出され、原尿が生成される。
（2）腎臓の尿細管では、原尿に含まれる大部分の水分及び身体に必要な成分が血液中に再吸収され、残りが尿として生成される。
（3）尿は淡黄色の液体で、固有の臭気を有し、通常、弱酸性である。
（4）尿の生成・排出により、体内の水分の量やナトリウムなどの電解質の濃度を調節するとともに、生命活動によって生じた不要な物質を排出する。
（5）尿の約95％は水分で、約5％が固形物であるが、その成分が全身の健康状態をよく反映するので、尿を採取して尿素窒素の検査が広く行われている。

問40 代謝に関する次の記述のうち、正しいものはどれか。

（1）代謝において、細胞に取り入れられた体脂肪、グリコーゲンなどが分解されてエネルギーを発生し、ＡＴＰが合成されることを同化という。
（2）代謝において、体内に摂取された栄養素が、種々の化学反応によって、ＡＴＰに蓄えられたエネルギーを用いて、細胞を構成する蛋白質などの生体に必要な物質に合成されることを異化という。
（3）基礎代謝量は、安静時における心臓の拍動、呼吸、体温保持などに必要な代謝量で、睡眠中の測定値で表される。
（4）エネルギー代謝率は、一定時間中に体内で消費された酸素と排出された二酸化炭素の容積比で表される。
（5）エネルギー代謝率は、動的筋作業の強度を表すことができるが、精神的作業や静的筋作業には適用できない。

問41 耳とその機能に関する次の記述のうち、誤っているものはどれか。

（1）耳は、聴覚、平衡感覚などをつかさどる器官で、外耳、中耳、内耳の三つの部位に分けられる。

（2）耳介で集められた音は、鼓膜を振動させ、その振動は耳小骨によって増幅され、内耳に伝えられる。

（3）内耳は、前庭、半規管、蝸牛（うずまき管）の三つの部位からなり、前庭と半規管が平衡感覚、蝸牛が聴覚を分担している。

（4）半規管は、体の傾きの方向や大きさを感じ、前庭は、体の回転の方向や速度を感じる。

（5）鼓室は、耳管によって咽頭に通じており、その内圧は外気圧と等しく保たれている。

問42 抗体に関する次の文中の _____ 内に入れるAからCの語句の組合せとして、適切なものは（1）～（5）のうちどれか。

「抗体とは、体内に入ってきた ___A___ に対して ___B___ 免疫において作られる ___C___ と呼ばれる蛋白質のことで、___A___ に特異的に結合し、___A___ の働きを抑える働きがある。」

	A	B	C
（1）	化学物質	体液性	アルブミン
（2）	化学物質	細胞性	免疫グロブリン
（3）	抗原	体液性	アルブミン
（4）	抗原	体液性	免疫グロブリン
（5）	抗原	細胞性	アルブミン

問43 体温調節に関する次の記述のうち、誤っているものはどれか。

（1）寒冷な環境においては、皮膚の血管が収縮して血流量が減って、熱の放散が減少する。

（2）暑熱な環境においては、内臓の血流量が増加し体内の代謝活動が亢進することにより、人体からの熱の放散が促進される。

（3）体温調節にみられるように、外部環境などが変化しても身体内部の状態を一定に保とうとする性質を恒常性（ホメオスタシス）という。

（4）計算上、100ｇの水分が体重70kgの人の体表面から蒸発すると、気化熱が奪われ、体温が約1℃下がる。

（5）熱の放散は、輻射（放射）、伝導、蒸発などの物理的な過程で行われ、蒸発には、発汗と不感蒸泄によるものがある。

問44 睡眠に関する次の記述のうち、誤っているものはどれか。

（1）睡眠と覚醒のリズムのように、約1日の周期で繰り返される生物学的リズムをサーカディアンリズムといい、このリズムの乱れは、疲労や睡眠障害の原因となる。

（2）睡眠は、睡眠中の目の動きなどによって、レム睡眠とノンレム睡眠に分類される。

（3）コルチゾールは、血糖値の調節などの働きをするホルモンで、通常、その分泌量は明け方から増加し始め、起床前後で最大となる。

（4）レム睡眠は、安らかな眠りで、この間に脳は休んだ状態になっている。

（5）メラトニンは、睡眠に関与しているホルモンである。

第1種衛生管理者

令和3年4月公表試験問題

〔注意事項〕

1　解答方法
（1）　解答は、別の解答用紙に記入（マーク）してください。
（2）　使用できる鉛筆（シャープペンシル可）は、「ＨＢ」又は「Ｂ」です。
　　　ボールペン、サインペンなどは使用できません。
（3）　解答用紙は、機械で採点しますので、折ったり、曲げたり、汚したりしないでください。
（4）　解答を訂正するときは、消しゴムできれいに消してから書き直してください。
（5）　問題は、五肢択一式で、正答は一問につき一つだけです。二つ以上に記入（マーク）したもの、判読が困難なものは、得点としません。
（6）　計算、メモなどは、解答用紙に書かずに試験問題の余白を利用してください。

2　受験票には、何も記入しないでください。

3　試験時間は3時間で、試験問題は問1～問44です。
　　特例による受験者の試験時間は2時間で、試験問題は問1～問20です。
　　「労働生理」の免除者の試験時間は2時間15分で、試験問題は問1～問34です。

4　試験開始後、1時間以内は退室できません。
　　試験時間終了前に退室するときは、着席のまま無言で手を上げてください。試験監督員が席まで伺います。
　　なお、退室した後は、再び試験室に入ることはできません。

5　試験問題は、持ち帰ることはできません。受験票は、お持ち帰りください。

●関係法令（有害業務に係るもの）

問 1 常時 250 人の労働者を使用する運送業の事業場における衛生管理体制に関する（1）〜（5）の記述のうち、法令上、誤っているものはどれか。

ただし、250 人中には、次の業務に常時従事する者が含まれているが、その他の有害業務はないものとし、衛生管理者の選任の特例はないものとする。

深夜業を含む業務	200 人
多量の低温物体を取り扱う業務	50 人

（1）総括安全衛生管理者を選任しなければならない。
（2）衛生管理者は、2 人以上選任しなければならない。
（3）衛生管理者は、全て第一種衛生管理者免許を有する者のうちから選任することができる。
（4）衛生管理者のうち少なくとも 1 人を専任の衛生管理者としなければならない。
（5）衛生管理者のうち、1 人は専属でない労働衛生コンサルタントを選任することができる。

問 2 厚生労働大臣が定める規格を具備しなければ、譲渡し、貸与し、又は設置してはならない機械等に該当しないものは、次のうちどれか。

（1）潜水器
（2）一酸化炭素用防毒マスク
（3）ろ過材及び面体を有する防じんマスク
（4）放射性物質による汚染を防止するための防護服
（5）特定エックス線装置

問 3 法令に基づき定期に行う作業環境測定とその測定頻度との組合せとして、誤っているものは次のうちどれか。

（1）非密封の放射性物質を取り扱う作業室における空気中の放射性物質の濃度の測定 ………………………………………… 1か月以内ごとに1回

（2）チッパーによりチップする業務を行う屋内作業場における等価騒音レベルの測定 ……………………………………… 6か月以内ごとに1回

（3）通気設備が設けられている坑内の作業場における通気量の測定 ……………………………………………………… 半月以内ごとに1回

（4）鉛ライニングの業務を行う屋内作業場における空気中の鉛の濃度の測定 ………………………………………………… 1年以内ごとに1回

（5）多量のドライアイスを取り扱う業務を行う屋内作業場における気温及び湿度の測定 …………………………………… 1か月以内ごとに1回

問 4 次の作業のうち、法令上、作業主任者を選任しなければならないものはどれか。

（1）製造工程において硝酸を用いて行う洗浄の作業

（2）強烈な騒音を発する場所における作業

（3）レーザー光線による金属加工の作業

（4）セメント製造工程においてセメントを袋詰めする作業

（5）潜水器からの給気を受けて行う潜水の作業

問 5 次の業務のうち、労働者を就かせるとき、法令に基づく安全又は衛生のための特別の教育を行わなければならないものはどれか。

（1）チェーンソーを用いて行う造材の業務

（2）エックス線回折装置を用いて行う分析の業務

（3）特定化学物質を用いて行う分析の業務

（4）有機溶剤等を入れたことがあるタンクの内部における業務

（5）削岩機、チッピングハンマー等チェーンソー以外の振動工具を取り扱う業務

問 6 事業者が、法令に基づく次の措置を行ったとき、その結果について所轄労働基準監督署長に報告することが義務付けられているものはどれか。

（1）高圧室内作業主任者の選任

（2）特定化学設備についての定期自主検査

（3）定期の有機溶剤等健康診断

（4）雇入時の特定化学物質健康診断

（5）鉛業務を行う屋内作業場についての作業環境測定

問 7 屋内作業場において、第二種有機溶剤等を使用して常時洗浄作業を行う場合の措置として、法令上、誤っているものは次のうちどれか。
　　　ただし、有機溶剤中毒予防規則に定める適用除外及び設備の特例はないものとする。

（1）作業場所に設けた局所排気装置について、外付け式フードの場合は 0.4m/s の制御風速を出し得る能力を有するものにする。

（2）有機溶剤等の区分の色分けによる表示を黄色で行う。

（3）作業場における空気中の有機溶剤の濃度を、6 か月以内ごとに 1 回、定期に測定し、その測定結果等の記録を 3 年間保存する。

（4）作業に常時従事する労働者に対し、6 か月以内ごとに 1 回、定期に、特別の項目について医師による健康診断を行い、その結果に基づき作成した有機溶剤等健康診断個人票を 5 年間保存する。

（5）作業場所に設けたプッシュプル型換気装置について、原則として、1 年以内ごとに 1 回、定期に、自主検査を行い、その検査の結果等の記録を 3 年間保存する。

問 8 次の作業のうち、法令上、第二種酸素欠乏危険作業に該当するものはどれか。

（1）雨水が滞留したことのあるピットの内部における作業

（2）ヘリウム、アルゴン等の不活性の気体を入れたことのあるタンクの内部における作業

（3）果菜の熟成のために使用している倉庫の内部における作業

（4）酒類を入れたことのある醸造槽の内部における作業

（5）汚水その他腐敗しやすい物質を入れたことのある暗きょの内部における作業

問 9 粉じん作業に係る次の粉じん発生源のうち、法令上、特定粉じん発生源に該当するものはどれか。

（1）屋内の、ガラスを製造する工程において、原料を溶解炉に投げ入れる箇所

（2）屋内の、耐火物を用いた炉を解体する箇所

（3）屋内の、研磨材を用いて手持式動力工具により金属を研磨する箇所

（4）屋内の、粉状のアルミニウムを袋詰めする箇所

（5）屋内の、金属をアーク溶接する箇所

問10 次のAからDの業務について、労働基準法に基づく時間外労働に関する協定を締結し、これを所轄労働基準監督署長に届け出た場合においても、労働時間の延長が1日2時間を超えてはならないものの組合せは（1）～（5）のうちどれか。

　　　A　病原体によって汚染された物を取り扱う業務

　　　B　腰部に負担のかかる立ち作業の業務

　　　C　多量の低温物体を取り扱う業務

　　　D　鉛の粉じんを発散する場所における業務

（1）A、B

（2）A、C

（3）B、C

（4）B、D

（5）C、D

●労働衛生（有害業務に係るもの）

問11 厚生労働省の「化学物質等による危険性又は有害性等の調査等に関する指針」に基づくリスクアセスメントに関する次の記述のうち、誤っているものはどれか。

（1）リスクアセスメントは、化学物質等を原材料等として新規に採用し、又は変更するとき、化学物質等を製造し、又は取り扱う業務に係る作業の方法又は手順を新規に採用し、又は変更するときなどに実施する。

（2）化学物質等による危険性又は有害性の特定は、リスクアセスメント等の対象となる業務を洗い出した上で、原則として国連勧告の「化学品の分類及び表示に関する世界調和システム（GHS）」などで示されている危険性又は有害性の分類等に即して行う。

（3）リスクの見積りは、化学物質等が当該業務に従事する労働者に危険を及ぼし、又は化学物質等により当該労働者の健康障害を生ずるおそれの程度（発生可能性）及び当該危険又は健康障害の程度（重篤度）を考慮して行う。

（4）化学物質等による疾病のリスクについては、化学物質等への労働者のばく露濃度等を測定し、測定結果を厚生労働省の「作業環境評価基準」に示されている「管理濃度」と比較することにより見積もる方法が確実性が高い。

（5）リスクアセスメントの実施に当たっては、化学物質等に係る安全データシート、作業標準、作業手順書、作業環境測定結果等の資料を入手し、その情報を活用する。

問12 次の化学物質のうち、常温・常圧（25℃、1気圧）の空気中で蒸気として存在するものはどれか。

　　　ただし、蒸気とは、常温・常圧で液体又は固体の物質が蒸気圧に応じて揮発又は昇華して気体となっているものをいうものとする。

（1）塩化ビニル
（2）ジクロロベンジジン
（3）トリクロロエチレン
（4）二酸化硫黄
（5）ホルムアルデヒド

問13 有機溶剤に関する次の記述のうち、誤っているものはどれか。

（1）有機溶剤は、呼吸器から吸収されやすいが、皮膚から吸収されるものもある。
（2）メタノールによる障害として顕著なものは、網膜細動脈瘤を伴う脳血管障害である。
（3）キシレンのばく露の生物学的モニタリングの指標としての尿中代謝物は、メチル馬尿酸である。
（4）有機溶剤による皮膚又は粘膜の症状としては、皮膚の角化、結膜炎などがある。
（5）低濃度の有機溶剤の繰り返しばく露では、頭痛、めまい、物忘れ、不眠などの不定愁訴がみられる。

問14 局所排気装置のフードの型式について、排気効果の大小関係として、正しいものは次のうちどれか。

（1）囲い式カバー型＞囲い式建築ブース型＞外付け式ルーバ型
（2）囲い式建築ブース型＞囲い式グローブボックス型＞外付け式ルーバ型
（3）囲い式ドラフトチェンバ型＞外付け式ルーバ型＞囲い式カバー型
（4）外付け式ルーバ型＞囲い式ドラフトチェンバ型＞囲い式カバー型
（5）外付け式ルーバ型＞囲い式建築ブース型＞囲い式グローブボックス型

問15 作業環境における有害要因による健康障害に関する次の記述のうち、誤っているものはどれか。

（1）窒素ガスで置換したタンク内の空気など、ほとんど無酸素状態の空気を吸入すると徐々に窒息の状態になり、この状態が5分程度継続すると呼吸停止する。

（2）減圧症は、潜函作業者、潜水作業者などに発症するもので、高圧下作業からの減圧に伴い、血液中や組織中に溶け込んでいた窒素の気泡化が関与して発生し、皮膚のかゆみ、関節痛、神経の麻痺などの症状がみられる。

（3）金属熱は、金属の溶融作業などで亜鉛、銅などの金属の酸化物のヒュームを吸入することにより発生し、悪寒、発熱、関節痛などの症状がみられる。

（4）低体温症は、低温下の作業で全身が冷やされ、体の中心部の温度が35℃程度以下に低下した状態をいい、意識消失、筋の硬直などの症状がみられる。

（5）振動障害は、チェーンソーなどの振動工具によって生じる障害で、手のしびれなどの末梢神経障害やレイノー現象などの末梢循環障害がみられる。

問16 じん肺に関する次の記述のうち、正しいものはどれか。

（1）じん肺は、粉じんを吸入することによって肺に生じた炎症性病変を主体とする疾病で、その種類には、けい肺、間質性肺炎、慢性閉塞性肺疾患（ＣＯＰＤ）などがある。

（2）じん肺は、続発性気管支炎、肺結核などを合併することがある。

（3）鉱物性粉じんに含まれる遊離けい酸（SiO₂）は、石灰化を伴う胸膜肥厚や胸膜中皮腫を生じさせるという特徴がある。

（4）じん肺の有効な治療方法は、既に確立されている。

（5）じん肺がある程度進行しても、粉じんへのばく露を中止すれば、症状が更に進行することはない。

問17 化学物質による健康障害に関する次の記述のうち、誤っているものはどれか。

（１）ノルマルヘキサンによる健康障害では、末梢神経障害がみられる。

（２）シアン化水素による中毒では、細胞内での酸素利用の障害による呼吸困難、痙攣（けいれん）などがみられる。

（３）硫化水素による中毒では、意識消失、呼吸麻痺（ひ）などがみられる。

（４）塩化ビニルによる慢性中毒では、気管支炎、歯牙酸蝕症（しょく）などがみられる。

（５）弗化水素（ふっ）による慢性中毒では、骨の硬化、斑状歯などがみられる。

問18 呼吸用保護具に関する次の記述のうち、誤っているものはどれか。

（１）有機ガス用防毒マスクの吸収缶の色は黒色であり、一酸化炭素用防毒マスクの吸収缶の色は赤色である。

（２）ガス又は蒸気状の有害物質が粉じんと混在している作業環境中で防毒マスクを使用するときは、防じん機能を有する防毒マスクを選択する。

（３）酸素濃度18％未満の場所で使用できる呼吸用保護具には、送気マスク、空気呼吸器のほか、電動ファン付き呼吸用保護具がある。

（４）使い捨て式防じんマスクは、面体ごとに、型式検定合格標章の付されたものを使用する。

（５）防じんマスクは、面体と顔面との間にタオルなどを当てて着用してはならない。

問19 厚生労働省の「作業環境測定基準」及び「作業環境評価基準」に基づく作業環境測定及びその結果の評価に関する次の記述のうち、正しいものはどれか。

（1）管理濃度は、有害物質に関する作業環境の状態を単位作業場所の作業環境測定結果から評価するための指標として設定されたものである。

（2）原材料を反応槽へ投入する場合など、間欠的に有害物質の発散を伴う作業による気中有害物質の最高濃度は、A測定の結果により評価される。

（3）単位作業場所における気中有害物質濃度の平均的な分布は、B測定の結果により評価される。

（4）A測定の第二評価値及びB測定の測定値がいずれも管理濃度に満たない単位作業場所は、第一管理区分になる。

（5）B測定の測定値が管理濃度を超えている単位作業場所は、A測定の結果に関係なく第三管理区分に区分される。

問20 有害化学物質とその生物学的モニタリング指標として用いられる尿中の代謝物等との組合せとして、誤っているものは次のうちどれか。

（1）鉛 ……………………………………… デルタアミノレブリン酸
（2）スチレン ……………………………… メチルホルムアミド
（3）トルエン ……………………………… 馬尿酸
（4）ノルマルヘキサン …………………… 2,5 - ヘキサンジオン
（5）トリクロロエチレン ………………… トリクロロ酢酸

●関係法令（有害業務に係るもの以外のもの）

問21 衛生管理者の職務又は業務として、法令上、定められていないものは次のうちどれか。

ただし、次のそれぞれの業務は衛生に関する技術的事項に限るものとする。

（1）健康診断の実施その他健康の保持増進のための措置に関すること。

（2）労働災害の原因の調査及び再発防止対策に関すること。

（3）安全衛生に関する方針の表明に関すること。

（4）少なくとも毎週1回作業場等を巡視し、衛生状態に有害のおそれがあるときは、直ちに、労働者の健康障害を防止するため必要な措置を講ずること。

（5）労働者の健康を確保するため必要があると認めるとき、事業者に対し、労働者の健康管理等について必要な勧告をすること。

問22 産業医に関する次の記述のうち、法令上、誤っているものはどれか。

（1）常時使用する労働者数が50人以上の事業場において、厚生労働大臣の指定する者が行う産業医研修の修了者等の所定の要件を備えた医師であっても、当該事業場においてその事業を統括管理する者は、産業医として選任することはできない。

（2）産業医が、事業者から、毎月1回以上、所定の情報の提供を受けている場合であって、事業者の同意を得ているときは、産業医の作業場等の巡視の頻度を、毎月1回以上から2か月に1回以上にすることができる。

（3）事業者は、産業医が辞任したとき又は産業医を解任したときは、遅滞なく、その旨及びその理由を衛生委員会又は安全衛生委員会に報告しなければならない。

（4）事業者は、産業医が旅行、疾病、事故その他やむを得ない事由によって職務を行うことができないときは、代理者を選任しなければならない。

（5）事業者が産業医に付与すべき権限には、労働者の健康管理等を実施するために必要な情報を労働者から収集することが含まれる。

問23 労働安全衛生規則に規定されている医師による健康診断について、法令に違反しているものは次のうちどれか。

（1）雇入時の健康診断において、医師による健康診断を受けた後、3か月を経過しない者がその健康診断結果を証明する書面を提出したときは、その健康診断の項目に相当する項目を省略している。

（2）雇入時の健康診断の項目のうち、聴力の検査は、35歳及び40歳の者並びに45歳以上の者に対しては、1,000Hz及び4,000Hzの音について行っているが、その他の年齢の者に対しては、医師が適当と認めるその他の方法により行っている。

（3）海外に6か月以上派遣して帰国した労働者について、国内の業務に就かせるとき、一時的な就業の場合を除いて、海外派遣労働者健康診断を行っている。

（4）常時50人の労働者を使用する事業場において、雇入時の健康診断の結果について、所轄労働基準監督署長に報告を行っていない。

（5）常時40人の労働者を使用する事業場において、定期健康診断の結果について、所轄労働基準監督署長に報告を行っていない。

問24 労働安全衛生法に基づく心理的な負担の程度を把握するための検査（以下「ストレスチェック」という。）の結果に基づき実施する医師による面接指導に関する次の記述のうち、正しいものはどれか。

（1）面接指導を行う医師として事業者が指名できる医師は、当該事業場の産業医に限られる。

（2）面接指導の結果は、健康診断個人票に記載しなければならない。

（3）事業者は、ストレスチェックの結果、心理的な負担の程度が高い労働者であって、面接指導を受ける必要があると当該ストレスチェックを行った医師等が認めたものが面接指導を受けることを希望する旨を申し出たときは、当該申出をした労働者に対し、面接指導を行わなければならない。

（4）事業者は、面接指導の対象となる要件に該当する労働者から申出があったときは、申出の日から3か月以内に、面接指導を行わなければならない。

（5）事業者は、面接指導の結果に基づき、当該労働者の健康を保持するため必要な措置について、面接指導が行われた日から3か月以内に、医師の意見を聴かなければならない。

問25 ある屋内作業場の床面から4mをこえない部分の容積が150m^{3}であり、かつ、このうちの設備の占める分の容積が55m^{3}であるとき、法令上、常時就業させることのできる最大の労働者数は次のうちどれか。

（1）4人

（2）9人

（3）10人

（4）15人

（5）19人

問26 労働基準法における労働時間等に関する次の記述のうち、正しいものはどれか。

ただし、労使協定とは、「労働者の過半数で組織する労働組合（その労働組合がない場合は労働者の過半数を代表する者）と使用者との書面による協定」をいうものとする。

（1）1日8時間を超えて労働させることができるのは、時間外労働の労使協定を締結し、これを所轄労働基準監督署長に届け出た場合に限られている。

（2）労働時間に関する規定の適用については、事業場を異にする場合は労働時間を通算しない。

（3）所定労働時間が7時間30分である事業場において、延長する労働時間が1時間であるときは、少なくとも45分の休憩時間を労働時間の途中に与えなければならない。

（4）監視又は断続的労働に従事する労働者であって、所轄労働基準監督署長の許可を受けたものについては、労働時間、休憩及び休日に関する規定は適用されない。

（5）フレックスタイム制の清算期間は、6か月以内の期間に限られる。

問27 労働基準法に定める育児時間に関する次の記述のうち、誤っているものはどれか。

（1）生後満1年を超え、満2年に達しない生児を育てる女性労働者は、育児時間を請求することができる。

（2）育児時間は、必ずしも有給としなくてもよい。

（3）育児時間は、1日2回、1回当たり少なくとも30分の時間を請求することができる。

（4）育児時間を請求しない女性労働者に対しては、育児時間を与えなくてもよい。

（5）育児時間は、育児時間を請求できる女性労働者が請求する時間に与えなければならない。

●労働衛生（有害業務に係るもの以外のもの）

問28 厚生労働省の「労働者の心の健康の保持増進のための指針」に基づくメンタルヘルスケアの実施に関する次の記述のうち、適切でないものはどれか。

（1）心の健康については、客観的な測定方法が十分確立しておらず、また、心の健康問題の発生過程には個人差が大きく、そのプロセスの把握が難しいという特性がある。

（2）心の健康づくり計画の実施に当たっては、メンタルヘルス不調を早期に発見する「一次予防」、適切な措置を行う「二次予防」及びメンタルヘルス不調となった労働者の職場復帰支援を行う「三次予防」が円滑に行われるようにする必要がある。

（3）労働者の心の健康は、職場配置、人事異動、職場の組織などの要因によって影響を受けるため、メンタルヘルスケアは、人事労務管理と連携しなければ、適切に進まない場合が多いことに留意する。

（4）労働者の心の健康は、職場のストレス要因のみならず、家庭・個人生活などの職場外のストレス要因の影響を受けている場合も多いことに留意する。

（5）メンタルヘルスケアを推進するに当たって、労働者の個人情報を主治医等の医療職や家族から取得する際には、あらかじめこれらの情報を取得する目的を労働者に明らかにして承諾を得るとともに、これらの情報は労働者本人から提出を受けることが望ましい。

問29 労働者の健康保持増進のために行う健康測定における運動機能検査の項目とその測定種目との組合せとして、誤っているものは次のうちどれか。

（1）筋力 ……………………………………………… 握力

（2）柔軟性 ………………………………………… 上体起こし

（3）平衡性 ………………………………… 閉眼（又は開眼）片足立ち

（4）敏しょう性 ………………………………… 全身反応時間

（5）全身持久性 ………………………………… 最大酸素摂取量

問30 厚生労働省の「情報機器作業における労働衛生管理のためのガイドライン」に関する次の記述のうち、適切でないものはどれか。

（1）ディスプレイ画面上における照度は、500ルクス以下となるようにしている。

（2）書類上及びキーボード上における照度は、300ルクス以上となるようにしている。

（3）ディスプレイ画面の位置、前後の傾き、左右の向き等を調整してグレアを防止している。

（4）ディスプレイは、おおむね30cm以内の視距離が確保できるようにし、画面の上端を眼の高さよりもやや下になるように設置している。

（5）1日の情報機器作業の作業時間が4時間未満である労働者については、自覚症状を訴える者についてのみ、情報機器作業に係る定期健康診断の対象としている。

問31 出血及び止血法並びにその救急処置に関する次の記述のうち、誤っているものはどれか。

（1）体内の全血液量は、体重の約13分の1で、その約3分の1を短時間に失うと生命が危険な状態となる。

（2）傷口が泥で汚れているときは、手際良く水道水で洗い流す。

（3）止血法には、直接圧迫法、間接圧迫法などがあるが、一般人が行う応急手当としては直接圧迫法が推奨されている。

（4）毛細血管性出血は、浅い切り傷のときにみられ、傷口からゆっくり持続的に湧き出るような出血である。

（5）止血帯を施した後、受傷者を医師に引き継ぐまでに30分以上かかる場合には、止血帯を施してから30分ごとに1〜2分間、出血部から血液がにじんでくる程度まで結び目をゆるめる。

問32 一次救命処置に関する次の記述のうち、誤っているものはどれか。

（1）傷病者に反応がある場合は、回復体位をとらせて安静にして、経過を観察する。

（2）一次救命処置は、できる限り単独で行うことは避ける。

（3）口対口人工呼吸は、傷病者の鼻をつまみ、1回の吹き込みに3秒以上かけて傷病者の胸の盛り上がりが見える程度まで吹き込む。

（4）胸骨圧迫は、胸が約5cm沈む強さで、1分間に100〜120回のテンポで行う。

（5）AED（自動体外式除細動器）による心電図の自動解析の結果、「ショックは不要です」などのメッセージが流れた場合には、すぐに胸骨圧迫を再開し心肺蘇生を続ける。

問33 細菌性食中毒に関する次の記述のうち、誤っているものはどれか。

（1）サルモネラ菌による食中毒は、食品に付着した菌が食品中で増殖した際に生じる毒素により発症する。

（2）ボツリヌス菌による毒素は、神経毒である。

（3）黄色ブドウ球菌による毒素は、熱に強い。

（4）腸炎ビブリオ菌は、病原性好塩菌ともいわれる。

（5）セレウス菌及びカンピロバクターは、いずれも細菌性食中毒の原因菌である。

問34 厚生労働省の「職場における腰痛予防対策指針」に基づく、重量物取扱い作業における腰痛予防対策に関する次の記述のうち、誤っているものはどれか。

（1）労働者全員に腰部保護ベルトを使用させる。

（2）取り扱う物の重量をできるだけ明示し、著しく重心の偏っている荷物は、その旨を明示する。

（3）重量物を取り扱うときは、急激な身体の移動をなくし、前屈やひねり等の不自然な姿勢はとらず、かつ、身体の重心の移動を少なくする等、できるだけ腰部に負担をかけない姿勢で行う。

（4）重量物を持ち上げるときには、できるだけ身体を対象物に近づけ、重心を低くするような姿勢をとる。

（5）重量物取扱い作業に常時従事する労働者に対しては、当該作業に配置する際及びその後6か月以内ごとに1回、定期に、医師による腰痛の健康診断を行う。

●労働生理

問35 神経系に関する次の記述のうち、誤っているものはどれか。

（1）神経系を構成する基本的な単位である神経細胞は、通常、1個の細胞体、1本の軸索及び複数の樹状突起から成り、ニューロンともいわれる。

（2）体性神経は、運動及び感覚に関与し、自律神経は、呼吸、循環などに関与する。

（3）大脳の皮質は、神経細胞の細胞体が集まっている灰白質で、感覚、思考などの作用を支配する中枢として機能する。

（4）交感神経系と副交感神経系は、各種臓器において双方の神経線維が分布し、相反する作用を有している。

（5）交感神経系は、身体の機能をより活動的に調節する働きがあり、心拍数を増加させたり、消化管の運動を亢進する。

問36 肝臓の機能として、誤っているものは次のうちどれか。

（1）コレステロールの合成

（2）尿素の合成

（3）ビリルビンの分解

（4）胆汁の生成

（5）グリコーゲンの合成及び分解

令和3年4月

問37 睡眠などに関する次の記述のうち、誤っているものはどれか。

（1）睡眠は、睡眠中の目の動きなどによって、レム睡眠とノンレム睡眠に分類される。

（2）甲状腺ホルモンは、夜間に分泌が上昇するホルモンで、睡眠と覚醒のリズムの調節に関与している。

（3）睡眠と食事は深く関係しているため、就寝直前の過食は、肥満のほか不眠を招くことになる。

（4）夜間に働いた後の昼間に睡眠する場合は、一般に、就寝から入眠までの時間が長くなり、睡眠時間が短縮し、睡眠の質も低下する。

（5）睡眠中には、体温の低下、心拍数の減少などがみられる。

問38 消化器系に関する次の記述のうち、誤っているものはどれか。

（1）三大栄養素のうち糖質はブドウ糖などに、蛋白質はアミノ酸に、脂肪は脂肪酸とエチレングリコールに、酵素により分解されて吸収される。

（2）無機塩、ビタミン類は、酵素による分解を受けないでそのまま吸収される。

（3）吸収された栄養分は、血液やリンパによって組織に運搬されてエネルギー源などとして利用される。

（4）胃は、塩酸やペプシノーゲンを分泌して消化を助けるが、水分の吸収はほとんど行わない。

（5）小腸は、胃に続く全長6～7mの管状の器官で、十二指腸、空腸及び回腸に分けられる。

問39 腎臓又は尿に関する次のAからDの記述について、誤っているものの組合せは（1）～（5）のうちどれか。

A　ネフロン（腎単位）は、尿を生成する単位構造で、1個の腎小体とそれに続く1本の尿細管から成り、1個の腎臓中に約100万個ある。

B　尿の約95％は水分で、約5％が固形物であるが、その成分は全身の健康状態をよく反映するので、尿検査は健康診断などで広く行われている。

C　腎機能が正常な場合、糖はボウマン嚢中に濾し出されないので、尿中には排出されない。

D　腎機能が正常な場合、大部分の蛋白質はボウマン嚢中に濾し出されるが、尿細管でほぼ100％再吸収されるので、尿中にはほとんど排出されない。

（1）A、B
（2）A、C
（3）A、D
（4）B、C
（5）C、D

問40 血液に関する次の記述のうち、正しいものはどれか。

（1）血漿中の蛋白質のうち、アルブミンは血液の浸透圧の維持に関与している。

（2）血漿中の水溶性蛋白質であるフィブリンがフィブリノーゲンに変化する現象が、血液の凝集反応である。

（3）赤血球は、損傷部位から血管外に出ると、血液凝固を促進させる物質を放出する。

（4）血液中に占める白血球の容積の割合をヘマトクリットといい、感染や炎症があると増加する。

（5）血小板は、体内に侵入してきた細菌やウイルスを貪食する働きがある。

問41 感覚又は感覚器に関する次の記述のうち、誤っているものはどれか。

（1）眼軸が短過ぎるために、平行光線が網膜の後方で像を結ぶものを遠視という。

（2）嗅覚と味覚は化学感覚ともいわれ、物質の化学的性質を認知する感覚である。

（3）温度感覚は、皮膚のほか口腔などの粘膜にも存在し、一般に冷覚の方が温覚よりも鋭敏である。

（4）深部感覚は、内臓の動きや炎症などを感じて、内臓痛を認識する感覚である。

（5）中耳にある鼓室は、耳管によって咽頭に通じており、その内圧は外気圧と等しく保たれている。

問42 抗体に関する次の文中の _____ 内に入れるAからCの語句の組合せとして、適切なものは（1）～（5）のうちどれか。

　　　「抗体とは、体内に入ってきた A に対して B 免疫において作られる C と呼ばれる蛋白質のことで、 A に特異的に結合し、 A の働きを抑える働きがある。」

	A	B	C
（1）	化学物質	体液性	アルブミン
（2）	化学物質	細胞性	免疫グロブリン
（3）	抗原	体液性	アルブミン
（4）	抗原	体液性	免疫グロブリン
（5）	抗原	細胞性	アルブミン

問43 代謝に関する次の記述のうち、正しいものはどれか。

（1）代謝において、細胞に取り入れられた体脂肪、グリコーゲンなどが分解されてエネルギーを発生し、ＡＴＰが合成されることを同化という。

（2）代謝において、体内に摂取された栄養素が、種々の化学反応によって、ＡＴＰに蓄えられたエネルギーを用いて、細胞を構成する蛋白質などの生体に必要な物質に合成されることを異化という。

（3）基礎代謝は、心臓の拍動、呼吸運動、体温保持などに必要な代謝で、基礎代謝量は、覚醒、横臥、安静時の測定値で表される。

（4）エネルギー代謝率は、一定時間中に体内で消費された酸素と排出された二酸化炭素の容積比で表される。

（5）エネルギー代謝率は、生理的負担だけでなく、精神的及び感覚的な側面をも考慮した作業強度を表す指標としても用いられる。

問44 筋肉に関する次の記述のうち、正しいものはどれか。

（1）横紋筋は、骨に付着して身体の運動の原動力となる筋肉で意志によって動かすことができるが、平滑筋は、心筋などの内臓に存在する筋肉で意志によって動かすことができない。

（2）筋肉は神経からの刺激によって収縮するが、神経より疲労しにくい。

（3）荷物を持ち上げたり、屈伸運動を行うときは、筋肉が長さを変えずに外力に抵抗して筋力を発生させる等尺性収縮が生じている。

（4）強い力を必要とする運動を続けていると、筋肉を構成する個々の筋線維の太さは変わらないが、その数が増えることによって筋肉が太くなり筋力が増強する。

（5）筋肉自体が収縮して出す最大筋力は、筋肉の断面積 $1\,cm^2$ 当たりの平均値をとると、性差や年齢差がほとんどない。

第1種衛生管理者

令和2年10月公表試験問題

〔注意事項〕

1　解答方法
 （1）　解答は、別の解答用紙に記入（マーク）してください。
 （2）　使用できる鉛筆（シャープペンシル可）は、「ＨＢ」又は「Ｂ」です。
　　　　ボールペン、サインペンなどは使用できません。
 （3）　解答用紙は、機械で採点しますので、折ったり、曲げたり、汚したりしないでください。
 （4）　解答を訂正するときは、消しゴムできれいに消してから書き直してください。
 （5）　問題は、五肢択一式で、正答は一問につき一つだけです。二つ以上に記入（マーク）したもの、判読が困難なものは、得点としません。
 （6）　計算、メモなどは、解答用紙に書かずに試験問題の余白を利用してください。
2　受験票には、何も記入しないでください。
3　試験時間は3時間で、試験問題は問1〜問44です。
　　特例による受験者の試験時間は2時間で、試験問題は問1〜問20です。
　　「労働生理」の免除者の試験時間は2時間15分で、試験問題は問1〜問34です。
4　試験開始後、1時間以内は退室できません。
　　試験時間終了前に退室するときは、着席のまま無言で手を上げてください。
　　試験監督員が席まで伺います。
　　なお、退室した後は、再び試験室に入ることはできません。
5　試験問題は、持ち帰ることはできません。受験票は、お持ち帰りください。

●関係法令（有害業務に係るもの）

問 1 　常時 800 人の労働者を使用する製造業の事業場における衛生管理
体制に関する（1）～（5）の記述のうち、法令上、誤っているも
のはどれか。

　　　ただし、800 人中には、製造工程において次の業務に常時従事す
る者が含まれているが、他に有害業務に従事している者はいないも
のとし、衛生管理者及び産業医の選任の特例はないものとする。

　　　鉛の粉じんを発散する場所における業務 ·························· 30 人

　　　深夜業を含む業務 ··· 300 人

（1）衛生管理者は、3 人以上選任しなければならない。

（2）衛生管理者のうち 1 人については、この事業場に専属ではない労働衛
生コンサルタントのうちから選任することができる。

（3）衛生管理者のうち 1 人を、衛生工学衛生管理者免許を有する者のうち
から選任しなければならない。

（4）衛生管理者のうち少なくとも 1 人を、専任の衛生管理者としなければ
ならない。

（5）産業医は、この事業場に専属の者を選任しなければならない。

問 2 　次の業務のうち、労働者を就かせるとき、法令に基づく安全又は衛
生のための特別の教育を行わなければならないものはどれか。

（1）チェーンソーを用いて行う造材の業務

（2）エックス線回折装置を用いて行う分析の業務

（3）特定化学物質を用いて行う分析の業務

（4）有機溶剤等を入れたことがあるタンクの内部における業務

（5）鉛ライニングの業務

問 3　次の作業を行うとき、法令上、作業主任者の選任が義務付けられているものはどれか。

（1）屋内作業場におけるアーク溶接の作業

（2）製造工程において硝酸を用いて行う洗浄の作業

（3）レーザー光線による金属加工の作業

（4）試験研究業務として塩素を取り扱う作業

（5）潜水器を用いボンベからの給気を受けて行う潜水作業

問 4　次の特定化学物質を製造しようとするとき、厚生労働大臣の許可を必要としないものはどれか。

（1）エチレンオキシド

（2）ベンゾトリクロリド

（3）ジアニシジン及びその塩

（4）ベリリウム及びその化合物

（5）アルファ－ナフチルアミン及びその塩

問 5　厚生労働大臣が定める規格を具備しなければ、譲渡し、貸与し、又は設置してはならない機械等に該当するものは次のうちどれか。

（1）防振手袋

（2）化学防護服

（3）送気マスク

（4）放射線測定器

（5）特定エックス線装置

問 6　労働安全衛生規則の衛生基準について、定められていないものは次のうちどれか。

（1）炭酸ガス（二酸化炭素）濃度が0.15％を超える場所には、関係者以外の者が立ち入ることを禁止し、かつ、その旨を見やすい箇所に表示しなければならない。

（2）廃棄物の焼却施設において焼却灰を取り扱う業務（設備の解体等に伴うものを除く。）を行う作業場については、6か月以内ごとに1回、定期に、当該作業場における空気中のダイオキシン類の濃度を測定しなければならない。

（3）屋内作業場に多量の熱を放散する溶融炉があるときは、加熱された空気を直接屋外に排出し、又はその放射するふく射熱から労働者を保護する措置を講じなければならない。

（4）多量の低温物体を取り扱う場所には、関係者以外の者が立ち入ることを禁止し、かつ、その旨を見やすい箇所に表示しなければならない。

（5）著しく暑熱又は多湿の作業場においては、坑内等特殊な作業場でやむを得ない事由がある場合を除き、休憩の設備を作業場外に設けなければならない。

問 7 酸素欠乏症等防止規則に関する次の記述のうち、誤っているものはどれか。

（1）し尿を入れたことのあるポンプを修理する場合で、これを分解する作業に労働者を従事させるときは、指揮者を選任し、作業を指揮させなければならない。

（2）汚水を入れたことのあるピットの内部における清掃作業の業務に労働者を就かせるときは、第一種酸素欠乏危険作業に係る特別の教育を行わなければならない。

（3）爆発、酸化等を防止するため、酸素欠乏危険作業を行う場所の換気を行うことができない場合には、空気呼吸器、酸素呼吸器又は送気マスクを備え、労働者に使用させなければならない。

（4）タンクの内部その他通風が不十分な場所において、アルゴン等を使用して行う溶接の作業に労働者を従事させるときは、作業を行う場所の空気中の酸素の濃度を 18% 以上に保つように換気し、又は労働者に空気呼吸器、酸素呼吸器若しくは送気マスクを使用させなければならない。

（5）第一種酸素欠乏危険作業を行う作業場については、その日の作業を開始する前に、当該作業場における空気中の酸素濃度を測定しなければならない。

問 8 有害業務を行う作業場等について、法令に基づき定期に行う作業環境測定とその測定頻度との組合せとして、誤っているものは次のうちどれか。

（1）放射性物質取扱作業室における空気中の放射性物質の濃度の測定
　　　……………………………………………………………… 1 か月以内ごとに 1 回

（2）多量のドライアイスを取り扱う業務を行う屋内作業場における気温及び湿度の測定 ………………………………… 2 か月以内ごとに 1 回

（3）通気設備が設けられている坑内の作業場における通気量の測定
　　　………………………………………………………………半月以内ごとに 1 回

（4）特定粉じん作業を常時行う屋内作業場における空気中の粉じんの濃度の測定 …………………………………………… 6 か月以内ごとに 1 回

（5）鉛ライニングの業務を行う屋内作業場における空気中の鉛の濃度の測定
　　　…………………………………………………………… 1 年以内ごとに 1 回

問 9 有機溶剤業務を行う場合等の措置について、有機溶剤中毒予防規則に違反しているものは次のうちどれか。
　　　ただし、同規則に定める適用除外及び設備の特例はないものとする。

（1）屋内作業場で、第二種有機溶剤等が付着している物の乾燥の業務に労働者を従事させるとき、その作業場所の空気清浄装置を設けていない局所排気装置の排気口で、厚生労働大臣が定める濃度以上の有機溶剤を排出するものの高さを、屋根から 2 m としている。

（2）第三種有機溶剤等を用いて払しょくの業務を行う屋内作業場について、定期に、当該有機溶剤の濃度を測定していない。

（3）有機溶剤業務に常時従事する労働者に対し、1 年以内ごとに 1 回、定期に、有機溶剤等健康診断を行っている。

（4）屋内作業場で、第二種有機溶剤等を用いる試験の業務に労働者を従事させるとき、有機溶剤作業主任者を選任していない。

（5）有機溶剤等を入れてあった空容器で有機溶剤の蒸気が発散するおそれのあるものを、屋外の一定の場所に集積している。

問10 労働基準法に基づき、全ての女性労働者について、就業が禁止されている業務は次のうちどれか。

（1）異常気圧下における業務

（2）多量の高熱物体を取り扱う業務

（3）20kgの重量物を継続作業として取り扱う業務

（4）さく岩機、鋲打機等身体に著しい振動を与える機械器具を用いて行う業務

（5）病原体によって著しく汚染のおそれのある業務

令和2年10月

●労働衛生（有害業務に係るもの）

問11 厚生労働省の「化学物質等による危険性又は有害性等の調査等に関する指針」において示されている化学物質等による疾病に係るリスクを見積もる方法として、適切でないものは次のうちどれか。

（1）発生可能性及び重篤度を相対的に尺度化し、それらを縦軸と横軸として、あらかじめ発生可能性及び重篤度に応じてリスクが割り付けられた表を使用する方法

（2）発生可能性及び重篤度を一定の尺度によりそれぞれ数値化し、それらを加算又は乗算等する方法

（3）発生可能性及び重篤度を段階的に分岐していく方法

（4）対象の化学物質等への労働者のばく露の程度及び当該化学物質等による有害性を相対的に尺度化し、それらを縦軸と横軸とし、あらかじめばく露の程度及び有害性の程度に応じてリスクが割り付けられた表を使用する方法

（5）調査の対象とした化学物質等への労働者の個人ばく露濃度を測定し、測定結果を厚生労働省の「作業環境評価基準」に示されている当該化学物質の管理濃度と比較する方法

問12 厚生労働省の「作業環境測定基準」及び「作業環境評価基準」に基づく作業環境測定及びその結果の評価に関する次の記述のうち、正しいものはどれか。

（1）管理濃度は、有害物質に関する作業環境の状態を単位作業場所の作業環境測定結果から評価するための指標として設定されたものである。

（2）A測定は、原材料を反応槽へ投入する場合など、間欠的に大量の有害物質の発散を伴う作業における最高濃度を知るために行う測定である。

（3）B測定は、単位作業場所における気中有害物質濃度の平均的な分布を知るために行う測定である。

（4）A測定の第二評価値及びB測定の測定値がいずれも管理濃度に満たない単位作業場所は、第一管理区分となる。

（5）B測定の測定値が管理濃度を超えている単位作業場所の管理区分は、A測定の結果に関係なく第三管理区分となる。

問13 化学物質とその常温・常圧（25℃、1気圧）の空気中における状態との組合せとして、誤っているものは次のうちどれか。

　　ただし、「ガス」とは、常温・常圧で気体のものをいい、「蒸気」とは、常温・常圧で液体又は固体の物質が蒸気圧に応じて揮発又は昇華して気体となっているものをいうものとする。

（1）ホルムアルデヒド…………………ガス
（2）塩化ビニル………………………ガス
（3）二硫化炭素………………………蒸気
（4）二酸化硫黄………………………蒸気
（5）アクリロニトリル…………………蒸気

問14 粉じんによる健康障害に関する次の記述のうち、誤っているものはどれか。

（1）じん肺は、粉じんを吸入することによって肺に生じた線維増殖性変化を主体とする疾病である。

（2）じん肺の自覚症状は、初期にはあまりみられないが、進行すると咳^{せき}、痰^{たん}、呼吸困難などがみられる。

（3）じん肺の合併症には、間質性肺炎、慢性閉塞性肺疾患（COPD）などがある。

（4）石綿粉じんは、肺がん、胸膜中皮腫などの重篤な疾病を起こすおそれがある。

（5）米杉、ラワンなどの木材粉じんは、ぜんそくを起こすことがある。

問15 有害化学物質とその生物学的モニタリング指標として用いられる尿中の代謝物等との組合せとして、誤っているものは次のうちどれか。

（1）鉛……………………………………デルタ－アミノレブリン酸

（2）スチレン…………………………馬尿酸

（3）キシレン…………………………メチル馬尿酸

（4）ノルマルヘキサン………………2,5－ヘキサンジオン

（5）トリクロロエチレン……………トリクロロ酢酸

問16 作業環境における有害要因による健康障害に関する次の記述のうち、誤っているものはどれか。

（１）窒素ガスで置換したタンク内の空気など、ほとんど無酸素状態の空気を吸入すると徐々に窒息の状態になり、この状態が5分程度継続すると呼吸停止する。

（２）減圧症は、潜函作業者、潜水作業者などに発症するもので、高圧下作業からの減圧に伴い、血液中や組織中に溶け込んでいた窒素の気泡化が関与して発生し、皮膚のかゆみ、関節痛、神経の麻痺などの症状がみられる。

（３）金属熱は、金属の溶融作業などで亜鉛、銅などの金属の酸化物のヒュームを吸入することにより発生し、悪寒、発熱、関節痛などの症状がみられる。

（４）電離放射線による中枢神経系障害は、確定的影響に分類され、被ばく線量がしきい値を超えると重篤度が線量の増加に応じて増加する。

（５）振動障害は、チェーンソー、削岩機などの振動工具によって生じる障害で、手のしびれなどの末梢神経障害やレイノー現象などの末梢循環障害がみられる。

問17 化学物質による健康障害に関する次の記述のうち、誤っているものはどれか。

（１）硫化水素による中毒では、意識消失、呼吸麻痺などがみられる。

（２）ノルマルヘキサンによる健康障害では、末梢神経障害などがみられる。

（３）Ｎ，Ｎ－ジメチルホルムアミドによる健康障害では、頭痛、肝機能障害などがみられる。

（４）弗化水素による健康障害では、貧血、溶血、メトヘモグロビン形成によるチアノーゼなどがみられる。

（５）ベンゼンによる健康障害では、再生不良性貧血、白血病などがみられる。

問18 有機溶剤の人体に対する影響に関する次の記述のうち、誤っているものはどれか。

（1） 脂溶性があり、脂肪の多い脳などに入りやすい。

（2） 高濃度ばく露による急性中毒では、中枢神経系抑制作用により酩酊状態をきたし、重篤な場合は死に至る。

（3） 低濃度の繰り返しばく露による慢性中毒では、頭痛、めまい、記憶力減退、不眠などの不定愁訴がみられる。

（4） 皮膚や粘膜に対する症状には、黒皮症、鼻中隔穿孔などがある。

（5） 一部の有機溶剤は、肝機能障害や腎機能障害を起こす。

問19 局所排気装置に関する次の記述のうち、正しいものはどれか。

（1） ダクトの形状には円形、角形などがあるが、その断面積を大きくするほど、ダクトの圧力損失が増大する。

（2） フード開口部の周囲にフランジがあると、フランジがないときに比べ、気流の整流作用が増し、大きな排風量が必要となる。

（3） ドラフトチェンバ型フードは、発生源からの飛散速度を利用して捕捉するもので、外付け式フードに分類される。

（4） 建築ブース型フードは、作業面を除き周りが覆われているもので、囲い式フードに分類される。

（5） ダクトは、曲がり部分をできるだけ少なくするように配管し、主ダクトと枝ダクトとの合流角度は 60° を超えないようにする。

問20 金属による健康障害に関する次の記述のうち、誤っているものはどれか。

（1） カドミウム中毒では、上気道炎、肺炎、腎機能障害などがみられる。

（2） 鉛中毒では、貧血、末梢神経障害、腹部の疝痛などがみられる。

（3） マンガン中毒では、筋のこわばり、ふるえ、歩行困難などのパーキンソン病に似た症状がみられる。

（4） ベリリウム中毒では、溶血性貧血、尿の赤色化などの症状がみられる。

（5） クロム中毒では、肺がん、上気道がんなどがみられる。

●関係法令（有害業務に係るもの以外のもの）

問21 事業者が衛生管理者に管理させるべき業務として、法令上、誤っているものは次のうちどれか。

　　ただし、次のそれぞれの業務のうち衛生に係る技術的事項に限るものとする。

（1）安全衛生に関する方針の表明に関すること。

（2）労働者の健康管理等について、事業者に対して行う必要な勧告に関すること。

（3）安全衛生に関する計画の作成、実施、評価及び改善に関すること。

（4）労働災害の原因の調査及び再発防止対策に関すること。

（5）健康診断の実施その他健康の保持増進のための措置に関すること。

問22 労働安全衛生規則に基づく医師による健康診断について、法令に違反しているものは次のうちどれか。

(1) 雇入時の健康診断において、医師による健康診断を受けた後3か月を経過しない者が、その健康診断結果を証明する書面を提出したときは、その健康診断の項目に相当する項目を省略している。

(2) 雇入時の健康診断の項目のうち、聴力の検査は、35歳及び40歳の者並びに45歳以上の者に対しては、1,000Hz及び4,000Hzの音について行っているが、その他の者に対しては、医師が適当と認めるその他の方法により行っている。

(3) 深夜業を含む業務に常時従事する労働者に対し、6か月以内ごとに1回、定期に、健康診断を行っているが、胸部エックス線検査については、1年以内ごとに1回、定期に、行っている。

(4) 事業場において実施した定期健康診断の結果、健康診断項目に異常所見があると診断された労働者については、健康を保持するために必要な措置について、健康診断が行われた日から3か月以内に、医師から意見聴取を行っている。

(5) 常時50人の労働者を使用する事業場において、定期健康診断の結果については、遅滞なく、所轄労働基準監督署長に報告を行っているが、雇入時の健康診断の結果については報告を行っていない。

問23 衛生委員会に関する次の記述のうち、法令上、正しいものはどれか。

（1）衛生委員会の議長は、衛生管理者である委員のうちから、事業者が指名しなければならない。

（2）衛生委員会の議長を除く全委員は、事業場に労働者の過半数で組織する労働組合がないときは、労働者の過半数を代表する者の推薦に基づき指名しなければならない。

（3）衛生管理者として選任しているが事業場に専属ではない労働衛生コンサルタントを、衛生委員会の委員として指名することはできない。

（4）当該事業場の労働者で、衛生に関し経験を有するものを衛生委員会の委員として指名することができる。

（5）作業環境測定を作業環境測定機関に委託している場合、衛生委員会の委員として、当該機関に所属する作業環境測定士を指名しなければならない。

問24 労働安全衛生法に基づく心理的な負担の程度を把握するための検査（以下「ストレスチェック」という。）の結果に基づき実施する面接指導に関する次の記述のうち、正しいものはどれか。

（1）面接指導を行う医師として、当該事業場の産業医を指名しなければならない。

（2）面接指導の結果は、健康診断個人票に記載しなければならない。

（3）労働者に対するストレスチェックの事項は、「職場における当該労働者の心理的な負担の原因」、「当該労働者の心理的な負担による心身の自覚症状」及び「職場における他の労働者による当該労働者への支援」に関する項目である。

（4）面接指導の対象となる要件に該当する労働者から申出があったときは、申出の日から3か月以内に、面接指導を行わなければならない。

（5）ストレスチェックと面接指導の実施状況について、面接指導を受けた労働者数が50人以上の場合に限り、労働基準監督署長へ報告しなければならない。

問25 事業場の建築物、施設等に関する措置について、労働安全衛生規則の衛生基準に違反しているものは次のうちどれか。

（1）常時50人の労働者を就業させている屋内作業場の気積が、設備の占める容積及び床面から4mを超える高さにある空間を除き400m³となっている。

（2）ねずみ、昆虫等の発生場所、生息場所及び侵入経路並びにねずみ、昆虫等による被害の状況について、6か月以内ごとに1回、定期に、統一的に調査を実施し、その調査結果に基づき、必要な措置を講じている。

（3）常時男性5人と女性25人の労働者が就業している事業場で、女性用の臥床できる休養室を設けているが、男性用には、休養室の代わりに休憩設備を利用させている。

（4）事業場に附属する食堂の床面積を、食事の際の1人について、1.1m²となるようにしている。

（5）労働者を常時就業させる場所の作業面の照度を、精密な作業については750ルクス、粗な作業については200ルクスとしている。

問26 労働基準法における労働時間等に関する次の記述のうち、正しいものはどれか。

ただし、労使協定とは、「労働者の過半数で組織する労働組合（その労働組合がない場合は労働者の過半数を代表する者）と使用者との書面による協定」をいうものとする。

（1）1日8時間を超えて労働させることができるのは、時間外労働の労使協定を締結し、これを所轄労働基準監督署長に届け出た場合に限られている。

（2）労働時間に関する規定の適用については、事業場を異にする場合は労働時間を通算しない。

（3）所定労働時間が7時間30分である事業場において、延長する労働時間が1時間であるときは、少なくとも45分の休憩時間を労働時間の途中に与えなければならない。

（4）監視又は断続的労働に従事する労働者であって、所轄労働基準監督署長の許可を受けたものについては、労働時間、休憩及び休日に関する規定は適用されない。

（5）フレックスタイム制の清算期間は、6か月以内の期間に限られる。

問27 労働基準法に定める育児時間に関する次の記述のうち、誤っているものはどれか。

（1）生後満1年を超え、満2年に達しない生児を育てる女性労働者は、育児時間を請求することができる。

（2）育児時間は、必ずしも有給としなくてもよい。

（3）育児時間は、1日2回、1回当たり少なくとも30分の時間を請求することができる。

（4）育児時間を請求しない女性労働者に対しては、育児時間を与えなくてもよい。

（5）育児時間中は、育児時間を請求した女性労働者を使用してはならない。

●労働衛生（有害業務に係るもの以外のもの）

問28 厚生労働省の「労働者の心の健康の保持増進のための指針」に基づくメンタルヘルスケアの実施に関する次の記述のうち、適切でないものはどれか。

（1）心の健康については、客観的な測定方法が十分確立しておらず、また、心の健康問題の発生過程には個人差が大きく、そのプロセスの把握が難しいという特性がある。

（2）心の健康づくり計画の実施に当たっては、メンタルヘルス不調を早期に発見する「一次予防」、適切な措置を行う「二次予防」及びメンタルヘルス不調となった労働者の職場復帰支援を行う「三次予防」が円滑に行われるようにする必要がある。

（3）労働者の心の健康は、職場配置、人事異動、職場の組織などの要因によって影響を受けるため、メンタルヘルスケアは、人事労務管理と連携しなければ、適切に進まない場合が多いことに留意する。

（4）「セルフケア」、「ラインによるケア」、「事業場内産業保健スタッフ等によるケア」及び「事業場外資源によるケア」の四つのケアを継続的かつ計画的に行う。

（5）メンタルヘルスケアを推進するに当たって、労働者の個人情報を主治医等の医療職や家族から取得する際には、あらかじめこれらの情報を取得する目的を労働者に明らかにして承諾を得るとともに、これらの情報は労働者本人から提出を受けることが望ましい。

問29 メタボリックシンドローム診断基準に関する次の文中の ☐ 内に入れるAからCの語句又は数値の組合せとして、正しいものは（1）～（5）のうちどれか。

「日本人のメタボリックシンドローム診断基準で、腹部肥満（ ☐A☐ 脂肪の蓄積）とされるのは、腹囲が男性では ☐B☐ cm 以上、女性では ☐C☐ cm 以上の場合である。」

	A	B	C
（1）	内臓	85	90
（2）	内臓	90	85
（3）	皮下	85	90
（4）	皮下	90	85
（5）	体	95	90

問30 厚生労働省の「職場における腰痛予防対策指針」に基づく腰痛予防対策に関する次の記述のうち、正しいものはどれか。

（1）腰部保護ベルトは、全員に使用させるようにする。

（2）重量物取扱い作業の場合、満18歳以上の男子労働者が人力のみで取り扱う物の重量は、体重のおおむね50％以下となるようにする。

（3）重量物取扱い作業に常時従事する労働者に対しては、当該作業に配置する際及びその後1年以内ごとに1回、定期に、医師による腰痛の健康診断を行う。

（4）立ち作業の場合は、身体を安定に保持するため、床面は弾力性のない硬い素材とし、クッション性のない作業靴を使用する。

（5）腰掛け作業の場合の作業姿勢は、椅子に深く腰を掛けて、背もたれで体幹を支え、履物の足裏全体が床に接する姿勢を基本とする。

問31 虚血性心疾患に関する次の記述のうち、誤っているものはどれか。

（1）虚血性心疾患は、門脈による心筋への血液の供給が不足したり途絶えることにより起こる心筋障害である。

（2）虚血性心疾患発症の危険因子には、高血圧、喫煙、脂質異常症などがある。

（3）虚血性心疾患は、心筋の一部分に可逆的虚血が起こる狭心症と、不可逆的な心筋壊死が起こる心筋梗塞とに大別される。

（4）心筋梗塞では、突然激しい胸痛が起こり、「締め付けられるように痛い」、「胸が苦しい」などの症状が長時間続き、1時間以上になることもある。

（5）狭心症の痛みの場所は、心筋梗塞とほぼ同じであるが、その発作が続く時間は、通常数分程度で、長くても15分以内におさまることが多い。

問32 一次救命処置に関する次の記述のうち、正しいものはどれか。

（1）呼吸を確認して普段どおりの息（正常な呼吸）がない場合や約1分間観察しても判断できない場合は、心肺停止とみなし、心肺蘇生を開始する。

（2）心肺蘇生は、胸骨圧迫のみではなく、必ず胸骨圧迫と人工呼吸を組み合わせて行う。

（3）胸骨圧迫は、胸が約5cm沈む強さで胸骨の下半分を圧迫し、1分間に少なくとも60回のテンポで行う。

（4）気道が確保されていない状態で人工呼吸を行うと、吹き込んだ息が胃に流入し、胃が膨張して内容物が口の方に逆流し気道閉塞を招くことがある。

（5）口対口人工呼吸は、傷病者の鼻をつまみ、1回の吹き込みに3秒以上かけて行う。

問33 食中毒に関する次の記述のうち、誤っているものはどれか。

（1）サルモネラ菌による食中毒は、食品に付着した菌が食品中で増殖した際に生じる毒素により発症する。
（2）ボツリヌス菌による毒素は、神経毒である。
（3）黄色ブドウ球菌による毒素は、熱に強い。
（4）腸炎ビブリオ菌は、病原性好塩菌ともいわれる。
（5）ウェルシュ菌、セレウス菌及びカンピロバクターは、いずれも細菌性食中毒の原因菌である。

問34 出血及び止血法に関する次の記述のうち、誤っているものはどれか。

（1）体内の全血液量は、体重の13分の1程度で、その約3分の1を短時間に失うと生命が危険な状態となる。
（2）動脈性出血は、鮮紅色を呈する拍動性の出血で、出血量が多いため、早急に、細いゴムひもなどを止血帯として用いて止血する。
（3）静脈性出血は、傷口からゆっくり持続的に湧き出るような出血で、通常、直接圧迫法で止血する。
（4）内出血は、胸腔、腹腔などの体腔内や皮下などの軟部組織への出血で、血液が体外に流出しないものである。
（5）間接圧迫法は、出血部位より心臓に近い部位の動脈を圧迫する方法で、それぞれの部位の止血点を指で骨に向けて強く圧迫するのがコツである。

●労働生理

問35 次のうち、正常値に男女による差がないとされているものはどれか。

(1) 赤血球数
(2) ヘモグロビン量
(3) 白血球数
(4) 基礎代謝量
(5) ヘマトクリット値

問36 心臓の働きと血液の循環に関する次の記述のうち、誤っているものはどれか。

(1) 心臓の中にある洞結節（洞房結節）で発生した刺激が、刺激伝導系を介して心筋に伝わることにより、心臓は規則正しく収縮と拡張を繰り返す。

(2) 体循環は、左心室から大動脈に入り、毛細血管を経て静脈血となり右心房に戻ってくる血液の循環である。

(3) 肺循環は、右心室から肺静脈を経て肺の毛細血管に入り、肺動脈を通って左心房に戻る血液の循環である。

(4) 心臓の拍動は、自律神経の支配を受けている。

(5) 大動脈及び肺静脈を流れる血液は、酸素に富む動脈血である。

問37 呼吸に関する次の記述のうち、誤っているものはどれか。

（1）呼吸運動は、横隔膜、肋間筋などの呼吸筋が収縮と弛緩をすることにより行われる。

（2）胸腔の容積が増し、内圧が低くなるにつれ、鼻腔、気管などの気道を経て肺内へ流れ込む空気が吸気である。

（3）肺胞内の空気と肺胞を取り巻く毛細血管中の血液との間で行われるガス交換を外呼吸という。

（4）通常の呼吸の場合の呼気には、酸素が約16％、二酸化炭素が約4％含まれる。

（5）身体活動時には、血液中の窒素分圧の上昇により呼吸中枢が刺激され、1回換気量及び呼吸数が増加する。

問38 消化器系に関する次の記述のうち、誤っているものはどれか。

（1）三大栄養素のうち、糖質はブドウ糖などに、蛋白質はアミノ酸に、脂肪は脂肪酸とグリセリンに、酵素により分解され、吸収される。

（2）無機塩及びビタミン類は、酵素による分解を受けないでそのまま吸収される。

（3）胆汁はアルカリ性で、蛋白質を分解するトリプシンなどの消化酵素を含んでいる。

（4）胃は、塩酸やペプシノーゲンを分泌して消化を助けるが、水分の吸収はほとんど行わない。

（5）吸収された栄養分は、血液やリンパによって組織に運搬されてエネルギー源などとして利用される。

問39 体温調節に関する次の記述のうち、正しいものはどれか。

（1）寒冷な環境においては、皮膚の血管が拡張して血流量を増し、皮膚温を上昇させる。

（2）暑熱な環境においては、内臓の血流量が増加し体内の代謝活動が亢進することにより、人体からの熱の放散が促進される。

（3）体温調節のように、外部環境が変化しても身体内部の状態を一定に保つ生体の仕組みを同調性といい、筋肉と神経系により調整されている。

（4）体温調節中枢は、小脳にあり、熱の産生と放散とのバランスを維持し体温を一定に保つよう機能している。

（5）熱の放散は、ふく射（放射）、伝導、蒸発などの物理的な過程で行われ、蒸発によるものには、発汗と不感蒸泄がある。

問40 腎臓又は尿に関する次のAからDの記述について、誤っているものの組合せは（1）～（5）のうちどれか。

A　ネフロン（腎単位）は、尿を生成する単位構造で、1個の腎小体とそれに続く1本の尿細管から成り、1個の腎臓中に約100万個ある。

B　尿の約95％は水分で、約5％が固形物であるが、その成分は全身の健康状態をよく反映するので、尿検査は健康診断などで広く行われている。

C　腎機能が正常な場合、糖はボウマン嚢中に濾し出されないので尿中には排出されない。

D　腎機能が正常な場合、大部分の蛋白質はボウマン嚢中に濾し出されるが、尿細管でほぼ100％再吸収されるので、尿中にはほとんど排出されない。

（1）A，B

（2）A，C

（3）A，D

（4）B，C

（5）C，D

問41 筋肉に関する次の記述のうち、正しいものはどれか。

（1）横紋筋は、骨に付着して身体の運動の原動力となる筋肉で意志によって動かすことができるが、平滑筋は、心筋などの内臓に存在する筋肉で意志によって動かすことができない。

（2）筋肉は神経からの刺激によって収縮するが、神経より疲労しにくい。

（3）荷物を持ち上げたり、屈伸運動を行うときは、筋肉が長さを変えずに外力に抵抗して筋力を発生させる等尺性収縮が生じている。

（4）強い力を必要とする運動を続けていると、筋肉を構成する個々の筋線維の太さは変わらないが、その数が増えることによって筋肉が太くなり筋力が増強する。

（5）筋肉は、収縮しようとする瞬間に最も大きい力を出す。

問42 耳とその機能に関する次の記述のうち、誤っているものはどれか。

（1）耳は、聴覚と平衡感覚をつかさどる器官で、外耳、中耳及び内耳の三つの部位に分けられる。

（2）耳介で集められた音は、鼓膜を振動させ、その振動は耳小骨によって増幅され、内耳に伝えられる。

（3）内耳は、前庭、半規管及び蝸牛の三つの部位からなり、前庭と半規管が平衡感覚、蝸牛が聴覚を分担している。

（4）前庭は、体の回転の方向や速度を感じ、半規管は、体の傾きの方向や大きさを感じる。

（5）鼓室は、耳管によって咽頭に通じており、その内圧は外気圧と等しく保たれている。

問43 睡眠などに関する次の記述のうち、誤っているものはどれか。

（1） 睡眠は、睡眠中の目の動きなどによって、レム睡眠とノンレム睡眠に分類される。

（2） 甲状腺ホルモンは、夜間に分泌が上昇するホルモンで、睡眠と覚醒のリズムの調節に関与している。

（3） 睡眠と食事は深く関係しているため、就寝直前の過食は、肥満のほか不眠を招くことになる。

（4） 夜間に働いた後の昼間に睡眠する場合は、一般に、就寝から入眠までの時間が長くなり、睡眠時間が短縮し、睡眠の質も低下する。

（5） 睡眠中には、体温の低下、心拍数の減少などがみられる。

問44 ヒトのホルモン、その内分泌器官及びそのはたらきの組合せとして、誤っているものは次のうちどれか。

	ホルモン	内分泌器官	はたらき
（1）	コルチゾール	副腎皮質	血糖量の増加
（2）	アルドステロン	副腎皮質	血中の塩類バランスの調節
（3）	パラソルモン	副腎髄質	血糖量の増加
（4）	インスリン	膵臓	血糖量の減少
（5）	メラトニン	松果体	睡眠の促進

第1種衛生管理者
令和2年4月公表試験問題

〔注意事項〕

1 解答方法
 （1） 解答は、別の解答用紙に記入（マーク）してください。
 （2） 使用できる鉛筆（シャープペンシル可）は、「ＨＢ」又は「Ｂ」です。
　　　ボールペン、サインペンなどは使用できません。
 （3） 解答用紙は、機械で採点しますので、折ったり、曲げたり、汚したりしないでください。
 （4） 解答を訂正するときは、消しゴムできれいに消してから書き直してください。
 （5） 問題は、五肢択一式で、正答は一問につき一つだけです。二つ以上に記入（マーク）したもの、判読が困難なものは、得点としません。
 （6） 計算、メモなどは、解答用紙に書かずに試験問題の余白を利用してください。
2 受験票には、何も記入しないでください。
3 試験時間は3時間で、試験問題は問1～問44です。
　　特例による受験者の試験時間は2時間で、試験問題は問1～問20です。
　　「労働生理」の免除者の試験時間は2時間15分で、試験問題は問1～問34です。
4 試験開始後、1時間以内は退室できません。
　　試験時間終了前に退室するときは、着席のまま無言で手を上げてください。試験監督員が席まで伺います。
　　なお、退室した後は、再び試験室に入ることはできません。
5 試験問題は、持ち帰ることはできません。受験票は、お持ち帰りください。

●関係法令（有害業務に係るもの）

問 1 ある製造業の事業場の労働者数及び有害業務等従事状況並びに産業医及び衛生管理者の選任の状況は、次の①～③のとおりである。この事業場の産業医及び衛生管理者の選任についての法令違反の状況に関する（1）～（5）の記述のうち、正しいものはどれか。

ただし、産業医及び衛生管理者の選任の特例はないものとする。

① 労働者数及び有害業務等従事状況

常時使用する労働者数は 800 人であり、このうち、深夜業を含む業務に常時 500 人が、著しく暑熱な場所における業務に常時 20 人が従事している。

② 産業医の選任の状況

選任している産業医数は 1 人である。この産業医は、この事業場に専属の者ではないが、産業医としての法令の要件を満たしている医師である。

③ 衛生管理者の選任の状況

選任している衛生管理者数は 3 人である。このうち 1 人は、この事業場に専属でない労働衛生コンサルタントで、衛生工学衛生管理者免許を有していない。

他の 2 人は、この事業場に専属で、共に衛生管理者としての業務以外の業務を兼任しており、また、第一種衛生管理者免許を有しているが、衛生工学衛生管理者免許を有していない。

（1）選任している産業医がこの事業場に専属でないことが違反である。

（2）選任している衛生管理者数が少ないことが違反である。

（3）衛生管理者として選任している労働衛生コンサルタントがこの事業場に専属でないことが違反である。

（4）衛生工学衛生管理者免許を有する者のうちから選任した衛生管理者が 1 人もいないことが違反である。

（5）専任の衛生管理者が 1 人もいないことが違反である。

問 2　次の作業のうち、法令上、作業主任者を選任しなければならないものはどれか。

（1）鉛蓄電池を解体する工程において人力で鉛等を運搬する業務に係る作業

（2）屋内作業場におけるアーク溶接の作業

（3）レーザー光線による金属加工の作業

（4）試験研究業務として塩素を取り扱う作業

（5）潜水器からの給気を受けて行う潜水の作業

問 3　厚生労働大臣が定める規格を具備しなければ、譲渡し、貸与し、又は設置してはならない機械等に該当するものは次のうちどれか。

（1）防振手袋

（2）化学防護服

（3）送気マスク

（4）放射線測定器

（5）特定エックス線装置

問 4　次の化学物質のうち、これを製造しようとする者が、あらかじめ、厚生労働大臣の許可を受けなければならないものはどれか。

（1）クロロメチルメチルエーテル

（2）ベータ – プロピオラクトン

（3）エチレンイミン

（4）パラ – ニトロクロルベンゼン

（5）ジアニシジン

問 5　屋内作業場において、第二種有機溶剤等を使用して常時洗浄作業を行う場合の措置として、法令上、正しいものは次のうちどれか。

　　　　ただし、有機溶剤中毒予防規則に定める適用除外及び設備の特例はないものとする。

（1）作業場所に設ける局所排気装置について、外付け式フードの場合は 0.4m/s の制御風速を出し得る能力を有するものにする。

（2）作業中の労働者が有機溶剤等の区分を容易に知ることができるよう容器に赤色の表示をする。

（3　作業場における空気中の有機溶剤の濃度を、1年以内ごとに1回、定期に、測定する。

（4）作業に常時従事する労働者に対し、1年以内ごとに1回、定期に、有機溶剤等健康診断を行う。

（5）作業場所に設けたプッシュプル型換気装置について、1年を超える期間使用しない場合を除き、1年以内ごとに1回、定期に、自主検査を行う。

問 6　次の法定の作業環境測定を行うとき、作業環境測定士に測定を実施させなければならないものはどれか。

（1）チッパーによりチップする業務を行い著しい騒音を発する屋内作業場における等価騒音レベルの測定

（2）パルプ液を入れてある槽の内部における空気中の酸素及び硫化水素の濃度の測定

（3）有機溶剤等を製造する工程で有機溶剤等の混合の業務を行う屋内作業場における空気中のトルエン濃度の測定

（4）溶融ガラスからガラス製品を成型する業務を行う屋内作業場における気温、湿度及びふく射熱の測定

（5）通気設備が設けられている坑内の作業場における通気量の測定

問 7 電離放射線障害防止規則に基づく管理区域に関する次の①及び②の文中の ____ 内に入れるAからCの語句又は数値の組合せとして、正しいものは（1）～（5）のうちどれか。

① 管理区域とは、外部放射線による実効線量と空気中の放射性物質による実効線量との合計が ___A___ 間につき ___B___ を超えるおそれのある区域又は放射性物質の表面密度が法令に定める表面汚染に関する限度の 10 分の 1 を超えるおそれのある区域をいう。

② ①の外部放射線による実効線量の算定は、___C___ 線量当量によって行う。

	A	B	C
（1）	1か月	1.3mSv	70μm
（2）	1か月	5 mSv	1 cm
（3）	3か月	1.3mSv	70μm
（4）	3か月	1.3mSv	1 cm
（5）	3か月	5 mSv	70μm

問 8 酸素欠乏症等防止規則に関する次の記述のうち、法令上、誤っているものはどれか。

（1）第一種酸素欠乏危険作業を行う作業場については、その日の作業を開始する前に、当該作業場における空気中の酸素の濃度を測定しなければならない。

（2）第二種酸素欠乏危険作業を行う作業場については、その日の作業を開始する前に、当該作業場における空気中の酸素及び硫化水素の濃度を測定しなければならない。

（3）海水が滞留したことのあるピットの内部における作業については、酸素欠乏危険作業主任者技能講習を修了した者のうちから、酸素欠乏危険作業主任者を選任しなければならない。

（4）酸素又は硫化水素の濃度が法定の基準を満たすようにするため、酸素欠乏危険作業を行う場所の換気を行うときは、純酸素を使用してはならない。

（5）爆発、酸化等を防止するため、酸素欠乏危険作業を行う場所の換気を行うことができない場合には、空気呼吸器、酸素呼吸器又は送気マスクを備え、労働者に使用させなければならない。

問 9 次の業務に労働者を就かせるとき、法令に基づく安全又は衛生のための特別の教育を行わなければならないものに該当しないものはどれか。

（1）石綿等が使用されている建築物の解体等の作業に係る業務

（2）潜水作業者への送気の調節を行うためのバルブ又はコックを操作する業務

（3）特定化学物質のうち第二類物質を取り扱う作業に係る業務

（4）廃棄物の焼却施設において焼却灰を取り扱う業務

（5）エックス線装置を用いて行う透過写真の撮影の業務

問10 労働基準法に基づき、全ての女性労働者について、就業が禁止されている業務は次のうちどれか。

（1）異常気圧下における業務

（2）多量の高熱物体を取り扱う業務

（3）20kgの重量物を継続作業として取り扱う業務

（4）さく岩機、鋲打機等身体に著しい振動を与える機械器具を用いて行う業務

（5）著しく寒冷な場所における業務

●労働衛生（有害業務に係るもの）

問11 局所排気装置に関する次の記述のうち、正しいものはどれか。

（1）ダクトの形状には円形、角形などがあり、その断面積を大きくするほど、ダクトの圧力損失が増大する。
（2）フード開口部の周囲にフランジがあると、フランジがないときに比べ、気流の整流作用が増すので、大きな排風量が必要となる。
（3）ドラフトチェンバ型フードは、発生源からの飛散速度を利用して捕捉するもので、外付け式フードに分類される。
（4）建築ブース型フードは、作業面を除き周りが覆われているもので、外付け式フードに分類される。
（5）ダクトは、曲がり部分をできるだけ少なくするように配管し、主ダクトと枝ダクトとの合流角度は 45° を超えないようにする。

問12 次の化学物質のうち、常温・常圧（25℃、1 気圧）の空気中で蒸気として存在するものはどれか。
　　　　ただし、蒸気とは、常温・常圧で液体又は固体の物質が蒸気圧に応じて揮発又は昇華して気体となっているものをいうものとする。

（1）塩素
（2）ジクロロベンジジン
（3）アンモニア
（4）クロム酸
（5）アセトン

問13　化学物質と、それにより発症するおそれのある主たるがんとの組合せとして、正しいものは次のうちどれか。

（1）ベンゼン……………………………白血病
（2）ベンジジン…………………………胃がん
（3）ベンゾトリクロリド………………膀胱（ぼうこう）がん
（4）コールタール………………………肝血管肉腫
（5）石綿……………………………………皮膚がん

問14　有機溶剤に関する次の記述のうち、正しいものはどれか。

（1）有機溶剤は、水溶性と脂溶性を共に有し、その蒸気は空気より軽い。
（2）有機溶剤は、揮発性が高いため呼吸器から吸収されやすいが、皮膚から吸収されることはない。
（3）ノルマルヘキサンのばく露の生物学的モニタリングの指標としての尿中代謝物は、2,5 - ヘキサンジオンである。
（4）メタノールによる健康障害として顕著なものは、網膜細動脈瘤（りゅう）を伴う脳血管障害である。
（5）二硫化炭素による中毒では、メトヘモグロビン形成によるチアノーゼがみられる。

問15 厚生労働省の「化学物質等による危険性又は有害性等の調査等に関する指針」に関する次の記述のうち、誤っているものはどれか。

（1）リスクアセスメントの基本的手順のうち最初に実施するのは、労働者の就業に係る化学物質等による危険性又は有害性を特定することである。

（2）ハザードは、労働災害発生の可能性と負傷又は疾病の重大性（重篤度）の組合せであると定義される。

（3）化学物質等による疾病のリスク低減措置の検討では、化学物質等の有害性に応じた有効な保護具の使用よりも局所排気装置の設置等の衛生工学的対策を優先する。

（4）化学物質等による疾病のリスク低減措置の検討では、法令に定められた事項を除けば、危険性又は有害性のより低い物質への代替等を最優先する。

（5）新たに化学物質等の譲渡又は提供を受ける場合には、その化学物質等を譲渡し、又は提供する者から、その化学物質等のＳＤＳ（安全データシート）を入手する。

問16 じん肺に関する次の記述のうち、誤っているものはどれか。

（1）じん肺は、粉じんを吸入することによって肺に生じた炎症性病変を主体とする疾病で、けい肺、間質性肺炎などがある。

（2）けい肺は、遊離けい酸の粉じんを吸入することにより起こるじん肺であり、その自覚症状は、進行してから、咳や痰が始まり、やがて呼吸困難に陥る。

（3）じん肺は、続発性気管支炎、肺結核などを合併することがある。

（4）アルミニウムやその化合物によるじん肺をアルミニウム肺という。

（5）じん肺がある程度進行すると、粉じんへのばく露を中止しても肺の病変が進行する。

問17 作業環境における有害要因による健康障害に関する次の記述のうち、誤っているものはどれか。

(1) 窒素ガスで置換したタンク内の空気など、ほとんど無酸素状態の空気を吸入すると徐々に窒息の状態になり、この状態が5分程度継続すると呼吸停止する。

(2) 騒音性難聴は、騒音にばく露され続けた結果、内耳の有毛細胞が変性し、永久的に聴力が障害を受けるもので、初期には4kHz付近の聴力が低下する。

(3) 金属熱は、金属の溶融作業などで亜鉛、銅などの金属の酸化物のヒュームを吸入したときに発生し、悪寒、発熱、関節痛などの症状がみられる。

(4) 低体温症は、低温下の作業で全身が冷やされ、体の中心部の温度が35℃程度以下に低下した状態をいい、意識消失、筋の硬直などの症状がみられる。

(5) 振動障害は、チェーンソー、削岩機などの振動工具によって生じる障害で、手のしびれなどの末梢神経障害やレイノー現象などの末梢循環障害がみられる。

問18 厚生労働省の「作業環境測定基準」及び「作業環境評価基準」に基づく作業環境測定及びその結果の評価に関する次の記述のうち、正しいものはどれか。

（1）管理濃度は、有害物質に関する作業環境の状態を単位作業場所の作業環境測定結果から評価するための指標として設定されたものである。

（2）A測定は、原材料を反応槽へ投入する場合など、間欠的に大量の有害物質の発散を伴う作業における最高濃度を知るために行う測定である。

（3）B測定は、単位作業場所における気中有害物質濃度の平均的な分布を知るために行う測定である。

（4）A測定の第二評価値及びB測定の測定値がいずれも管理濃度に満たない単位作業場所は、第一管理区分になる。

（5）B測定の測定値が管理濃度を超えている単位作業場所の管理区分は、A測定の結果に関係なく第三管理区分となる。

問19 特殊健康診断に関する次の文中の　　　　内に入れるAからCの語句の組合せとして、正しいものは（1）〜（5）のうちどれか。

「特殊健康診断において、有害物の体内摂取量を把握する検査として生物学的モニタリングがあり、トルエンについては尿中の　A　を測定し、　B　については　C　中のデルタアミノレブリン酸を測定する。」

	A	B	C
（1）	馬尿酸	鉛	尿
（2）	馬尿酸	鉛	血液
（3）	マンデル酸	鉛	尿
（4）	マンデル酸	水銀	尿
（5）	マンデル酸	水銀	血液

問20 労働衛生保護具に関する次の記述のうち、誤っているものはどれか。

（1）ガス又は蒸気状の有害物質が粉じんと混在している作業環境中で防毒マスクを使用するときは、防じん機能を有する防毒マスクを選択する。

（2）防毒マスクの吸収缶の色は、一酸化炭素用は赤色で、有機ガス用は黒色である。

（3）送気マスクは、清浄な空気をボンベに詰めたものを空気源として作業者に供給する自給式呼吸器である。

（4）遮光保護具には、遮光度番号が定められており、溶接作業などの作業の種類に応じて適切な遮光度番号のものを使用する。

（5）騒音作業における防音保護具として、耳覆い（イヤーマフ）又は耳栓のどちらを選ぶかは、作業の性質や騒音の特性で決まるが、非常に強烈な騒音に対しては両者の併用も有効である。

●関係法令（有害業務に係るもの以外のもの）

問21 常時使用する労働者数が 300 人で、次の業種に属する事業場のうち、法令上、総括安全衛生管理者の選任が義務付けられていない業種はどれか。
（1） 通信業
（2） 各種商品小売業
（3） 旅館業
（4） ゴルフ場業
（5） 医療業

問22 労働安全衛生規則に基づく医師による健康診断について、法令に違反しているものは次のうちどれか。
（1） 雇入時の健康診断において、医師による健康診断を受けた後 3 か月を経過しない者が、その健康診断結果を証明する書面を提出したときは、その健康診断の項目に相当する項目を省略している。
（2） 雇入時の健康診断の項目のうち、聴力の検査は、35 歳及び 40 歳の者並びに 45 歳以上の者に対しては、1,000Hz 及び 4,000Hz の音について行っているが、その他の年齢の者に対しては、医師が適当と認めるその他の方法により行っている。
（3） 深夜業を含む業務に常時従事する労働者に対し、6 か月以内ごとに 1 回、定期に、健康診断を行っているが、胸部エックス線検査は、1 年以内ごとに 1 回、定期に、行っている。
（4） 事業場において実施した定期健康診断の結果、健康診断項目に異常所見があると診断された労働者については、健康を保持するために必要な措置について、健康診断が行われた日から 3 か月以内に、医師から意見聴取を行っている。
（5） 常時 50 人の労働者を使用する事業場において、定期健康診断の結果については、遅滞なく、所轄労働基準監督署長に報告を行っているが、雇入時の健康診断の結果については報告を行っていない。

問23 衛生委員会に関する次の記述のうち、法令上、正しいものはどれか。

（1）衛生委員会の議長は、衛生管理者である委員のうちから、事業者が指名しなければならない。

（2）衛生委員会の議長を除く全委員は、事業場に労働者の過半数で組織する労働組合がないときは、労働者の過半数を代表する者の推薦に基づき指名しなければならない。

（3）衛生管理者として選任しているが事業場に専属ではない労働衛生コンサルタントを、衛生委員会の委員として指名することはできない。

（4）当該事業の労働者で、衛生に関し経験を有するものを衛生委員会の委員として指名することができる。

（5）衛生委員会は、毎月1回以上開催するようにし、重要な議事に係る記録を作成して、これを5年間保存しなければならない。

問24 事務室の空気環境の調整に関する次の文中の　　内に入れるA及びBの数値の組合せとして、法令上、正しいものは（1）〜（5）のうちどれか。

「① 空気調和設備又は機械換気設備を設けている場合は、室に供給される空気が、1気圧、温度25℃とした場合の当該空気中に占める二酸化炭素の含有率が100万分の　A　以下となるように、当該設備を調整しなければならない。

② ①の設備により室に流入する空気が、特定の労働者に直接、継続して及ばないようにし、かつ、室の気流を　B　m/s以下としなければならない。」

	A	B
（1）	1,000	0.3
（2）	1,000	0.5
（3）	2,000	0.5
（4）	5,000	0.3
（5）	5,000	0.5

問25 労働安全衛生法に基づく心理的な負担の程度を把握するための検査について、医師及び保健師以外の検査の実施者として、次のAからDの者のうち正しいものの組合せは（1）～（5）のうちどれか。

ただし、実施者は、法定の研修を修了した者とする。

A　産業カウンセラー

B　看護師

C　衛生管理者

D　精神保健福祉士

（1）A，B

（2）A，D

（3）B，C

（4）B，D

（5）C，D

問26 労働基準法に定める育児時間に関する次の記述のうち、誤っているものはどれか。

（1）生後満1年を超え、満2年に達しない生児を育てる女性労働者は、育児時間を請求することができる。

（2）育児時間は、必ずしも有給としなくてもよい。

（3）育児時間は、1日2回、1回当たり少なくとも30分の時間を請求することができる。

（4）育児時間を請求しない女性労働者に対しては、育児時間を与えなくてもよい。

（5）育児時間は、育児時間を請求することができる女性労働者が請求する時間に与えなければならない。

問27 常時10人以上の労働者を使用する事業場において、労働基準法に基づく妊産婦に関する次の記述のうち、誤っているものはどれか。

ただし、労使協定とは、「労働者の過半数で組織する労働組合（その労働組合がない場合は労働者の過半数を代表する者）と使用者との書面による協定」をいい、また、管理監督者等とは、「監督又は管理の地位にある者等、労働時間、休憩及び休日に関する規定の適用除外者」をいうものとする。

（1）時間外・休日労働に関する労使協定を締結し、これを所轄労働基準監督署長に届け出ている場合であって、妊産婦が請求した場合には、管理監督者等の場合を除き、時間外・休日労働をさせてはならない。

（2）1か月単位の変形労働時間制を採用している場合であって、妊産婦が請求した場合には、管理監督者等の場合を除き、1週40時間、1日8時間を超えて労働させてはならない。

（3）フレックスタイム制を採用している場合には、1週40時間、1日8時間を超えて労働させることができる。

（4）1年単位の変形労働時間制を採用している場合であって、妊産婦が請求した場合には、管理監督者等の場合を除き、1週40時間、1日8時間を超えて労働させてはならない。

（5）妊産婦が請求した場合には、管理監督者等の場合を除き、深夜業をさせてはならない。

令和2年4月

●労働衛生（有害業務に係るもの以外のもの）

問28 労働者の健康保持増進のために行う健康測定における運動機能検査の項目とその測定種目との組合せとして、誤っているものは次のうちどれか。

（1）筋力……………………………握力

（2）柔軟性……………………上体起こし

（3）平衡性………………閉眼（又は開眼）片足立ち

（4）敏しょう性……………全身反応時間

（5）全身持久性……………最大酸素摂取量

問29 厚生労働省の「労働者の心の健康の保持増進のための指針」に基づくメンタルヘルスケアの実施に関する次の記述のうち、不適切なものはどれか。

（1）心の健康については、客観的な測定方法が十分確立しておらず、また、心の健康問題の発生過程には個人差が大きく、そのプロセスの把握が難しいという特性がある。

（2）心の健康づくり計画の実施に当たっては、メンタルヘルス不調を早期に発見する「一次予防」、適切な措置を行う「二次予防」及びメンタルヘルス不調となった労働者の職場復帰支援を行う「三次予防」が円滑に行われるようにする必要がある。

（3）労働者の心の健康は、職場配置、人事異動、職場の組織などの要因によって影響を受けるため、メンタルヘルスケアは、人事労務管理と連携しなければ、適切に進まない場合が多いことに留意する。

（4）労働者の心の健康は、職場のストレス要因のみならず、家庭・個人生活などの職場外のストレス要因の影響を受けている場合も多いことに留意する。

（5）メンタルヘルスケアを推進するに当たって、労働者の個人情報を主治医等の医療職や家族から取得する際には、あらかじめこれらの情報を取得する目的を労働者に明らかにして承諾を得るとともに、これらの情報は労働者本人から提出を受けることが望ましい。

問30　一次救命処置に関する次の記述のうち、誤っているものはどれか。

（1）傷病者に反応がある場合は、回復体位をとらせて安静にして、経過を観察する。

（2）一次救命処置は、できる限り単独で行うことは避ける。

（3）口対口人工呼吸は、傷病者の鼻をつまみ、1回の吹き込みに約3秒かけて傷病者の胸の盛り上がりが見える程度まで吹き込む。

（4）胸骨圧迫は、胸が約5cm沈む強さで、1分間に100〜120回のテンポで行う。

（5）ＡＥＤ（自動体外式除細動器）を用いた場合、電気ショックを行った後や電気ショックは不要と判断されたときには、音声メッセージに従い、胸骨圧迫を再開し心肺蘇生を続ける。

問31　虚血性心疾患に関する次の記述のうち、誤っているものはどれか。

（1）運動負荷心電図検査は、心筋の異常や不整脈の発見には役立つが、虚血性心疾患の発見には有用でない。

（2）虚血性心疾患発症の危険因子には、高血圧、喫煙、脂質異常症などがある。

（3）虚血性心疾患は、狭心症と心筋梗塞とに大別される。

（4）狭心症は、心臓の血管の一部の血流が一時的に悪くなる病気である。

（5）狭心症の痛みの場所は、心筋梗塞とほぼ同じであるが、その発作が続く時間は、通常数分程度で、長くても15分以内におさまることが多い。

問32 メタボリックシンドローム診断基準に関する次の文中の［　　］内に入れるAからCの語句又は数値の組合せとして、正しいものは（1）～（5）のうちどれか。

「日本人のメタボリックシンドローム診断基準で、腹部肥満（［　A　］脂肪の蓄積）とされるのは、腹囲が男性では［　B　］cm 以上、女性では［　C　］cm 以上の場合である。」

	A	B	C
（1）	内臓	85	90
（2）	内臓	90	85
（3）	皮下	85	90
（4）	皮下	90	85
（5）	体	95	90

問33 細菌性食中毒に関する次の記述のうち、誤っているものはどれか。

（1）サルモネラ菌による食中毒は、食品に付着した菌が食品中で増殖した際に生じる毒素により発症する。

（2）ボツリヌス菌による毒素は、神経毒である。

（3）黄色ブドウ球菌による毒素は、熱に強い。

（4）腸炎ビブリオ菌は、病原性好塩菌ともいわれる。

（5）セレウス菌及びカンピロバクターは、いずれも細菌性食中毒の原因菌である。

問34 厚生労働省の「職場における腰痛予防対策指針」に基づく、重量物取扱い作業などにおける腰痛予防対策に関する次の記述のうち、正しいものはどれか。

（1）満18歳以上の男子労働者が人力のみで取り扱う物の重量は、体重のおおむね50％以下となるようにする。

（2）腰部保護ベルトは、全員に使用させるようにする。

（3）重量物を持ち上げるときは、できるだけ身体を対象物に近づけ、両膝を伸ばしたまま上体を下方に曲げる前屈姿勢を取る。

（4）腰掛け作業での作業姿勢は、椅子に深く腰を掛けて、背もたれで体幹を支え、履物の足裏全体が床に接する姿勢を基本とする。

（5）立ち作業では、身体を安定に保持するため、床面は弾力性のない硬い素材とし、クッション性のない作業靴を使用する。

●労働生理

問35 呼吸に関する次の記述のうち、誤っているものはどれか。

（1）呼吸運動は、横隔膜、肋間筋などの呼吸筋が収縮と弛緩をすることにより行われる。

（2）胸郭内容積が増し、内圧が低くなるにつれ、鼻腔、気管などの気道を経て肺内へ流れ込む空気が吸気である。

（3）肺胞内の空気と肺胞を取り巻く毛細血管中の血液との間で行われるガス交換を外呼吸という。

（4）通常の呼吸の場合の呼気には、酸素が約16％、二酸化炭素が約4％含まれる。

（5）身体活動時には、血液中の窒素分圧の上昇により呼吸中枢が刺激され、1回換気量及び呼吸数が増加する。

問36 感覚又は感覚器に関する次の記述のうち、正しいものはどれか。

（1）物理化学的な刺激の量と人間が意識する感覚の強度とは、直線的な比例関係にある。

（2）皮膚感覚には、触圧覚、痛覚、温度感覚（温覚・冷覚）などがあり、これらのうち冷覚を感じる冷覚点の密度は他の感覚点に比べて高い。

（3）網膜の錐状体は明るい所で働き色を感じ、杆状体は暗い所で働き弱い光、明暗を感じる。

（4）眼軸が短過ぎるために、平行光線が網膜の後方で像を結ぶ状態は近視である。

（5）平衡感覚に関係する器官である前庭及び半規管は、中耳にあって、体の傾きや回転の方向を知覚する。

問37 代謝に関する次の記述のうち、正しいものはどれか。

（1）代謝において、細胞に取り入れられた体脂肪やグリコーゲンなどが分解されてエネルギーを発生し、ＡＴＰが合成されることを同化という。

（2）代謝において、体内に摂取された栄養素が、種々の化学反応によって、ＡＴＰに蓄えられたエネルギーを用いて、細胞を構成する蛋白質などの生体に必要な物質に合成されることを異化という。

（3）基礎代謝は、心臓の拍動、呼吸運動、体温保持などに必要な代謝で、基礎代謝量は、睡眠・横臥・安静時の測定値で表される。

（4）エネルギー代謝率は、一定時間中に体内で消費された酸素と排出された二酸化炭素の容積比で表される。

（5）エネルギー代謝率の値は、体格、性別などの個人差による影響は少なく、同じ作業であれば、ほぼ同じ値となる。

問38 次のＡからＤの消化酵素について、蛋白質の消化に関与しているものの組合せは（1）～（5）のうちどれか。
　　　　Ａ　トリプシン
　　　　Ｂ　ペプシン
　　　　Ｃ　アミラーゼ
　　　　Ｄ　リパーゼ
（1）Ａ，Ｂ
（2）Ａ，Ｃ
（3）Ｂ，Ｃ
（4）Ｂ，Ｄ
（5）Ｃ，Ｄ

令和2年4月

問39 腎臓又は尿に関する次の記述のうち、正しいものはどれか。

（1）血中の老廃物は、尿細管からボウマン囊（のう）（こ）に濾し出される。
（2）血中の蛋（たん）白質は、糸球体からボウマン囊に濾し出される。
（3）血中のグルコースは、糸球体からボウマン囊に濾し出される。
（4）原尿中に濾し出された電解質の多くは、ボウマン囊から血中に再吸収される。
（5）原尿中に濾し出された水分の大部分は、そのまま尿として排出される。

問40 筋肉に関する次の記述のうち、正しいものはどれか。

（1）横紋筋は、骨に付着して身体の運動の原動力となる筋肉で意志によって動かすことができるが、平滑筋は、心筋などの内臓に存在する筋肉で意志によって動かすことができない。
（2）筋肉は神経からの刺激によって収縮するが、神経より疲労しにくい。
（3）荷物を持ち上げたり、屈伸運動を行うときは、筋肉が長さを変えずに外力に抵抗して筋力を発生させる等尺性収縮が生じている。
（4）強い力を必要とする運動を続けていると、筋肉を構成する個々の筋線維の太さは変わらないが、その数が増えることによって筋肉が太くなり筋力が増強する。
（5）筋肉自体が収縮して出す最大筋力は、筋肉の断面積 $1\,cm^2$ 当たりの平均値でみると、性差がほとんどない。

問41 血液に関する次の記述のうち、誤っているものはどれか。

（1）赤血球は、骨髄で産生され、寿命は約 120 日であり、血球の中で最も多い。

（2）血液中に占める赤血球の容積の割合をヘマトクリットといい、貧血になるとその値は高くなる。

（3）好中球は、白血球の約 60％を占め、偽足を出してアメーバ様運動を行い、体内に侵入してきた細菌などを貪食する。

（4）血小板は、直径 2 ～ 3 μm の不定形細胞で、止血作用をもつ。

（5）ＡＢＯ式血液型は、赤血球の血液型分類の一つで、Ａ型の血清は抗Ｂ抗体をもつ。

問42 免疫についての次の文中の□□□内に入れるＡからＥの語句の組合せとして、正しいものは（1）～（5）のうちどれか。

「体内に侵入した病原体などの異物を、□Ａ□が、□Ｂ□と認識し、その□Ｂ□に対してだけ反応する□Ｃ□を血漿中に放出する。この□Ｃ□が□Ｂ□に特異的に結合し□Ｂ□の働きを抑制して体を防御するしくみを□Ｄ□免疫と呼ぶ。これに対し、□Ａ□が直接、病原体などの異物を攻撃する免疫反応もあり、これを□Ｅ□免疫と呼ぶ。」

	A	B	C	D	E
（1）	リンパ球	抗原	抗体	細胞性	体液性
（2）	リンパ球	抗原	抗体	体液性	細胞性
（3）	リンパ球	抗体	抗原	体液性	細胞性
（4）	血小板	抗原	抗体	細胞性	体液性
（5）	血小板	抗体	抗原	細胞性	体液性

問43 体温調節に関する次の記述のうち、正しいものはどれか。

（1）寒冷な環境においては、皮膚の血管が拡張して血流量を増し、皮膚温を上昇させる。

（2）暑熱な環境においては、内臓の血流量が増加し体内の代謝活動が亢進することにより、人体からの熱の放散が促進される。

（3）体温調節のように、外部環境が変化しても身体内部の状態を一定に保つ生体の仕組みを同調性といい、筋肉と神経系により調整されている。

（4）体温調節中枢は、小脳にあり、熱の産生と放散とのバランスを維持し体温を一定に保つよう機能している。

（5）熱の放散は、放射（ふく射）、伝導、蒸発などの物理的な過程で行われ、蒸発には、発汗と不感蒸泄によるものがある。

問44 自律神経系に関する次の記述のうち、誤っているものはどれか。

（1）自律神経系は、内臓、血管などの不随意筋に分布している。
（2）自律神経である交感神経と副交感神経は、同一器官に分布していても、その作用はほぼ正反対である。
（3）自律神経系の中枢は、脳幹及び脊髄にある。
（4）消化管に対しては、交感神経の亢進は運動を促進させ、副交感神経の亢進は運動を抑制させる。
（5）心臓に対しては、交感神経の亢進は心拍数を増加させ、副交感神経の亢進は心拍数を減少させる。

監修者紹介：荘司芳樹（しょうじ　よしき）

特定社会保険労務士、申請取次行政書士。

外資系生命保険会社勤務後、平成14年に開業。

現在、社会保険労務士法人みどり事務所所長、みどり行政書士事務所所長、労働保険事務組合千葉県経営者懇談会理事長を務め、大手ホテル、新聞社、アパレル他各種製造業、スーパーマーケット、病院、学校、福祉施設など様々な企業、団体の顧問として、労務管理、衛生管理について広く相談を受けている。

執筆協力：ウエスト

本書の内容に関するお問い合わせは、**書名、発行年月日、該当ページを明記**の上、書面、FAX、メールにてお送りください。**電話によるお問い合わせはお受けしておりません。**

また、本書の範囲を超えるご質問等にもお答えできませんので、あらかじめご了承ください。

　FAX：03-3831-0758

　メール：q@west.name

落丁・乱丁のあった場合は、送料当社負担でお取替えいたします。当社営業部宛にお送りください。

本書の複写、複製を希望される場合は、そのつど事前に、出版者著作権管理機構（電話：03-5244-5088、FAX：03-5244-5089、e-mail：info@jcopy.or.jp）の許諾を得てください。

JCOPY ＜出版者著作権管理機構　委託出版物＞

第1種衛生管理者過去8回本試験問題集

2023年12月25日　初版発行

監 修 者	荘　司　芳　樹	
発 行 者	富　永　靖　弘	
印 刷 所	今家印刷株式会社	

発行所　東京都台東区　株式　**新星出版社**
　　　　台東2丁目24　会社

〒110-0016　☎ 03(3831)0743

© SHINSEI Publishing Co., Ltd.　　　　Printed in Japan

ISBN978-4-405-03756-4

第1種
衛生管理者
過去8回
本試験問題集

この別冊は、本体から取り外して使うことができます。

新星出版社

第1種衛生管理者過去8回本試験問題集
解答・解説
CONTENTS

注：解説中、参照法令の略称と正式な法令名は次の通りです。
　安衛法：労働安全衛生法、安衛令：労働安全衛生法施行令、安衛則：労働安全衛生規則

注：「第1種衛生管理者」「第2種衛生管理者」の正式名称は、「第一種衛生管理者」「第二種衛生管理者」です。本書では便宜上使い分けています。

※**別冊は取り外し、解答用紙はコピーをしてお使いください。**

●本冊（問題）

関係法令（有害業務に係るもの）

問1　正解（2）

(1) ○　常時300人以上の労働者を使用する製造業の事業場には、総括安全衛生管理者の選任義務がある。**注意!** 業種により労働者数は異なる。**参照!** 安衛法10条1項、安衛令2条2号

(2) ×　常時400人の労働者を使用する、この製造業の事業場は、衛生管理者のうち少なくとも1人を専任の衛生管理者としなければならないとする、安衛則に定める事業場には該当しない。**参照!** 安衛法12条1項、安衛則7条1項5号

(3) ○　製造業では第一種衛生管理者免許、衛生工学衛生管理者免許を有する者、医師、歯科医師、労働衛生コンサルタント、厚生労働大臣の定める者のうちから衛生管理者を選任することができる。**参照!** 安衛法12条1項、安衛則7条1項3号イ・10条各号

(4) ○　専属の産業医を選任する義務があるのは、常時1,000人以上の労働者を使用する事業場又は一定の業務に常時500人以上の労働者を従事させる事業場であり、この事業場は該当しない。**参照!** 安衛法13条、安衛令5条、安衛則13条1項3号

(5) ○　この事業場では、塩素を取り扱う作業を行っているが、試験研究のためであり、特定化学物質作業主任者の選任義務はない。**参照!** 安衛法14条、安衛令6条18号・別表第三第2号7、特定化学物質障害予防規則27条1項

問2　正解（5）

(1)、(2)、(3) ×　赤外線又は紫外線にさらされる業務、有機溶剤等を用いて行う接着の業務、塩酸を用いて行う分析の業務は、いずれも労働安全衛生法に定める特別教育を必要とする業務ではない。**参照!** 安衛法59条3項、安衛則36条1項各号

(4) ×　特別教育を必要とする業務は、エックス線装置又はガンマ線照射装置を用いて行う透過写真の撮影の業務であり、エックス線回折装置を用いて行う分析の業務は、特別教育を必要とする業務ではない。**参照!** 安衛法59条3項、安衛則36条1項28号、電離放射線障害防止規則48条他

(5) ○　廃棄物の焼却施設において焼却灰を取り扱う業務は、特別教育を必要とする業務である。**参照!** 安衛法59条3項、安衛則36条1項34号

問3　正解（4）

(1)、(2)、(3)、(5) ×　いずれも労働安全衛生規則に免許試験として定められている。**参照!** 安衛法75条、安衛則69条

(4) ○　石綿作業主任者の選任は、石綿作業主任者技能講習を修了した者とされている。免許試験には定められていない。**参照!** 安衛法14条、安衛令6条、安衛則16条・別表第1

問4　正解（4）

(1) ×　アルファ-ナフチルアミンは、製造に際し、あらかじめ、厚生労働大臣の許可を受けなければならない**特定化学物質**に当たる。**参照!** 安衛法56条1項、安衛令17条・別表第3の1

の2号

(2) × 塩素化ビフェニルは、製造に際し、あらかじめ、厚生労働大臣の許可を受けなければならない**特定化学物質**に当たる。参照！安衛法56条1項、安衛令17条・別表第3の1の3号

(3) × オルト-トリジンは、製造に際し、あらかじめ、厚生労働大臣の許可を受けなければならない**特定化学物質**に当たる。参照！安衛法56条1項、安衛令17条・別表第3の1の4号

(4) ○ オルト-トルイジンは**第2類物質**であり、労働安全衛生法施行令に定める特定化学物質には指定されていない。参照！安衛令　別表第3の1

(5) × ベンゾトリクロリドは、製造に際し、あらかじめ、厚生労働大臣の許可を受けなければならない**特定化学物質**に当たる。参照！安衛法56条1項、安衛令17条・別表第3の1の7号

問5　正解（5）

(1)、(2)、(3)、(4) × A、B、Cのいずれも別表第2に掲げる15の特定粉じん発生源に当たらない。注意！屋内において、研磨材を用いて金属を研磨する箇所における作業では、手持式または可搬式動力工具による作業の場合は、特定粉じん発生源に当たらない。参照！粉じん障害防止規則2条1項2号・別表第2各号

(5) ○ Dの「屋内において、粉状の炭素製品を袋詰めする箇所」、Eの「屋内において、（手持式溶射機を用いないで）固定の溶射機により金属を溶射する箇所」は、いずれも法令上、特定粉じん発生源に該当する。参照！粉じん障害防止規則2条1項2号・別表第2

問6　正解（2）

(1) ○ 地下室の内部で第一種有機溶剤等を用いた作業を行う場合に、その作業場所に局所排気装置を設けて有効に稼働させていれば、作業者に送気マスクや有機ガス用防毒マスクを使用させていなくても違反ではない。参照！有機溶剤中毒予防規則5条・32条・33条

(2) × 屋内作業場等において、第一種・第二種有機溶剤等を用いて作業を行わせるときは、その作業場所に有機溶剤の蒸気の発散源を密閉する設備、局所排気装置又はプッシュプル型換気装置を設けなければならないとされているが、側方吸引型外付け式フードの局所排気装置の場合には、制御風速を出し得る能力は最大0.5m/sとされており、最大0.4m/sは違反となる。なお、これが設置してある場合には、送気マスク、有機ガス用防毒マスクの使用は、義務付けられていない。参照！有機溶剤中毒予防規則1条・5条・16条・33条

(3) ○ 空気清浄装置を設けていない局所排気装置若しくはプッシュプル型換気装置の排気口の高さは屋根から1.5m以上とされており、違反ではない。参照！有機溶剤中毒予防規則15条の2

(4) ○ 屋外作業場において有機溶剤含有物を用いて行う塗装の業務に対しては、健康診断は義務付けられておらず、違反ではない。健康診断を行うべき有害な業務とされているのは、屋内作業場又はタンク、船倉若しくは坑の内部その他の厚生労働省令で定める場所において一定の有機溶剤を製造、又は取り扱う業務である。参照！安衛法66条2項、安衛令22条1項6号、有機

溶剤中毒予防規則 29 条
(5) ○　有機溶剤等を入れてあった空容器で、有機溶剤の蒸気が発散するおそれのあるものについては、<u>密閉するか、または屋外の一定の場所に集積しておかなければならない</u>とされており、違反ではない。(参照！)有機溶剤中毒予防規則 36 条

問 7　正解（4）

(1)、(2)、(3)、(5) ×　正しくは「男性又は妊娠する可能性がないと診断された女性が受ける実効線量の限度は、緊急作業に従事する場合を除き、[A　5 年] 間につき [B　100mSv]、かつ、[C　1 年] 間につき [D　50mSv] である。」となる。

(4) ○　上記記述を参照。

問 8　正解（1）

(1) ×　事業者は、<u>炭酸ガス（二酸化炭素）濃度が 1.5％ を超える場所</u>には、関係者以外の者が立ち入ることを禁止し、かつ、その旨を見やすい箇所に表示しなければならないとされている。(注意！)炭酸ガス濃度 0.15％ は誤り。(参照！)安衛則 585 条 1 項 4 号

(2) ○　事業者は、強烈な騒音を発する屋内作業場においては、その伝ぱを防ぐため、<u>隔壁を設ける等必要な措置を講じなければならない</u>とされている。(参照！)安衛則 584 条

(3) ○　事業者は、多筒抄紙機により紙を抄く業務を行う屋内作業場などの著しい騒音を発する屋内作業場については、<u>6 か月以内ごとに 1 回、定期に、等価騒音レベルを測定しなければならない</u>とされている。(参照！)安衛則 588 条 1 項 8 号・590 条

(4) ○　事業者は、著しく暑熱、寒冷又は多湿の作業場、有害なガス、蒸気又は粉じんを発散する作業場その他有害な作業場においては、<u>作業場外に休憩の設備を設けなければならない</u>とされている。ただし、坑内等特殊な作業場でこれによることができないやむを得ない事由があるときは、この限りでないとしている。(参照！)安衛則 614 条

(5) ○　事業者は、屋内作業場に多量の熱を放散する溶融炉があるときは、加熱された空気を直接屋外に排出し、又はその放射するふく射熱から労働者を保護する措置を講じなければならないとされている。(参照！)安衛則 608 条

問 9　正解（4）

(1) ○　溶融ガラスからガラス製品を成型する業務を行う屋内作業場では、<u>半月以内ごとに 1 回</u>、定期に、当該屋内作業場における気温、湿度及びふく射熱を測定しなければならないとしている。(参照！)安衛法 65 条 1 項、安衛令 21 条 2 号、安衛則 587 条・607 条

(2) ○　通気設備が設けられている坑内の作業場では、<u>半月以内ごとに 1 回</u>の通気量の測定が義務付けられている。(参照！)安衛法 65 条 1 項、安衛令 21 条 4 号、安衛則 589 条 3 号・603 条 1 項

(3) ○　非密封の放射性物質を取り扱う作業室では、<u>1 か月以内ごとに 1 回</u>の測定が義務付けられている。(参照！)安衛法 65 条 1 項、安衛令 21 条 6 号・別表第 2、電離放射線障害防止規則 53 条 2 号・55 条

(4) ×　鉛ライニングの業務を行う屋内作業場については、<u>1 年以内ごとに 1 回</u>、定期に、空気中における鉛の濃度を測定しなければならないとしている。(参照！)安衛法 65 条 1 項、安衛令 21 条 8 号・別表第 4 第 7 号、鉛中毒予防規

則52条

(5) ○　常時特定粉じん作業が行われる屋内作業場については、<u>6か月以内ごとに1回</u>、定期に、当該作業場における空気中の粉じんの濃度を測定しなければならないとしている。参照！安衛法65条1項、安衛令21条1項、粉じん障害防止規則25条・26条

問10　正解（4）

(1) ×　「さく岩機、鋲打機等身体に著しい振動を与える機械器具を用いて行う業務」は、年少者の就業制限の業務の対象とされている。参照！労働基準法62条1項、年少者労働基準規則8条39号

(2) ×　「著しく寒冷な場所における業務」は、年少者の就業制限の業務の対象とされている。参照！労働基準法62条1項、年少者労働基準規則8条37号

(3) ×　満16歳以上満18歳未満の男の場合、<u>断続作業では30kg（女は25kg）以上、継続作業では20kg（女は15kg）以上の重量物を取り扱う業務には就かせてはならない</u>とされている。参照！労働基準法62条1項、年少者労働基準規則7条

(4) ○　「超音波にさらされる業務」は、年少者の就業制限の業務の対象とはされていない。参照！労働基準法62条1項、年少者労働基準規則8条

(5) ×　「強烈な騒音を発する場所における業務」は、年少者の就業制限の業務の対象とされている。参照！労働基準法62条1項、年少者労働基準規則8条40号

労働衛生（有害業務に係るもの）

問11　正解（1）

(1) ×　アクリロニトリルは、<u>引火性の高い液体及び蒸気</u>であり、吸入すると生命に危険が及ぶ。

(2) ○　アセトンは、常温では<u>高い揮発性</u>を有し、<u>強い引火性がある液体</u>で、特有な臭いをもつ。水、エチルアルコール、エーテルなどとよく混ざり、溶剤やアセチレン貯蔵用容器の溶媒として用いられている。

(3) ○　アンモニアは、常温常圧では<u>無色の気体</u>で、特有の強い刺激臭がある。

(4) ○　ホルムアルデヒドは、常温・常圧では<u>刺激臭のある無色の気体</u>であり、別名はメタナールである。

(5) ○　硫酸ジメチルは、標準状態では<u>無色の油状の液体</u>で、弱い悪臭がある。腐食性・発癌性が強く危険である。

問12　正解（2）

(1)、(3)、(4)、(5) ×　**作業環境管理**とは、作業環境中の有機溶剤や粉じんなど有害因子の状態を把握して、できる限り良好な状態で管理していくことである。**作業管理**とは、作業時間・作業量・作業方法・作業姿勢などを適正化したり、保護具を着用して作業者への負荷を少なくすることである。**健康管理**とは、作業者の健康状態を健康診断で把握して、その結果に基づいて適切な措置や保健指導などを実施し、作業者の健康障害を未然に防ぐことである。各対策例をこれに当てはめると、次のようになる。参照！厚生労働省「職場のあんぜんサイト」

A　作業姿勢の改善は、作業管理となる。

B　局所排気装置のフード付近の気流の測定は、作業環境管理となる。

C 放射線業務を行う作業場所において、管理区域を設定することは、作業管理となる。

D 土石又は岩石を湿潤な状態に保つための設備の稼働は、作業環境管理となる。

E 腰痛予防体操の実施は、健康管理となる。

以上から、作業管理の組み合わせは「A、C」となる。

(2) ○ 上記記述を参照。

問13 正解 (3)

(1)、(2)、(4)、(5) × 化学物質等による疾病のリスクの低減措置を検討する場合、「化学物質等による危険性又は有害性等の調査等に関する指針」では、その優先度は、「ア 化学反応のプロセス等の運転条件の変更」が最も高く、以下、「イ 化学物質等に係る機械設備等の密閉化」「イ 化学物質等に係る機械設備等への局所排気装置の設置」「ウ 作業手順の改善」「エ 化学物質等の有害性に応じた有効な保護具の使用」の順に高いとしている。

参照！化学物質等による危険性又は有害性等の調査等に関する指針10の（1）

(3) ○ 上記記述を参照。

問14 正解 (3)

(1) × 一酸化炭素による中毒では、二酸化炭素がヘモグロビンと結合して、低酸素症に陥り、頭痛や意識障害など脳が障害されることがある。ヘモグロビン合成による障害ではない。

(2) × 弗化水素は透過性が高く、慢性中毒では、骨の硬化や斑状歯がみられるが、脳神経細胞が侵されて、幻覚、錯乱などの精神障害がみられることはない。

(3) ○ シアン化水素は、吸入すると、頭痛、めまい、呼吸麻痺などを起こす。また、燃焼すると、一酸化炭素、窒素酸化物などの有毒で腐食性の気体を生成する。

(4) × 塩化ビニルは、高濃度の急性ばく露では脳に麻酔作用が生じ、低濃度の長期ばく露では、レイノー障害、指の骨の溶解、肝血管肉腫などを生じるが、塩化ビニルの慢性中毒で、慢性気管支炎、歯牙酸蝕症などはみられない。

(5) × 塩素による中毒では、肺水腫や呼吸困難などを引き起こす。造血機能の障害がみられるのは、塩素ではなくベンゼンによる中毒である。

問15 正解 (5)

(1) ○ 人間が聞き取りやすい周波数の範囲は約2,000Hz～4,000Hzだが、この音域から離れるにつれて音が小さく聞こえるという特徴がある。そこで、騒音レベルの測定では、聞こえやすさに合わせて騒音の音圧レベルに補正をかけた周波数の**重み付け特性**が用いられる。これには、A特性・C特性・Z特性があり、騒音レベルの測定では、通常、A特性が用いられる。

(2)、(3)、(4) ○ **騒音性難聴**とは、大きな音を長期間にわたって聞くことで起こる難聴であり、通常、会話音域より高い音域から聴力低下が始まり、最初は自覚症状がないことが多く、症状は徐々に進行する。有効な治療はなく、回復は困難とされる。また、騒音は、聴力低下だけでなく、自律神経系や内分泌系へも影響を与えることがある。

(5) × **等価騒音レベル**とは、時間的に大きく変動する騒音レベルを評価するためのものであり、1日や1時間などの測定時間内における騒音エネルギー

による総曝露量を時間平均したものである。複数のオクターブバンドの騒音レベルの平均値ではない。

問16 正解（3）

(1)　○　急性の**ベリリウム中毒**では、接触性皮膚炎や気管支炎、急性肺炎、咽頭炎などを発症する。長年にわたってベリリウムを吸い込むと、肺に異常な組織が形成されてリンパ節が腫れて大きくなる。慢性中毒では、せき、呼吸困難、体重減少、寝汗、疲労感などが現れる。

(2)　○　**マンガン中毒**では、睡眠障害、行動異常、幻覚・妄想などの特異な神経精神症状をきたすほか、歩行障害、発語障害、筋緊張亢進などの症状がみられる。

(3)　×　**クロム中毒**では、鼻中隔穿孔、肺がん、上気道がんなどがみられる。**注意！**低分子蛋白尿、歯への黄色の色素沈着は**カドミウム中毒**で、視野狭窄は**有機水銀中毒**でみられる。

(4)　○　**カドミウム中毒**では、急性では、悪寒や発熱、筋肉痛、腹痛や下痢、さらに吐き気や嘔吐といった病状がみられる。慢性化したり、大量の暴露を受けた場合には、腎臓が障害を受け、蛋白尿、低リン酸血症、筋力低下や昏睡などを起こすことがある。「イタイイタイ病」の原因ともなった。

(5)　○　**金属水銀中毒**では、運動失調や振戦など神経症状、口腔症状、食欲不振や四肢冷感、疲労感、体重減少などの全身症状もみられる。

問17 正解（1）

(1)　×　レーザー光線による障害の防止対策については、厚生労働省からの通達「レーザー光線による障害の防止対策について」がある。この通達の別紙「レーザー光線による障害防止対策要綱」では、**レーザー光線**は180nmから1mmまでの波長域にあり、単一波長で位相のそろった指向性の強いものであるとしている。**参照！**レーザー光線による障害防止対策要綱（基発第0325002号・平成17年3月25日）

(2)　○　レーザー光線とは、特定の物質に人工的に光や放電などの強いエネルギーを与えて励起させ、それが元の状態に戻るときに発生する電磁波を制御された誘導放射の過程により増幅させた、単一波長で位相のそろった指向性の強いものであるとしている。**参照！**上記通達

(3)　○　レーザー光線は、高密度のエネルギーとして切断、開孔、溶接等各種材料の加工に、また均質な電磁波として計測、通信、情報処理等に、さらに医療等にも利用されている。**参照！**上記通達

(4)　○　レーザーポインターについては、消費生活用製品安全法によってレーザー光線の出力が規制されており、認められた製品についてのみ販売が許可されている。**参照！**消費生活用製品安全法法令業務実施ガイド他

(5)　○　レーザー機器のクラス分けに応じて、「レーザー機器のクラス別措置基準」に基づいて必要な措置を講じることとしている。**参照！**レーザー光線による障害防止対策要綱

問18 正解（4）

(1)　×　潜水業務における減圧症は、浮上による減圧に伴い、血液中に溶け込んでいた窒素が気泡となり、血管を閉塞したり組織を圧迫することにより発生する。**注意！**酸素が気泡となるもの

ではない。

(2) ×　脳への血液の流れが少なくなることにより発生するのは、**熱虚脱**であり、全身倦怠や脱力感を覚え、めまいから意識混濁し、昏倒することもある。**注意！熱けいれん**は、大量の発汗による塩分喪失に対して、これを補給しなかったことによって起こるものである。

(3) ×　レイノー現象などの末梢循環障害や、手指のしびれ感などの末梢神経障害がみられるのは**局所振動障害**であり、関節痛などの筋骨格系障害がみられるのは、**全身振動障害**である。

(4) ○　**低体温症**は、恒温動物の深部体温が、正常な生体活動の維持に必要な水準を下回ったときに起きる様々な症状である。ヒトの場合は、通常は37℃程度の体内温度（直腸温度など）が35℃以下にまで低下したときに発生し、意識消失、筋の硬直などの症状がみられる。体内温度が30℃以下になると不整脈や心室細動が起きやすくなり、命の危険がある。

(5) ×　**マイクロ波**は、赤外線より波長が長い電磁波のことである。

問19　正解（2）

(1) ×　有害物質を取り扱う装置を構造上又は作業上の理由で完全に密閉できない場合に、装置内の圧力を外気圧より高くすると、内部の有害物質が外に漏れ出してしまう恐れがあり、不適切である。内部の気圧は外部より低くしなければならない。

(2) ○　局所排気装置を設置する場合は、作業場への給気量が不足すると排気効果が低下することから、排気量に見合った給気経路を確保しなければならない。

(3) ×　有害物質を発散する作業工程で

は、密閉化や自動化といった作業環境の改善を、局所排気装置の設置よりも優先して検討しなければならない。

(4) ×　局所排気装置を設ける場合には、ダクトが細すぎると圧力損失は増大し、ダクトが太すぎると搬送速度は不足することを考慮して、ダクト径を決めなければならない。

(5) ×　事業者は、局所排気装置の排風機については、当該局所排気装置に空気清浄装置が設けられているときは、清浄後の空気が通る位置に設けなければならないとされている。ダクトに接続された排風機を通過する前の空気が通る位置に設置しなければならない。**参照！**有機溶剤中毒予防規則15条

問20　正解（2）

(1) ×　有機溶剤などの有害物にばく露すると、体内に取り込まれ、体内で化学的な変化（代謝）を受けてほとんどが尿などになって排泄されるが、一部が体内に蓄積される。そこで、排泄された物質の量を分析することで、体内に蓄積された有害物の量をある程度推定することができる。こうして、有害物へのばく露の程度を把握する手法が**生物学的モニタリング**である。特殊健康診断においては有機溶剤8物質、金属1物質について、その検査が義務付けられている。トルエンのばく露指標となる尿中の代謝物は、**馬尿酸**である。

(2) ○　キシレンのばく露指標となる尿中の代謝物は、**メチル馬尿酸**である。

(3) ×　スチレンのばく露指標となる尿中の代謝物は、**マンデル酸**である。

(4) ×　N, N-ジメチルホルムアミドのばく露指標となる尿中の代謝物は、**N-メチルホルムアミド**である。

(5) ×　鉛のばく露指標となる尿中の代

謝物は、**血液中鉛**、**デルタアミノレブリン酸**である。

関係法令（有害業務に係るもの以外のもの）

問21 正解（2）

(1) ○ 産業医を選任しなければならない事業場は、常時50人以上の労働者を使用する事業場とされている。**参照！**安衛法13条1項、安衛令5条

(2) × 常時3,000人を超える労働者を使用する事業場では、2人以上の産業医を選任しなければならないとされている。**参照！**安衛則13条1項4号

(3) ○ 常時1,000人以上の労働者を使用する事業場又は重量物の取扱い等重激な業務等一定の業務に常時500人以上の労働者を従事させる事業場にあっては、その事業場に専属の産業医を選任することとされている。**参照！**安衛則13条1項3号ト

(4) ○ 産業医の定期巡視は少なくとも毎月1回とされているが、産業医が、事業者から、毎月1回以上、一定の情報の提供を受けている場合であって、事業者の同意を得ているときは、少なくとも2か月に1回以上にすることができるとされている。**参照！**安衛則15条

(5) ○ 産業医は、労働者の衛生教育に関することで、医学に関する専門的知識を必要とする事項について、総括安全衛生管理者に対して勧告し、又は衛生管理者に対して指導し、若しくは助言することができるとされている。**参照！**安衛法13条5項、安衛則14条1項8号・3項

問22 正解（4）

(1) ○ 事業者は、衛生委員会の議長を除く委員の半数については、当該事業場に労働者の過半数で組織する労働組合があるときにおいてはその労働組合、労働者の過半数で組織する労働組合がないときにおいては労働者の過半数を代表する者の推薦に基づき指名しなければならないとされている。**参照！**安衛法17条・18条

(2) ○ 衛生委員会の議長となる委員は、原則として、総括安全衛生管理者又は総括安全衛生管理者以外の者で事業場においてその事業の実施を統括管理するもの若しくはこれに準ずる者のうちから事業者が指名した者とされている。**参照！**安衛法17条・18条

(3) ○ 衛生管理者として選任している事業場に専属ではない労働衛生コンサルタントも、衛生委員会の委員として指名することができる。**注意！**衛生委員会の委員が事業場の専属でなければならないとはされていない。**参照！**安衛法18条2項

(4) × 事業者は、事業場の労働者のうち、作業環境測定を実施している作業環境測定士であるものを衛生委員会の委員として指名することができるとされているが、外部の作業環境測定士を指名することはできない。**参照！**安衛法18条3項

(5) ○ 衛生委員会の付議事項には、長時間にわたる労働による労働者の健康障害の防止を図るための対策の樹立に関することが含まれている。**参照！**安衛則22条1項9号

問23 正解（4）

(1) ○ 雇入時の健康診断においては、医師の健康診断を受けたのち、3か月を経過しない者を雇い入れる場合において、その者が健康診断の結果を証明

する書面を提出したときは、健康診断の項目に相当する項目については省略できるとされている。**参照！** 安衛則43条

(2) ○　雇入時の健康診断における聴力の検査は、1,000Hz 及び 4,000Hz の音に係る聴力について行うものとされている。**参照！** 安衛則43条3号

(3) ○　胸部エックス線検査については、1年以内ごとに1回、定期に行うことでよいとされている。**参照！** 安衛則13条1項3号ヌ・45条1項・44条1項4号

(4) ×　事業者は、定期健康診断を受けた労働者に対し、遅滞なく、当該健康診断の結果を通知しなければならないとされている。**参照！** 安衛法44条1項、安衛則51条の4

(5) ○　事業者は、健康診断の結果に基づき、健康診断個人票（健康診断結果の記録）を作成して、これを5年間保存しなければならないとされている。**参照！** 安衛則44条・51条

問24 正解（1）

(1) ○　法令では、常時50人以上又は常時女性30人以上の労働者を使用するときは、臥床できる休養室又は休養所を男性用・女性用に区別して設けなければならないとされており、男性35人と女性10人の事業場には設置義務はなく、違反ではない。**参照！** 安衛則618条

(2) ×　屋内作業場の気積は、設備の占める容積及び床面から4mを超える高さにある空間を除き、労働者1人について10㎥以上とされており、4mを超える高さにある空間を除き450㎥とは、1人について10㎥以下となり、違反となる。**注意！** 気積は、「｛（床面積×高

さ）－設備｝÷人数＝気積」で求められる。**参照！** 安衛則600条

(3) ×　大掃除は6か月以内ごとに1回行わなければならないとされており、違反となる。**参照！** 安衛則619条

(4) ×　事業場に附属する食堂の床面積は、食事の際の1人について1㎡以上とされており、1人について、0.5㎡は違反となる。**参照！** 安衛則630条

(5) ×　換気設備のない屋内作業場においては、窓その他の開口部の直接外気に向かって開放できる部分の面積は、常時床面積の20分の1以上とされており、床面積の25の1では違反となる。**参照！** 安衛則601条1項

問25 正解（1）

(1) ○　ストレスチェック検査を受ける労働者について、解雇、昇進又は異動に関して直接の権限を持つ監督的地位にある者は、ストレスチェックの実施の事務に従事してはならないとされている。**参照！** 安衛則52条の10第2項

(2) ×　事業者は、ストレスチェック検査を受けた労働者に対し、当該検査を行った医師等から、遅滞なく、当該検査の結果が通知されるようにしなければならないとされているが、衛生管理者への通知は定められていない。労働者の個別の同意がなければ、事業者に通知することは禁止されている。また、第三者に結果を漏らすことも禁じられている。**参照！** 安衛法66条の10第2項、安衛則52条の12

(3) ×　面接指導の実施者は、医師、保健師又は厚生労働大臣が定める研修を修了した看護師若しくは精神保健福祉士とされている。当該事業場の産業医に限るとはされていない。**参照！** 安衛法第66条の10、安衛則52条の10

(4) ×　ストレスチェックと健康診断は別の検査であり、面接指導の結果は、<u>「面接指導結果報告書」として「就業上の措置に係る意見書」とともに事業者へ報告する</u>が、<u>「健康診断個人票」には記録されない</u>。 参照！安衛法第66条の10第4項、安衛則第52条の18

(5) ×　事業者は、面接指導の結果に基づき、当該労働者の健康を保持するため必要な措置について、面接指導が行われた後、3か月以内ではなく、<u>遅滞なく医師の意見を聴かなければならない</u>とされている。 参照！安衛法第66条の10第5項、安衛則52条の19

問26　正解（2）

(1) ○　時間外・休日労働に関する労使協定を締結し、これを所轄労働基準監督署長に届け出ている場合であっても、<u>妊産婦が請求した場合には、管理監督者等の場合を除き、時間外・休日労働をさせてはならない</u>とされている。 参照！労働基準法32条・41条・66条2項

(2) ×　**フレックスタイム制**を採用している場合には、勤務時間を労働者自身の裁量に任せることから、<u>妊産婦に対する労働時間の特例は設けられておらず</u>、誤りとなる。 参照！労働基準法32条の3

(3) ○　妊産婦が請求した場合には、管理監督者等の場合であっても、<u>深夜業をさせてはならない</u>とされている。 参照！労働基準法66条3項

(4) ○　使用者は、妊娠中の女性が請求した場合において、他の軽易な業務に転換させなければならないとされている。 参照！労働基準法65条3項

(5) ○　使用者は、産後8週間を経過しない女性を就業させてはならないとされている。ただし、産後6週間を経過した女性が請求した場合において、その者について医師が支障がないと認めた業務に就かせることは、差し支えないとされている。 参照！労働基準法65条2項

問27　正解（2）

(1)、(3)、(4)、(5) ×　1週間の所定労働時間が30時間未満の労働者の場合には、労働基準法39条の年次有給休暇は適用されず、別に厚生労働省令で定められている。1週間の所定労働日数が通常の労働者の週所定労働日数に比べて相当程度少ないものとして厚生労働省令で定める日数は、週4日以下、もしくは1年間の所定労働日数216日以下とされており、（1週間の）<u>労働日数、継続勤務期間に応じて、与えられる年次有給休暇日数が定められている</u>。週所定労働日数4日、雇入れの日から起算して5年6か月継続勤務し、かつ直前の1年間に全労働日の8割以上出勤した労働者の場合には、年次有給休暇は13日とされている。 参照！労働基準法39条1～3項、労働基準法施行規則24条の3

(2) ○　上記記述を参照。

労働衛生（有害業務に係るもの以外のもの）

問28　正解（3）

(1) ○　**HDL**（High Density Lipoprotein）とは、高比重リポタンパクの意味であり、余分なコレステロールを回収して動脈硬化を抑える働きがある。 参照！厚生労働省e-ヘルスネット

(2) ○　**γ-GTP**（γ-Glutamyl

TransPeptidase）とは、たんぱく質を分解する酵素の一種であり、肝機能の指標となる。参照！厚生労働省e-ヘルスネット

(3) × **ヘモグロビンA1c**（HbA1c）とは、ヘモグロビンにグルコースが非酵素的に結合した<u>糖化蛋白質である糖化ヘモグロビンの１つであり、ヘモグロビン全体に対する割合（％）として表される。貧血の有無ではなく、糖尿病の早期発見や血糖コントロール状態の評価に用いられる検査指標である。</u>参照！厚生労働省e-ヘルスネット

(4) ○ **尿素窒素**（blood urea nitrogen）とは、血中の尿素に含まれる窒素分を表すもの。通常、尿素窒素は腎臓でろ過されて尿中へ排出されるが、腎臓の働きが低下することで値が高くなる。タンパクの摂取過多、消化管出血、甲状腺機能亢進症、悪性腫瘍、脱水症状などが原因となる。

(5) ○ **中性脂肪**は、肉や魚・食用油など食品中の脂質や、体脂肪の大部分を占める物質であり、血液中の中性脂肪の値が150mg/dl以上になると「高トリグリセライド血症」とされて、メタボリックシンドロームの診断基準となる。参照！厚生労働省e-ヘルスネット

問29 正解（5）

(1)、(2)、(3)、(4) × **A** 「第一種施設」とは、多数の者が利用する施設のうち、学校、病院、児童福祉施設その他の受動喫煙により健康を損なうおそれが高い者が主として利用する施設として健康増進法施行令・施行規則に規定するもの並びに国及び地方公共団体の行政機関の庁舎をいう。**B** 「第二種施設」とは、多数の者が利用する施

設のうち、第一種施設及び喫煙目的施設以外の施設（一般の事務所や工場、飲食店等も含まれる。）をいう。

C ガイドラインには「喫煙目的施設」はあるが、<u>「時間分煙」についての記述はない。</u>

D ガイドラインには「喫煙専用室」は、専ら喫煙をする用途で使用されるものであることから、室内で飲食等を行うことは認められないと記述されている。参照！職場における受動喫煙防止のためのガイドライン（令和元年7月1日 基発0701第1号）

(5) ○ 上記記述を参照。

問30 正解（1）

(1) × **正規分布**とは、左右対称で平均を中心に左右に裾野を持つ富士山のような形だが、生体から得られたある指標が、この正規分布という型をとって分布する場合、その<u>バラツキの程度は、平均値や最頻値ではなく、分散や標準偏差によって表される。</u>

(2) ○ 集団を比較する場合、調査の対象とした項目のデータの平均値が等しくても、分散が異なっていれば、両者は異なった特徴をもつ集団であると評価されることになる。

(3) ○ 健康管理統計において、ある時点での検査における有所見者の割合を有所見率という。このデータは、ある時点でのものなので**静態データ**という。**動態データ**とは、ある期間の集団に関するデータである。

(4) ○ **計数データ**とは、対象人数、受診者数などの個数のデータ、**計量データ**とは身長、体重などの連続的な量のデータである。

(5) ○ ある事象と健康事象との間に、例えば、統計上、一方が多いと他方も

多いという相関関係が認められた場合であっても、必ずしも両者の間に因果関係があるとはいえない。

問31 正解（3）

(1) ○　既往歴及び業務歴の調査は、指針に定められている。**参照！** 職場における腰痛予防対策指針4（1）イ（イ）

(2) ○　自覚症状の有無の検査は、指針に定められている。**参照！** 上記指針4（1）イ（ロ）

(3) ×　負荷心電図検査は、指針には定められていない。

(4) ○　神経学的検査は、指針に定められている。**参照！** 上記指針4（1）イ（ニ）

(5) ○　脊柱の検査は、指針に定められている。**参照！** 上記指針4（1）イ（ホ）

問32 正解（2）

(1) ○　脳血管自体の動脈硬化性病変により血管が詰まるのが**脳血栓症**、心臓や動脈壁の血栓などが剥がれて脳に運ばれて、これが脳血管を閉塞するのが**脳塞栓症**である。

(2) ×　出血性の脳血管障害は、脳表面のくも膜下腔に出血する**くも膜下出血**、脳内に出血する**脳出血**などに分類される。いずれも、発症は突然死を招くなど、期間をおかずに起きる。

(3) ○　**虚血性心疾患**は、冠状動脈硬化症ともいわれ、冠動脈による心筋への血液の供給が不足したり途絶えることにより心筋の酸素不足が原因で起こる心筋障害である。

(4) ○　**心筋梗塞**では、突然激しい胸痛が起こり、「胸が苦しい」などの症状が数分から10分程度続き、1時間以上になることもある。胸痛以外にも、

のどや奥歯、腕、背中、みぞおちなどが痛む「放散痛（関連痛）」という症状が現れることもある。

(5) ○　**運動負荷心電図検査**は、運動で心臓に一定の負荷（負担）をかけつつ、あるいはその直後に行い、心臓の筋肉の変化を観察するものであり、心電図に異常が認められた場合には、狭心症や心筋梗塞などの虚血性心疾患などが疑われる。

問33 正解（1）

(1) ○　感染型食中毒は、食物に付着した細菌そのものの感染によって起こる食中毒であり、サルモネラ菌、腸炎ビブリオ、病原性大腸菌などによるものがある。

(2) ×　赤身魚やチーズなどに含まれるヒスチジンが、細菌により分解されて生成されるヒスタミンは、熱に強く加熱調理によっては分解されにくい。

(3) ×　エンテロトキシンは、腸管内で繁殖した細菌が産生するタンパク質毒素の一種であり、胃炎、腸炎などを引き起こす。ふぐ毒とは、テトロドトキシンである。

(4) ×　カンピロバクターは、家畜やペットの腸管内に存在し、これらの動物の排泄物により汚染された食品や水を介して人に感染することが多いが、少ない菌量でも感染することから、動物との接触によっても感染することがある。カビの産生する毒素ではない。

(5) ×　ボツリヌス菌は、缶詰、真空パック食品、魚肉発酵食品などを媒介食品とする、嫌気性であり、酸素の少ない状態で増殖し、毒性の強い神経毒を産生するが、熱に強い芽胞を作るため、120℃4分間（あるいは100℃6時間）以上の加熱が必要とされている。

問34 正解 (2)

(1)、(3)、(4)、(5) × **BMI**（Body Mass Index）とは、肥満度を表す指標として国際的に用いられている体格指数であり、［体重（kg）］÷［身長（m）の2乗］で求められる。この式に問題の数値を当てはめると、「80 ÷ 3.0625 ＝ 26.122…」となる。

(2) ○ 上記記述を参照。

労働生理

問35 正解 (4)

(1) ○ 血液は、液体成分である血漿と、有形成分である血球からなっており、血球はさらに、赤血球、白血球、血小板に分けられる。

(2) ○ アルブミンは、血漿蛋白の中で約60％を占める蛋白質である。膠質浸透圧を維持する働きをしており、血管内に水分を保持する役割がある。

(3) ○ 白血球には、主に好中球、リンパ球、単球、好酸球、好塩基球の5種類がある。

(4) × 白血球の一成分であるリンパ球には、抗体を産生するBリンパ球、細菌や異物を認識し攻撃するTリンパ球などがあり、免疫反応に関与している。血小板の一成分ではない。

(5) ○ 体内を流れている血液は凝固しないが、出血すると血小板の凝集が起こり血栓を作る。次に血液凝固因子が働いてフィブリノーゲンがフィブリンとなり、血小板血栓をおおい固める。

問36 正解 (1)

(1) × 洞結節は、心臓の右心房にある。人が発揮できる最大の心拍数（最大心拍数）は年齢を重ねるとともに低くなっていく傾向がある。 参照！ 厚生労

働省 e-ヘルスネット

(2) ○ **心拍**とは心臓が血液を送り出す時の拍動のことである。心臓が血液を送り出す際には、動脈にその収縮運動を示す**脈拍**が現れる。

(3) ○ 酸素を豊富に含む血液を心筋に供給する血管は、大動脈から分岐する右冠動脈と左冠動脈である。

(4) ○ **肺循環**は、右心室から肺動脈を経て肺の毛細血管に入り、肺静脈を通って左心房に戻る血液の循環である。肺循環は、酸素を取り込み二酸化炭素を排出することが目的といえる。

(5) ○ 大動脈を流れる血液は、毛細血管で酸素と二酸化炭素、栄養分と老廃物の交換を行う**動脈血**であるが、肺動脈を流れる血液は、肺胞で二酸化炭素を排出して酸素を取り込む**静脈血**である。

問37 正解 (5)

(1) ○ 呼吸運動は、主として横隔膜、肋間筋などの呼吸筋によって胸郭内容積を周期的に増減し、それに伴って肺を伸縮させることにより行われる。主に肋間筋を使う呼吸が**胸式呼吸**、主に横隔膜を使う呼吸が**腹式呼吸**である。

(2) ○ 胸腔などの胸郭内容積が増し、内圧が低くなることで、肺内へ空気が流れ込む。この時、鼻腔、気管などの気道を経て肺内へ流れ込む空気が**吸気**である。

(3) ○ 呼吸器官から酸素を取り入れ、二酸化炭素を放出するのが**外呼吸**であり、肺胞で行われる。一方で、血管内の血液にとけ込んだ二酸化炭素を、肺に送ってガス交換を行うことが**内呼吸**であり、これは細胞で行われる。

(4) ○ 身体活動時には、血液中の二酸化炭素分圧の上昇などにより延髄にあ

る呼吸中枢が刺激されて、1回換気量及び呼吸数が増加する。

(5) ×　呼吸に関与する筋肉は、間脳の視床下部ではなく、<u>延髄にある呼吸中枢によって支配されている</u>。

問38 正解（1）

(1) ○　マルターゼは、小腸から分泌される炭水化物の分解酵素である。リパーゼは、膵臓から分泌される脂質の分解酵素である。トリプシンは、膵臓から分泌される蛋白質の分解酵素である。

(2) ×　<u>トリプシンは、炭水化物の分解酵素ではない</u>。アミラーゼは、膵液や唾液に含まれて糖質を分解する消化酵素である。ペプシンは、胃液に含まれる蛋白質の分解酵素である。

(3) ×　<u>ペプシンは、炭水化物の分解酵素ではない。マルターゼは、脂質の分解酵素ではない</u>。トリプシンは、膵臓から分泌される蛋白質の分解酵素である。

(4) ×　<u>ペプシンは、炭水化物の分解酵素ではない</u>。リパーゼは、膵臓で作られて十二指腸に分泌される脂質の分解酵素である。<u>マルターゼは、蛋白質の分解酵素ではない</u>。

(5) ×　<u>アミラーゼは、炭水化物の分解酵素ではない。トリプシンは、脂質の分解酵素ではない</u>。リパーゼは、蛋白質の分解酵素ではない。

問39 正解（3）

(1)、(2)、(4)、(5) ○　肝臓には、コレステロール、尿素の合成、胆汁の生成・分泌、血液凝固物質や血液凝固阻止物質の合成などの様々な働きがあるほか、貯蔵するグリコーゲンを分解して血中グルコースを供給することで血糖値を一定の値に保っている。

(3) ×　<u>ヘモグロビンは、骨髄の赤芽球細胞で合成されるたんぱく質である</u>。ヘモグロビンには酸素を全身に運び、二酸化炭素を肺まで運ぶ役割がある。血液中の赤血球は、古くなると分解されるが、このとき、赤血球の中にあるヘモグロビンも分解されてビリルビンとなる。

問40 正解（5）

(1)、(2) ×　代謝とは、生体内での物質の化学変化やエネルギーの流れのことである。ATP（アデノシン三リン酸）とは、細胞内にあるエネルギーを蓄える物質であり、生物は、このATPを介してエネルギーのやり取りを行っている。<u>細胞に取り入れられた体脂肪やグリコーゲンなどが分解されてエネルギーを発生し、ATPが合成されることを**異化**といい</u>、摂取された栄養素が、種々の化学反応によって蛋白質などの生体に必要な物質に合成されることを**同化**という。

(3) ×　**基礎代謝**とは、生命維持のために必要なエネルギー代謝の基本量のことであり、その算出は、年齢、性別毎の基礎代謝基準値に体重をかけて求める。**基礎代謝量**とは、早朝空腹時に快適な室内等においての安静時の代謝量であり、基礎代謝の測定は、睡眠時ではなく、横臥安静時に行われる。

(4) ×　ヒトは安静時にもエネルギーを消費しているが、エネルギー代謝率とは、肉体の活動あるいは労働の強度を表す指標であり、〔活動時の総エネルギー代謝量〕から、〔安静時のエネルギー代謝量〕を引き、その結果を〔基礎代謝量〕で割って算出する。体内で一定時間中に消費された酸素と排出さ

れた二酸化炭素の容積比ではない。

(5) ○　**エネルギー代謝率**とは、生体の
ある運動動作が、基礎代謝の何倍にあ
たるかを示すものであり、その値は、
体格、性別などの個人差による影響は
少なく、同じ作業であれば、ほぼ同じ
値となる。精神的作業や静的筋作業に
は適用できない。

問41　正解（5）

(1) ×　横紋筋には、骨格筋と心筋があ
る。骨格筋は**随意筋**であり、手足を動
かすなど体を動かす働きをしているが、
心筋は、心臓を構成する筋肉で**不随意
筋**である。平滑筋は、内臓や血管の壁
に存在する不随意筋である。

(2) ×　筋肉の方が運動によって疲労し
やすいが、回復に時間がかかるのは神
経系といえる。

(3) ×　運動には、荷物を持ち上げて差
し出すような、関節を動かして筋肉を
収縮させる**短縮性収縮**と**伸張性収縮に
よる運動**と、壁を押す運動のように関
節を動かさずに力を加える**等尺性収縮**
による運動がある。

(4) ×　強い力を必要とする運動によっ
て、エネルギーを供給するために筋肉
の収縮性蛋白質は分解されるが、運動
後の休息や栄養補給によって修復時に
は筋線維の数はほとんど変わらないが、
筋線維が太くなり、筋肉は運動前より
も大きくなる。

(5) ○　反射とは、特定の刺激によって
引き起こされる無意識の反応のことで
ある。体性反射とは、動物にみられる
反射の中でも、筋肉（骨格筋）の収縮
が引き起こされる反射のことをいい、
代表的な反射運動には「伸張反射」や
「屈曲反射」がある。**伸張反射**には、
椅子に座った状態で、膝の下の膝蓋腱

をハンマーなどで叩くと、膝が伸展し
て下腿が上がる反応がある。**屈曲反射**
には、熱いものに手が触れたり、尖っ
た石などを踏んだ場合などに、手や足
をさっと引っ込める反射がある。

問42　正解（4）

(1) ○　**騒音性難聴**は主に、職場で工場
の機械音や工事音などの騒音にさらさ
れることで起こる。85dB 以上の音を
聞く場合、音の大きさと聞いている時
間に比例して、有毛細胞が傷つき、壊
れてしまい、音を感じ取りにくくなる。
参照！厚生労働省 e- ヘルスネット

(2) ○　外耳と中耳は音の振動を伝える
伝音系の器官であり、内耳は振動を電
気信号に変換する感音系の器官である。

(3) ○　内耳は、耳の最深部の骨壁に囲
まれた部分であり、聴覚をつかさどる
蝸牛と、平衡感覚をつかさどる前庭と
半規管の３つの部分からなっている。

(4) ×　前庭には球形嚢と卵形嚢があり、
それぞれに有毛細胞がある。この有毛
細胞の上に耳石が乗っていて、身体の
傾きとともに、耳石も重力の方向へ傾
くことで、身体の傾きを感知すること
ができる。三半規管はリンパ液で満た
されており、身体の動きに合わせてリ
ンパ液が流れることで身体の回転を感
知することができる。

(5) ○　鼓室の内圧は通常は外気圧と等
しく保たれているが、中耳の中の気圧
と外気圧が異なった場合には、鼓膜が
鼓室側に押し込まれたり、外耳道側に
押し出されて、音が聞こえにくくなる
ことがある。

問43　正解（1）

(1) ×　ストレッサーとは、ストレス状
態を引き起こす外的・内的要因のこと

である。その強弱にかかわらず、自律神経系と内分泌系を介して、<u>心身の活動を抑圧ではなく緊張状態（促進）にする</u>。

(2) ○ ストレス反応には、心理面、身体面、行動面のさまざまな反応がある。ノルアドレナリン、アドレナリンなどのカテコールアミンや副腎皮質ホルモンが深く関与している。

(3) ○ 昇進や昇格といった職場での立場や環境の変化は、大きなストレスの原因となる。

(4) ○ 職場における人間関係だけでなく、騒音、気温、湿度、悪臭などの職場環境もストレスの原因となることがある。

(5) ○ ストレスにより、さまざまな精神的、身体的症状がみられるが、高血圧症、狭心症、十二指腸潰瘍などの疾患を招くこともある。

問44 正解（4）

(1) ○ ガストリンには、胃の粘膜から分泌されて胃酸の分泌を促進する働きがある。

(2) ○ アルドステロンとは、副腎皮質から分泌されるホルモンの一種であり、体液中の塩類バランスを調節する機能がある。

(3) ○ パラソルモンは、副甲状腺から分泌されるホルモンの一種であり、血液中のカルシウムの濃度を上昇させる働きがある。

(4) × コルチゾールとは、<u>膵臓ではなく副腎皮質から分泌されるホルモンの一種であり、炭水化物、脂肪、蛋白の代謝を制御する働きがある</u>。

(5) ○ 副腎皮質刺激ホルモンは、下垂体前葉から分泌されて副腎皮質に働き、副腎皮質ホルモンの生合成と分泌を促すホルモンである。

●体温調整のしくみ

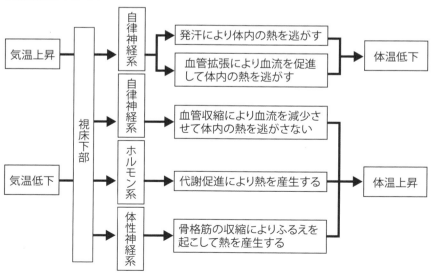

令和5年4月　公表試験問題の解答・解説

関係法令（有害業務に係るもの）

問1　正解（5）

(1) ×　常時1,000人以上の労働者を使用する事業場又は深夜業を含む業務、ボイラー製造等強烈な騒音を発する場所における業務等の一定の業務に常時500人以上の労働者を従事させる事業場にあっては、その事業場に専属の産業医を選任することとされているが、この事業場では合わせて430人であり対象外となる。**注意！**常時1,000人以上、または、500人を超える一定の事業場では産業医は専属。**参照！**安衛法13条1項、安衛則13条1項2号ヌ

(2) ×　常時使用する労働者数が800人の製造業の事業場であり、衛生管理者は3人でよい。**注意！**500人を超え1,000人以下の規模では衛生管理者は3人以上。**参照！**安衛法12条1項、安衛則7条1項4号

(3) ×　2人以上の衛生管理者を選任する場合は、うち1人は専属でなくともよく、3人の場合は2人が専属となる。**注意！**衛生管理者と労働衛生コンサルタントは別の資格。**参照！**安衛法12条1項、安衛則7条1項2号・10条3号

(4) ×　強烈な騒音を発する場所における業務に常時30人が従事している事業場であり、衛生工学衛生管理者の選任義務はない。**注意！**多量の高温物体を取り扱う業務など一定の業務に、常時30人以上が従事する事業場では選任義務があるが、強烈な騒音を発する場所における業務は含まれていない。**参照！**安衛法12条1項、安衛則7条

1項6号、労働基準法施行規則18条

(5) ○　専任の衛生管理者が必要とされるのは、常時500人を超える労働者を使用する事業場で、坑内労働又は労働基準法施行規則第18条各号に掲げる業務に常時30人以上の労働者を従事させる事業場であり、強烈な騒音を発する場所における業務に常時30人が従事しているこの事業場は対象となる。**参照！**安衛法12条1項、安衛則7条1項5号ロ、労働基準法施行規則18条

問2　正解（5）

(1)、(2)、(3)、(4) ×　**A**潜水作業、**B**セメントを袋詰めする作業については、いずれも作業主任者の選任は義務付けられていない。**参照！**安衛令6条各号

(5) ○　**C**硫酸を用いて行う洗浄の作業は特定化学物質（硫酸）を取り扱う作業に、**D**石炭を入れてあるホッパーの内部における作業は、酸素欠乏危険場所における作業に該当し、いずれも作業主任者を選任すべき作業となる。**参照！**安衛令6条18・21号、別表第六第5号

問3　正解（3）

(1) ×　石綿等が使用されている建築物の解体等の作業に係る業務は、特別教育を必要とする業務である。**参照！**安衛法59条3項、安衛則36条37号、石綿障害予防規則4条1項

(2) ×　高圧室内作業に係る業務は、特別教育を必要とする業務である。**参照！**安衛法59条3項、安衛則36条

24号の2

(3) ○ 有機溶剤等を用いて行う接着の業務については、特別教育を必要とする業務とはされていない。**参照!**安衛法59条3項、安衛則36条各号

(4) × 廃棄物の焼却施設において焼却灰を取り扱う業務は、特別教育を必要とする業務である。**参照!**安衛法59条3項、安衛則36条36号

(5) × エックス線装置による透過写真の撮影の業務は、特別教育を必要とする業務である。**参照!**安衛法59条3項、安衛則36条28号

問4 正解（5）

(1) × 塩化水素については、局所排気装置の設置は義務付けられていない。**注意!**塩化水素は、特定化学物質の第三類物質であり、有機溶剤中毒予防規則の対象ではない。**参照!**有機溶剤中毒予防規則

(2) × アーク溶接を行う屋内作業場に設けた全体換気装置は、定期自主検査の対象とはなっていない。**注意!**アーク溶接作業では呼吸用保護具の使用と保守管理が定められている。**参照!**粉じん障害防止規則

(3) × エタノールは、有機溶剤または特定化学物質のいずれでもないことから、局所排気装置の設置、定期自主検査の実施は義務付けられていない。

(4) × アンモニアを使用する屋内作業場所に設けたプッシュプル型換気装置は、定期自主検査の対象とはなっていない。**注意!**アンモニアは、特定化学物質の第三類物質であり、有機溶剤中毒予防規則の対象ではない。**参照!**有機溶剤中毒予防規則

(5) ○ トルエンは第二種有機溶剤であり、蒸気の発散源を密閉する設備、局所排気装置又はプッシュプル型換気装置を設けなければならず、定期自主検査の実施が義務付けられている。**参照!**有機溶剤中毒予防規則第1条第4号イ・第5条・第20条

問5 正解（4）

(1) ○ 作業場所に設けた局所排気装置について、囲い式フードの場合は、0.4m/sの制御風速を出し得る能力を有するものとされている。**参照!**有機溶剤中毒予防規則16条1項

(2) ○ 第二種有機溶剤等の容器の区分の色分けは黄色となる。**注意!**赤色は第一種、青色は第三種となる。**参照!**有機溶剤中毒予防規則25条2項

(3) ○ 事業者は、屋内作業場等において有機溶剤業務に労働者を従事させるときは、①有機溶剤により生ずるおそれのある疾病の種類及びその症状、②有機溶剤等の取扱い上の注意事項、③有機溶剤による中毒が発生したときの応急処置を、見やすい場所に掲示しなければならないとされている。**参照!**有機溶剤中毒予防規則25条1項

(4) × 作業に常時従事する労働者に対し、6か月以内ごとに1回、定期に、特別の項目について医師による健康診断を行い、その結果に基づき作成した有機溶剤等健康診断個人票は5年間保存しなければならないとされている。**参照!**有機溶剤中毒予防規則29条・30条

(5) ○ 事業者は、労働者が有機溶剤により著しく汚染され、又はこれを多量に吸入したときは、速やかに、当該労働者に医師による診察又は処置を受けさせなければならないとされている。**参照!**有機溶剤中毒予防規則34条の4

問 6 正解（2）

(1) ○　酸素欠乏とは、空気中の酸素の濃度が18％未満である状態をいうと定義されている。参照！酸素欠乏症等防止規則2条

(2) ×　海水が滞留したことのあるピットの内部における作業は、酸素欠乏症及び硫化水素中毒の恐れがある第二種酸素欠乏危険作業に該当する。作業にあたっては、酸素欠乏・硫化水素危険作業主任者技能講習を修了した者のうちから、酸素欠乏危険作業主任者を選任しなければならないとされている。参照！安衛法14条、安衛令6条21号、別表第6第3の3号、酸素欠乏症等防止規則11条

(3) ○　第一種酸素欠乏危険作業を行う作業場については、作業開始前に酸素の濃度測定が義務付けられている。参照！安衛法65条、安衛令21条9号、酸素欠乏症等防止規則3条

(4) ○　純酸素は有毒であり、酸素中毒の危険性があることから、換気に純酸素を使うことは禁止されている。参照！酸素欠乏症等防止規則5条

(5) ○　事業者は、し尿、腐泥、汚水、パルプ液その他腐敗し、若しくは分解しやすい物質を入れてあり、もしくは入れたことのあるポンプ、配管等またはこれらに附属する設備の改造、修理、清掃等を行う場合には、これらの設備を分解する作業に労働者を従事させるときは、硫化水素中毒の防止について必要な知識を有する者のうちから指揮者を選任し、その者に当該作業を指揮させる等、一定の措置を講じなければならないとされている。参照！酸素欠乏症等防止規則25条の2

問 7 正解（5）

(1) ○　じん肺法において、じん肺管理区分の「管理一」は、じん肺健康診断の結果、「じん肺の所見がないと認められるもの」とされている。参照！じん肺法4条2項

(2) ○　じん肺法において、じん肺管理区分の「管理二」は、じん肺健康診断の結果、「エックス線写真の像が第一型で、じん肺による著しい肺機能の障害がないと認められるもの」とされている。参照！じん肺法4条2項

(3) ○　事業者は、常時粉じん作業に従事する労働者で、じん肺管理区分が「管理二」又は「管理三」であるものについては、1年以内ごとに1回、定期的に、じん肺健康診断を行わなければならないとされている。参照！じん肺法8条1項

(4) ○　都道府県労働局長は、エックス線写真及び、じん肺健康診断の結果を証明する書面が提出されたときに、地方じん肺診査医の診断又は審査により、じん肺管理区分を決定するものとされている。参照！じん肺法12・13条

(5) ×　じん肺法において、じん肺管理区分が「管理四」と決定された者及び合併症にかかっていると認められる者は、療養を要するものとされている。参照！じん肺法23条

問 8 正解（1）

(1) ×　事業者は、硫化水素濃度が百万分の十（10ppm）を超える場所に関係者以外の者が立ち入ることについて、禁止する旨を見やすい箇所に表示することその他の方法により禁止するとともに、表示以外の方法により禁止したときは、当該場所が立入禁止である旨を見やすい箇所に表示しなければなら

ないとされている。**参照!**安衛則585
条1項4号

(2) ○ 事業者は、強烈な騒音を発する屋内作業場においては、その伝ぱを防ぐため、隔壁を設ける等必要な措置を講じなければならないとされている。**参照!**安衛則584条

(3) ○ 事業者は、屋内作業場に多量の熱を放散する溶融炉等があるときは、加熱された空気を直接屋外に排出し、又はその放射するふく射熱から労働者を保護する措置を講じなければならないとされている。**参照!**安衛則608条1項

(4) ○ 事業者は、病原体により汚染された排気、排液又は廃棄物については、消毒、殺菌等適切な処理をした後に、排出し、又は廃棄しなければならないとされている。**参照!**安衛則581条

(5) ○ 事業者は、著しく暑熱、寒冷又は多湿の作業場、有害なガス、蒸気又は粉じんを発散する作業場その他有害な作業場においては、作業場外に休憩の設備を設けなければならない。ただし、坑内等特殊な作業場でこれによることができないやむを得ない事由があるときは、この限りでないとされている。**参照!**安衛則614条

問9 正解 (1)

(1) × 鉛ライニングの業務を行う屋内作業場における空気中の鉛の濃度の測定を行う屋内作業場における空気中の鉛の測定は、鉛中毒予防規則52条第1項により、<u>1年以内ごとに1回行うことが義務付けられている</u>。**参照!**安衛法65条1項、安衛令21条8号、鉛中毒予防規則52条・別表第4第7号

(2) ○ 動力により駆動されるハンマーを用いる金属の鍛造又は成型の業務を

行う屋内作業場とは、著しい騒音を発する屋内作業場で、厚生労働省令で定めるものであり、これについては、6か月以内ごとに1回、定期に、等価騒音レベルを測定しなければならないとされている。**参照!**安衛法65条1項、安衛令21条3号、安衛則588条3号・590条

(3) ○ 第1種及び第2種有機溶剤を用いて行う有機溶剤業務を行う屋内作業場では、6か月以内ごとに1回、定期に、当該有機溶剤の濃度を測定しなければならないとされている。**参照!**安衛法65条1項、安衛令21条10号・別表第6の2、有機溶剤中毒予防規則28条

(4) ○ 通気設備が設けられている坑内の作業場では、半月以内ごとに1回の通気量の測定が義務付けられている。**参照!**安衛法65条1項、安衛令21条4号、安衛則589条3号・603条1項

(5) ○ 溶融ガラスからガラス製品を成型する業務とは、暑熱、寒冷又は多湿の屋内作業場として厚生労働省令で定めるものであり、半月以内ごとに1回、定期に、当該屋内作業場における気温、湿度及びふく射熱を測定しなければならないとされている。**参照!**安衛法65条1項、安衛令21条2号、安衛則587条8号・607条1項

問10 正解 (4)

(1) ○ 多量の低温物体を取り扱う業務及び著しく寒冷な場所における業務は、満18歳に満たない者を就かせてはならない業務とされている。**参照!**労働基準法62条、年少者労働基準規則8条37号

(2) ○ 使用者は、妊娠中の女性及び産後1年を経過しない女性(以下「妊産

婦」という。）を、重量物を取り扱う業務、有害ガスを発散する場所における業務その他妊産婦の妊娠、出産、哺育等に有害な業務に就かせてはならないとされており、異常気圧下における業務も含まれる。 参照! 労働基準法64条の3、女性労働基準規則2条23号

(3) ○ 著しく暑熱な場所における業務などの一定の業務については、産後1年を経過しない女性が当該業務に従事しない旨を使用者に申し出た場合には、これに就かせてはならないとされている。 参照! 労働基準法64条の3、女性労働基準規則2条1項20号・2項

(4) × 使用者は、妊娠中の女性及び産後1年を経過しない女性（以下「妊産婦」という）を、重量物を取り扱う業務、有害ガスを発散する場所における業務その他妊産婦の妊娠、出産、哺育等に有害な業務に就かせてはならないとされている。さく岩機、鋲打機等身体に著しい振動を与える機械器具を用いて行う業務については、本人からの申し出に関わらず禁止されている。 参照! 労働基準法64条の3、女性労働基準規則2条1項24号・2項

(5) ○ 多量の低温物体を取り扱う業務には満18歳に満たない者を就かせてはならないとされているが、満18歳以上で産後1年を経過した女性については禁止されていない。 参照! 労働基準法64条の3、女性労働基準規則2条

労働衛生（有害業務に係るもの）

問11 正解（5）

(1)、(2)、(3)、(4) × 化学物質等による疾病のリスクの低減措置を検討す

る場合、「化学物質等による危険性又は有害性等の調査等に関する指針」では、その優先順位は、ア～エの順に4段階で示されている。（1）～（5）の各選択肢をこれに当てはめると「（1）化学物質等に係る機械設備等の密閉化＝イ」「（2）化学物質等に係る機械設備等への局所排気装置の設置＝イ」「（3）作業手順の改善＝ウ」「（4）化学物質等の有害性に応じた有効な保護具の使用＝エ」「（5）化学反応のプロセス等の運転条件の変更＝ア」となり、選択肢（5）が最も優先度が高い。 参照! 化学物質等による危険性又は有害性等の調査等に関する指針

(5) ○ 上記記述を参照。

問12 正解（3）

(1) × 塩化ビニルは、エチレンの一塩素化物で無色可燃性の気体である。塩化ビニル樹脂、塩化ビニリデン樹脂などの原料となる。

(2) × ジクロロベンジジンは、常温では灰色から紫色の結晶であり、燃焼すると分解し、有毒の煙を生じるが、蒸気ではない。

(3) ○ アクリロニトリルは、引火性の高い液体及び蒸気であり、吸入すると生命に危険が及ぶ。

(4) × エチレンオキシドは、エチレンを酸化して得られる、常温では芳香のある無色の液体である。

(5) × 二酸化マンガンは、常温で黒色または茶色の固体であり、強い酸化作用をもっている。

問13 正解（2）

(1) × 酸素中毒とは、高分圧の酸素を長時間吸入したときに現れる中毒症状である。活性酸素は、呼吸に必要な酸

素から発生する物質であり、身体の免疫機能を維持する一方、増え過ぎると脳神経に影響を与えるなどの影響がある。

(2) ○　**一酸化炭素中毒**とは、一酸化炭素に起因する中毒症状である。火鉢やガスコンロの不完全燃焼、不適切使用などで起こるが、減圧によって起きるものではない。軽度であれば頭痛や吐き気、視力障害、重度であれば痙攣や意識障害などに陥る。

(3) ×　**炭酸ガス（二酸化炭素）中毒**では、中枢神経が麻痺し、呼吸停止状態に陥り、死に至る場合もある。潜水作業などの高圧化では圧縮空気が濃くなり、二酸化炭素の蓄積により二酸化炭素中毒が起きる場合もある。

(4) ×　**窒素酔い**とは、高圧下での空気ボンベを使用した潜水時等に、ボンベ中の窒素が血液中に溶け込み、酒に酔ったような症状が現れるものである。

(5) ×　**減圧症**とは、潜水時等に高まった体の周囲の圧力が、潜水後、急激に低くなった際に、血液や関節内に窒素の気泡（窒素ガス）が生じるものである。

問14　正解（4）

(1)、(2) ×　有機溶剤は揮発性が高く、その蒸気は空気よりも重い。また、高脂溶性であり、機械油やゴム、動植物の脂肪などをよく溶かす性質があるが、水溶性は低い。皮膚、粘膜、肺から簡単に吸収されて、脳の組織を含めた脂肪組織と親和性があることから、脳に損傷を与える恐れがある。

(3) ×　ノルマルヘキサンは、油脂の洗浄や抽出に使われる。吸入するとめまい、頭痛、吐き気、皮膚につくと皮膚の乾燥、発赤、痛みなどを生じるが、

白血病や皮膚がんの発症は認められていない。

(4) ○　二硫化炭素は、無色、または淡黄色の液体で、吸入すると呼吸麻痺を起こし、精神障害を起こすことがある。

(5) ×　N, N-ジメチルホルムアミドは、無色透明の液体で、皮膚や目、粘膜を強く刺激し、頭痛、消化不良、肝機能障害などを引き起こすが、視力低下を伴う視神経障害は引き起こさない。

問15　正解（3）

(1) ○　可聴周波数帯域は $20Hz$ 〜 $20,000Hz$ だが、ほとんどの人はこれより狭く、年齢を重ねるにつれて上限と下限が狭まる傾向がある。

(2) ○　**音圧レベル**とは、騒音計で測定して得られるデシベル数であり、騒音の大きさを表すものである。単位記号としてデシベル（dB）を用い、基準音圧（0dB）は $20\mu Pa$ である。

(3) ×　**等価騒音レベル**とは、時間的に大きく変動する騒音レベルを評価するためのものであり、1日や1時間などの測定時間内における騒音エネルギーによる総曝露量を時間平均したものである。

(4) ○　騒音性難聴で障害を受ける音域は、日常会話で使用される音域とは一致しないことから、初期は日常生活に大きな支障をもたらさず、聴力障害に気づかないまま難聴が進行することが多い。

(5) ○　長期間騒音に暴露されることで徐々に進行する難聴が、騒音性難聴である。騒音により、内耳の蝸牛の膜が破れたり、血流が滞ったり、有毛細胞の毛が傷つくことなどで発生する。

問16 正解（1）

(1) ○ レイノー現象などの末梢循環障害や、手指のしびれ感などの末梢神経障害がみられるのは局所振動障害であり、関節痛などの筋骨格系障害がみられるのは、全身振動障害である。

(2) × じん肺は鉱山や建築物の壁などの粉じんを長期間吸い込むことによって、吸い込んだ粒子の毒性やアレルギーなどによって肺が損傷を受けて起きるものである。病状が進行すると咳・痰・息切れといった症状が出現する。**珪肺症（けい肺）とは、鉄やアルミニウムではなく、シリカ（石英）の粉塵を、石綿肺とはアスベストを吸い込んだことが原因の病気である。**

(3) × **金属熱**とは、亜鉛、銅その他の金属の溶解時などに発生する<u>ヒューム（金属蒸気の凝集物）を吸入した後に発生するものであり、高温環境により</u>体温調節中枢が麻痺することによるものではない。悪寒、発熱、関節痛などの症状がみられる。

(4) × <u>電離放射線による造血器障害は、**確定的影響**に分類されており、被ばく線量の増加がしきい値を超えると障害が発生して、被ばく線量に応じて増加する。一方で、放射線防護においては、**確率的影響**にはしきい線量（しきい値）はないと仮定されている。

(5) × 脳への血液の流れが少なくなることにより発生するのは、**熱虚脱**であり、全身倦怠や脱力感を覚え、めまいから意識混濁し、昏倒することもある。**注意！熱痙攣**は、大量の発汗による塩分喪失に対して、これを補給しなかったことによって起こるものである。

問17 正解（2）

(1) × 塩素による中毒では、肺水腫や呼吸困難などを引き起す。<u>造血機能の障害がみられるのは、塩素ではなくベンゼンによる中毒である。</u>

(2) ○ シアン化水素は、揮発性が高く、吸入すると、頭痛、めまい、呼吸麻痺を起こす。また、燃焼すると、一酸化炭素、窒素酸化物などの有毒で腐食性の気体を生成する。

(3) × 弗化水素は、透過性が高く、慢性中毒では、骨の硬化や斑状歯がみられるが、<u>脳神経細胞が侵されて、幻覚、錯乱などの精神障害が起きる例はみられない。</u>

(4) × 酢酸メチルについての危険有害性情報では、呼吸器への刺激、眠気、めまい、視神経の障害などがあるが、<u>微細動脈瘤を伴う脳卒中はみられない。</u>

(5) × 二酸化窒素による慢性中毒では、呼吸困難、肺水腫などがあるが、<u>骨の硬化、斑状歯などはみられない。</u>

問18 正解（3）

(1) ○ 防じんマスクは固体粒子を対象としており、有害な蒸気・ガスに対しての効果はないが、防じんマスクの種類によってはヒュームに対しても一定の効果がある。防じん機能を有する防毒マスクの選択は適切といえる。

(2) ○ 防毒マスクの吸収缶の色は、一酸化炭素用は赤色で、有機ガス用は黒色とされている。参照！平成2年労働省告示第68号「防毒マスクの規格」8条5項・表

(3) × 送気マスクは、<u>清浄な空気をパイプ、ホースなどにより作業者に供給する呼吸用保護具である。自給式呼吸器とは、ボンベに充てんされた清浄空気を作業者に供給する空気呼吸器である。

(4) ○ 遮光保護具には、遮光度番号が

定められており、溶接作業などの作業の種類に応じて適切な遮光度番号のものを使用しなければならない。（参照！）昭和56年12月16日基発第773号「しゃ光保護具の使用について」

(5) ○ 騒音作業における防音保護具として、耳覆い（イヤーマフ）と耳栓のどちらを選ぶかは、作業の性質や騒音の特性で決める。非常に強烈な騒音に対しては、両者の併用も有効とされている。（参照！）令和5年4月20日基発0420第7号「騒音障害防止のためのガイドラインの改訂について」別添解説4

問19 正解（5）

(1)、(2)、(3)、(4) × 一定の有害な業務に常時従事する労働者等に対しては、原則として、雇入れ時、配置替えの際及び6月以内ごとに1回、特別の健康診断を実施しなければならないとされている。正しくは「特殊健康診断において有害物の体内摂取量を把握する検査として生物学的モニタリングがあり、スチレンについては、尿中の［A　マンデル酸］及びフェニルグリオキシル酸の総量を測定し、［B　鉛］については、［C　尿］中のデルタアミノレブリン酸を測定する。」となる。

(5) ○ 上記記述を参照。

問20 正解（3）

(1) × ダクトの形状には円形、角形などがあるが、その断面積を小さくするほど、ダクトの圧力損失が増大する。（注意！）ダクトの断面積を大きくするほど、圧力損失は減少する。

(2) × フード開口部の周囲にフランジがあると、フランジがないときに比べ、気流の整流作用が増して、必要な効果

を得るための排風量は少なくなり、効率がよくなる。

(3) ○ キャノピ型フードは、もともとある気流（例えば熱気流など）を気流の先で受け止めるものであり、吸引力自体は弱いといえる。

(4) × スロット型フードは、発散源の外側にスロット型のフードを取り付けたものであり、外付け式のフードに分類される。

(5) × 空気清浄装置を付設する局所排気装置を設置する場合、排風機は、一般に排気ダクトと空気清浄装置の間に設ける。（注意！）吸引ダクトと空気清浄装置の間に設けると、排気能力が低下するなどのトラブルの原因となる。（参照！）有機溶剤中毒予防規則15条

関係法令（有害業務に係るもの以外のもの）

問21 正解（3）

(1)、(2)、(4)、(5) × 林業、建設業、運送業及び清掃業については、常時100人以上の労働者を使用する事業場には総括安全衛生管理者の選任が義務付けられている。（参照！）安衛法10条1項、安衛令2条1号

(3) ○ 燃料小売業については、常時300人以上の労働者を使用する事業場には総括安全衛生管理者の選任が義務付けられているが、労働者数が常時100人の事業場は対象外である。（参照！）安衛法10条1項、安衛令2条2号

問22 正解（4）

(1) × 衛生委員会の議長となる委員は、原則として、総括安全衛生管理者又は総括安全衛生管理者以外の者で事業場

においてその事業の実施を<u>統括管理す</u><u>るもの若しくはこれに準ずる者</u>のうちから事業者が指名した者とされている。(参照!)安衛法 17 条・18 条

(2) ×　産業医のうち衛生委員会の委員として指名することができるのは、<u>産業医のうちから事業者が指名した者</u>であり、専属であるか否かは問われていない。(参照!)安衛法 18 条 2 項 3 号

(3) ×　事業場に専属ではない労働衛生コンサルタントを、衛生委員会の委員として指名することは<u>禁止されていない</u>。(参照!)安衛法 18 条 2 項

(4) ○　事業者は、当該事業場の労働者で、作業環境測定を実施している作業環境測定士であるものを衛生委員会の委員として指名することができるとされている。(参照!)安衛法 18 条 3 項

(5) ×　事業者は、安全委員会、衛生委員会又は安全衛生委員会を毎月 1 回以上開催し、開催の都度、委員会の意見及び当該意見を踏まえて講じた措置の内容、委員会における議事で重要なものを記録し、これを<u>3 年間保存しなければならない</u>とされている。(参照!)安衛則 23 条 4 項

問23 正解（4）

(1) ○　胸部エックス線検査については、1 年以内ごとに 1 回、定期に行うことでよいとされている。(参照!)安衛則 13 条 1 項 2 号ヌ・44 条 1 項 4 号・45 条 1 項

(2) ○　常時使用する労働者を雇い入れるときは、医師による健康診断を行わなければならないが、聴力検査は 1,000 Hz 及び 4,000 Hz の音に係る聴力とされている。(参照!)安衛則 43 条 3 号

(3) ○　雇入時の健康診断においては、

医師の健康診断を受けたのち、3 か月を経過しない者を雇い入れる場合は、相当する診断項目を省略できる。(参照!)安衛則 43 条

(4) ×　事業者は、法に定める健康診断を受けた労働者に対し、<u>遅滞なく、当</u><u>該健康診断の結果を通知しなければな</u><u>らない</u>とされているが、「3 か月以内」とはされていない。(参照!)安衛則 51 条の 4

(5) ○　事業者は、健康診断の結果に基づき、健康診断個人票様式第 5 号を作成して、これを 5 年間保存しなければならないとされている。定期健康診断も含まれる。(参照!)安衛則 51 条

問24 正解（1）

(1) ○　面接指導の対象となる労働者の要件は、原則として、休憩時間を除き 1 週間当たり 40 時間を超えて労働させた場合における、その超えた時間が 1 か月当たり 80 時間を超え、かつ、疲労の蓄積が認められる者とされている。(参照!)安衛法 66 条の 8、安衛則 52 条の 2 第 1 項

(2) ×　事業者は、面接指導を実施するため、タイムカードによる記録等の客観的な方法その他の適切な方法により、労働者の労働時間の状況を把握しなければならないとされており、<u>監督又は</u><u>管理の地位にある者を除く</u>とはされていない。(参照!)安衛法 66 条の 8 の 3、安衛則 52 条の 7 の 3

(3) ×　面接指導の実施者は、医師、保健師又は厚生労働大臣が定める研修を修了した歯科医師、看護師、精神保健福祉士、公認心理師とされており、<u>当</u><u>該事業場の産業医に限る</u>とはされていない。(参照!)安衛法 66 条の 8、安衛則 52 条の 10

(4) × 事業者は、労働者から面接指導の申出があったときは、3か月以内ではなく、**遅滞なく**面接指導を行わなければならないとされている。参照！安衛法66条の10第3項、安衛則52条の16

(5) × 事業者は、法に定める面接指導の結果に基づき、当該面接指導の結果の記録を作成して、これを**5年間保存しなければならない**とされている。参照！安衛法66条の8、安衛則52条の6第1項

問25 正解（1）

(1) ○ 労働安全衛生法に基づく心理的な負担の程度を把握するための検査の実施者は、医師及び保健師の他、所定の研修を修了した「B歯科医師、看護師、精神保健福祉士又はA公認心理師」とされている。参照！安衛法66条の10、安衛則52条の10

(2)、(3)、(4)、(5) × 上記記述を参照。

問26 正解（4）

(1) × 災害その他避けることのできない事由によって、臨時の必要がある場合においては、使用者は、行政官庁の許可を受けて、その必要の限度において労働時間を延長し、又は休日に労働させることができるとされている。参照！労働基準法33条

(2) × 使用者は、労働時間が6時間を超える場合においては少なくとも45分、8時間を超える場合においては少なくとも1時間の休憩時間を労働時間の途中に与えなければならないと定められている。参照！労働基準法34条1項

(3) × 監督若しくは管理の地位にある者又は機密の事務を取り扱う労働者については、労働時間に関する規定は適用されない。所轄労働基準監督署長の許可を受けなければならないとはされていない。参照！労働基準法41条

(4) ○ 清算期間とは、労働契約上、労働者が労働すべき時間を定める期間のことであり、フレックスタイム制では最長3か月以内とされている。参照！労働基準法32条の3第1項第2号

(5) × 時間外・休日労働をさせることはできないとされているのは、**満18歳**に満たない者である。参照！労働基準法32条・60条

問27 正解（4）

(1)、(2)、(3)、(5) × 1週間の所定労働時間が30時間未満の労働者の場合には、労働基準法39条の年次有給休暇は適用されず、別に厚生労働省令で定められている。1週間の所定労働日数が通常の労働者の週所定労働日数に比べて相当程度少ないものとして厚生労働省令で定める日数は、週4日以下、もしくは1年間の所定労働日数216日以下とされており、労働日数、継続勤務期間に応じて、与えられる年次有給休暇日数が定められている。週所定労働日数4日、雇入れの日から起算して4年6か月継続勤務し、かつ直前の1年間に全労働日の8割以上出勤した労働者の場合には、年次有給休暇は12日とされている。参照！労働基準法39条1～3項、労働基準法施行規則24条の3

(4) ○ 上記記述を参照。

労働衛生（有害業務に係るもの以外のもの）

問28 正解（4）

(1)、(2)、(3)、(5) ○　指針では、「**A** メンタルヘルスケアは、中長期的視点に立って、継続的かつ計画的に行われるようにすることが重要」であり、「**A** 心の健康づくり計画は、各事業場における労働安全衛生に関する計画の中に位置付けることが望ましい」としている。セルフケアとは、「**D** 労働者自身がストレスに気づき、これに対処するための知識、方法を身につけ、それを実施することが重要」としている。 参照! 労働者の心の健康の保持増進のための指針

(4) ×　指針では「**B** 事業者は、衛生委員会又は安全衛生委員会において十分調査審議を行い、具体的な実施事項等についての基本的な計画を策定・実施する」としている。また、4つのメンタルヘルスケアとは、「**C** セルフケア、ラインによるケア、事業場内産業保健スタッフ等によるケア、事業場外資源によるケア」としている。 参照! 労働者の心の健康の保持増進のための指針

問29 正解（2）

(1) ×　ガイドラインでは、喫煙専用室の出入口において、室外から室内に流入する空気の気流が、0.2m/s 以上であることとされている。 参照! 職場における受動喫煙防止のためのガイドライン別紙（1）ア（ア）

(2) ○　ガイドラインでは、出入口において、室外から室内に流入する空気の気流を6か月以内ごとに1回測定することとはされていない。

(3) ×　ガイドラインでは、喫煙専用室

のたばこの煙が室内から室外に流出しないよう、喫煙専用室は、壁、天井等によって区画されていることとされている。 参照! 上記ガイドライン別紙（1）ア（イ）

(4) ×　ガイドラインでは、喫煙専用室のたばこの煙が屋外又は外部の場所に排気されていることとされている。 参照! 上記ガイドライン別紙（1）ア（ウ）

(5) ×　ガイドラインでは、喫煙専用室の出入口の見やすい箇所に必要事項を記載した標識を掲示することとされている。 参照! 上記ガイドライン3（2）エ

問30 正解（1）

(1) ×　**正規分布**とは、左右対称で平均を中心に左右に裾野を持つ富士山のような形だが、生体から得られたある指標が、この正規分布という型をとって分布する場合、そのバラツキの程度は、分散や標準偏差によって表される。

(2) ○　集団を比較する場合、調査の対象とした項目のデータの平均値が等しくても、分散が異なっていれば、両者は異なった特徴をもつ集団であると評価される。

(3) ○　**静態データ**とは、特定時点における特定集団に関するデータであり、例えばある時点の日本の人口などである。**有所見率**とは、健康診断を受けた人のうち、異常や疑いがある人の割合を表す数値であり、静態データである。

(4) ○　ある事象と健康事象との間に、例えば、統計上、一方が多いと他方も多いという相関関係が認められた場合であっても、必ずしも両者の間に因果関係があるとはいえない。

(5) ○ **計数データ**とは、健康診断において、対象人数、受診者数などの個数のデータ、**計量データ**とは、身長、体重などの連続的な量のデータである。

問31 正解（2）

(1) ○ 出血性の脳血管障害とは、脳の中の血管が破れて、脳の内部で出血した状態をいう。くも膜下出血、脳梗塞、脳出血を併せて**脳卒中**と呼んでいる。

(2) × 脳血管自体の動脈硬化性病変により血管が詰まるのが**脳血栓症**、心臓や動脈壁の血栓などが剥がれて脳に運ばれて脳血管を閉塞するのが**脳塞栓症**である。

(3) ○ **高血圧性脳症**とは、急激な異常高血圧によって引き起こされる脳への障害を指し、直ちに血圧を下げる処置が必要とされる。

(4) ○ **虚血性心疾患**は、動脈硬化や血栓などで心臓の冠動脈が閉塞したりして心筋に血液がいかなくなる狭心症と、血管内のプラークが破れて血管内に血栓ができて、冠動脈が急激に閉塞して心筋が壊死に陥る心筋梗塞に大別される。

(5) ○ **運動負荷心電図検査**とは、運動で心臓に一定の負荷をかけて心臓の筋肉の変化を観察するものである。心電図に異常が認められた場合には、狭心症・心筋梗塞などの虚血性心疾患、不整脈をともなう病気などが疑われる。

問32 正解（3）

(1) ○ **黄色ブドウ球菌**が産生した食品中のエンテロトキシンによって引き起こされるのが、ブドウ球菌食中毒である。

(2) ○ **サルモネラ菌**による胃腸疾患の症状は主に急性胃腸炎であり、下痢、腹痛、嘔吐、発熱などが起きる。

(3) × **腸炎ビブリオ菌**は、好塩菌の一種であり、沿岸の海水中や海泥中に存在するが、真水（水道水）の中では増殖しないことから、魚介類は、調理前に流水（水道水）で良く洗うことが必要となる。水温が15℃以上になると活発に活動するが、煮沸すれば瞬時に死滅することから、熱に強いとはいえない。

(4) ○ **ボツリヌス菌**は、缶詰、真空パック食品、魚肉発酵食品などを媒介食品として、酸素のない食品中でも増殖し、毒性の強い神経毒を産生する。

(5) ○ 食品に付着した**ノロウイルス**を死滅させるためには、中心温度85℃〜90℃、90秒以上の加熱が必要とされている。調理器具は、洗剤などで十分に洗浄した後に、熱湯（85℃以上）で1分以上加熱するか、塩素消毒液（塩素濃度200ppm）に浸して消毒する。

問33 正解（4）

(1) ○ 人体には、健康な状態であれば病気にはならない菌も多く存在しており、こうした菌によって起こる感染症を日和見感染という。

(2) ○ 病原体に感染し、潜伏期を過ぎても身体になんらの症状も示さない状態を、不顕性感染という。日本脳炎、赤痢などに見られる。

(3) ○ キャリアとは、病原性のあるウイルスに感染しながら、その後発症することなく、持続的に感染したままの状態にある人のことであり、感染源となって感染症拡大の原因となる。

(4) × 感染している患者が咳やくしゃみ、会話などで放出した飛沫から水分が蒸発し、小さな飛沫核となって長時

間空中を浮遊し、その飛沫核を感受性のある人が吸入することによって感染するのが**空気感染**である。空気感染する感染症には、結核、麻疹、水痘などがある。問題文は**飛沫感染**である。

(5) ○　インフルエンザウイルスには、A型、B型、C型及びD型の4種類がある。このうち人が罹患するのはA型、B型及びC型の3種類であり、A型、D型は、人以外の哺乳類や鳥類にも感染する。

問34 正解（5）

(1) ○　指針には、衛生委員会等の設置義務のない小規模事業場においても、これらの実施に当たっては、労働者等の意見が反映されるようにすることが必要としている。参照！事業場における労働者の健康保持増進のための指針3

(2) ○　事業場内の推進スタッフなどは、健診結果や健康測定結果を踏まえて健康指導の内容を決定し、実施するとしている。参照！上記指針4（2）イ（ロ）

(3) ○　健康保持増進措置は、個々の労働者に対して実施するものと、労働者を集団として捉えて実施するものがある。事業者はそれぞれの措置の特徴を理解したうえで、これらの措置を効果的に組み合わせて健康保持増進対策に取り組むことが望ましいとしている。参照！上記指針2①

(4) ○　健康状態等を客観的に把握できる数値については、例えば、定期健康診断結果や医療保険者から提供される事業場内外の複数の集団間の健康状態を比較したデータ等の活用が考えられるとしている。参照！上記指針5（1）

(5) ×　健康測定とは、健康指導を行うために実施される調査、測定等のことをいい、疾病の早期発見に重点をおいた健康診断を活用しつつ、追加で生活状況調査や医学的検査等を実施するものとしている。参照！上記指針4（2）イ（イ）

労働生理

問35 正解（3）

(1) ×　呼吸運動は、呼吸筋が収縮と弛緩をすることによって胸郭内容積を周期的に増減させることで行われる。胸膜の運動によるものではない。

(2) ×　肺胞内の空気と肺胞を取り巻く毛細血管中の血液との間で行われるガス交換を外呼吸という。肺胞と血液との間のガス交換が**外呼吸**、血液と細胞のガス交換が**内呼吸**である。

(3) ○　成人の呼吸数（正常呼吸）は、通常、1分間に16〜20回であるが、男女間では女性の呼吸数が男性よりも多いといえる。

(4) ×　**チェーンストークス呼吸**とは、呼吸が徐々に増大と減少を繰り返し、最も減弱したときにしばらく停止しているような周期的な異常呼吸である。重症心不全・脳疾患・薬物中毒などでみられるが、喫煙が原因とはされていない。

(5) ×　身体活動時には、血液中の二酸化炭素分圧の上昇などにより延髄にある呼吸中枢が刺激されて、呼吸は深くなり、回数が増加する。窒素分圧の上昇ではない。

問36 正解（1）

(1) ×　心臓の右心房付近にある洞結節（洞房結節）から発生した刺激が回路内を伝わることで、心房と心室が規則

正しく収縮し、血液が心臓から全身に送り出される。

(2) ○ 肺循環では、呼吸運動によって得られた空気から酸素を受け取り、二酸化炭素を受け渡している。

(3) ○ 血液は、心臓を出て全身に回り、毛細血管から心臓に戻ってくる。

(4) ○ 心筋は、心臓壁の大部分を構成しており、心臓拍動のための収縮を行っている。

(5) ○ 冠動脈は、心臓を取り囲むようにして心臓の上に冠のように乗っている血管（動脈）であり、心臓に栄養分を供給している。

問37 正解（2）

(1) ○ Aの前頭葉には前頭連合野、運動連合野、運動野、ブローカ野、嗅覚野があり、思考力の中心的役割などを担っている。

(2) × Bは大脳辺縁系である。海馬、扁桃体、帯状回などの脳組織の複合体であり、本能的行動・情動・自律機能・嗅覚に関連する処理を担っている。小脳の位置は、図では後頭葉の下部にあたる。

(3) ○ Cの後頭葉には視覚野、視覚連合野があり、視覚や色彩の認識をつかさどる機能がある。

(4) ○ Dの延髄は、大脳や小脳と脊髄をつなぐ位置にあり、呼吸中枢や循環器中枢など生命維持に重要な中枢神経が存在している。

(5) ○ 間脳は視床、視床下部、松果体、脳下垂体から構成されており、Eは視床下部である。

問38 正解（1）

(1) ○ マルターゼは、小腸から分泌される炭水化物の分解酵素である。リパーゼは、膵臓から分泌される脂質の分解酵素である。トリプシンは、膵臓から分泌される蛋白質の分解酵素である。

(2) × トリプシンは、炭水化物の分解酵素ではない。アミラーゼは、膵液や唾液に含まれて糖質を分解する消化酵素である。ペプシンは、胃液に含まれる蛋白質の分解酵素である。

(3) × ペプシンは、炭水化物の分解酵素ではない。マルターゼは脂質の分解酵素ではない。トリプシンは、膵臓から分泌される蛋白質の分解酵素である。

(4) × ペプシンは、炭水化物の分解酵素ではない。リパーゼは、膵臓で作られて十二指腸に分泌される脂質の分解酵素である。マルターゼは、蛋白質の分解酵素ではない。

(5) × アミラーゼは、炭水化物の分解酵素である。トリプシンは、脂質の分解酵素ではない。リパーゼは、蛋白質の分解酵素ではない。

問39 正解（5）

(1) ○ 腎臓の皮質にある腎小体では、糸球体から血液中の糖などの蛋白質より小さな分子は、水分とともに濾過されて原尿が生成される。

(2) ○ 腎臓の尿細管では、原尿に含まれる大部分の水分及び身体に必要な成分は血液中に再吸収されて、残りの不必要な成分が尿として生成される。

(3) ○ 腎臓・泌尿器系は、老廃物や余分な水分を体外に排出することで身体を健康に保っている。そのため、尿の色や量などからも、全身の状態を知ることができる。

(4) ○ 尿には、水分と微量の塩素、ナトリウム、カリウム、マグネシウム、リン酸などのイオン、クレアチニン、

尿酸、アンモニア、ホルモンが含まれている。

(5) ×　**尿素窒素**（BUN）とは、血液のなかの尿素に含まれる窒素成分のことであり、血液中の尿素窒素の値が高くなる場合には、腎臓の機能の低下が考えられる。

問40　正解（2）

(1) ○　血液は、液体成分である血漿と、有形成分である血球からなっている。そして、血液の約55％は血漿、残りの約45％は有形成分である。

(2) ×　**アルブミン**は、血漿蛋白の中で約60％を占める蛋白質であり、膠質浸透圧を維持する働きをしており、血管内に水分を保持する役割がある。**グロブリン**は、血液中にアルブミンに次いで多く含まれる蛋白質であり、免疫に関与する役割を担っている。

(3) ○　血球とは、赤血球、白血球、血小板からなっており、その多くは赤血球である。ヘマトクリット値が低いときは、赤血球が少なく貧血の可能性が、ヘマトクリット値が高いときは、脱水症、多血症などが考えられる。

(4) ○　体内を流れている血液は凝固しないが、出血すると血小板の凝集が起こり血栓を作る。次に血液凝固因子が働いてフィブリノーゲンがフィブリンとなり、血小板血栓をおおい固める。

(5) ○　ABO式血液型は、血液型をA型、B型、O型、AB型の4つに分類する最も一般的な分類方法である。血清中の抗体は血液型により違いがあり、A型の血清は抗B抗体をもっている。

問41　正解（3）

(1) ○　遠視では、目に入ってきた光は眼軸が短いため、調節を休ませたとき、網膜の後ろにピントが合うことになる。

(2) ○　化学感覚とは、化学物質が刺激になって生ずる味覚と嗅覚の総称である。味覚は接触化学感覚、嗅覚は遠隔化学感覚ともよばれる。

(3) ×　温度感覚には、高い温度刺激に対して感ずる温覚、低い温度に対して感ずる冷覚の2種があるが、一般に冷覚の方が温覚よりも鋭敏といえる。

(4) ○　深部感覚とは、骨・筋・腱・関節・靭帯に対する接触刺激や、これらの運動から起こる感覚のことである。運動感覚、振動覚、骨膜・筋・腱などに強い圧迫や刺激が加わって生じる痛みの感覚（深部痛覚）に分けられる。

(5) ○　鼓膜の後ろにある鼓室は、耳管でつながっているが、普段は閉じたままの閉鎖空間であり、内圧は外気圧と等しく1気圧になっている。

問42　正解（5）

(1) ○　**抗原**とは免疫応答を引き起こす物質のことであり、体内に侵入したウイルスや細菌、異物などのことである。

(2) ○　抗原には、蛋白質、糖質、脂質だけでなく、人工的に合成された化合物を含む様々な有機物、無機物も含まれる。

(3) ○　**アレルギー**とは、体の中に入ってきた異物（アレルゲン）を攻撃して排除しようとする免疫が、過剰に反応したり異常に反応することなどにより、体に不利益な症状が起きることである。

(4) ○　**免疫不全**は、先天性、後天性に大別され、先天性免疫不全は免疫細胞がうまく成熟しないために起こる。後天性免疫不全には、後天性免疫不全症候群（エイズ）がある。

(5) ×　免疫には、リンパ球が産生する抗体によって病原体を攻撃する**体液性**

免疫と、リンパ球などが直接に病原体などを取り込んで排除する**細胞性免疫**の二つがある。

問43　正解（5）

(1)　×　横紋筋には、骨格筋と心筋がある。骨格筋は随意筋であり、手足を動かすなど体を動かす働きをしているが、心筋は、心臓を構成する筋肉で不随意筋である。平滑筋は、内臓や血管の壁に存在する不随意筋である。

(2)　×　筋肉の方が運動によって疲労しやすいが、回復に時間がかかるのは神経系といえる。

(3)　×　運動には、荷物を持ち上げて差し出したり、屈伸運動を行うような、関節を動かして筋肉を収縮させる短縮性収縮と伸張性収縮による運動と、壁を押す運動のように関節を動かさずに力を加える等尺性収縮による運動がある。

(4)　×　強い力を必要とする運動によって、エネルギーを供給するために筋肉の収縮性蛋白質は分解されるが、運動後の休息や栄養補給によって修復時には筋線維が太くなり筋肉は運動前よりも大きくなる。筋線維の数は変わらない。

(5)　○　筋肉は、収縮することで力を発生する。筋肉痛は、運動によって筋肉に細かい傷ができることによって起こるものである。最大筋力について、単位断面積当たりの平均値を見ると、性差、年齢差はほとんど見られない。

問44　正解（5）

(1)　○　急速眼球運動のない**ノンレム睡眠**中は、大脳は休息していると考えられる。この睡眠が不十分な場合には、日中に眠気を催しやすいといえる。

(2)　○　副交感神経には血管を拡張させて、ホルモン分泌を増加させる働きがある。夜になると副交感神経が優位になり、寝付きが良くなって、心身の休息と回復が行われる。

(3)　○　体内時計の周期は、一般に、約25時間であり、外界の24時間周期に同調して、約1時間のずれが修正される。睡眠と覚醒のリズムのように、地球の自転による約1日の周期で繰り返される生物学的リズムを**サーカディアンリズム（概日リズム）**といい、このリズムの乱れは、疲労や睡眠障害の原因となる。

(4)　○　睡眠と食事は深く関係しているため、就寝直前の過食は、肥満のほか不眠を招くことになり、注意しなければならない。

(5)　×　脳の松果体から分泌されるメラトニンは、睡眠ホルモンとも呼ばれ、夜間に多く分泌されて、睡眠と覚醒のリズムの調節に関与している。セクレチンは、十二指腸から分泌されるホルモンであり、胃酸の分泌を抑制し、膵液の分泌を促進する働きがある。

●**年次有給休暇の付与日数**　☞労働基準法39条

入社後6か月継続勤務して、所定労働日数の8割以上出勤した労働者には10日が与えられ、以後、1年経過ごとに一定の日数（上限は20日、下表）が与えられる。パートタイマー等の場合には、週30時間以上働いていれば、正社員と同じ日数が付与される。年次有給休暇は、翌年度まで繰り越しができるので、7年6か月勤めれば繰り越し分を含めて40日となる。

勤続日数	6か月	1年6か月	2年6か月	3年6か月	4年6か月	5年6か月	6年6か月
付与日数	10日	11日	12日	14日	16日	18日	20日

令和 4 年10月　公表試験問題の解答・解説

関係法令（有害業務に係るもの）

問 1　正解（2）

(1) ○　衛生管理者は、3 人以上選任しなければならない。**注意!** 衛生管理者の選任数は事業場の規模に応じて定められている。500 人を超え 1000 人以下の事業場は 3 人。**参照!** 安衛法 12 条 1 項、安衛則 7 条 1 項 4 号

(2) ×　衛生管理者のうち 1 人を衛生工学衛生管理者免許を受けた者のうちから選任しなければならないのは、坑内労働や多量の高温物体を取り扱う業務などである。多量の低温物体を取り扱う業務は該当しない。**参照!** 安衛法 12 条 1 項、安衛則 7 条 1 項 5 号、労働基準法施行規則 18 条

(3) ○　常時 500 人以上の労働者を使用し、多量の低温物体を取り扱う業務に常時 30 人以上の労働者を従事させていることから、衛生管理者のうち少なくとも 1 人を、専任の衛生管理者として選任しなければならない。**参照!** 安衛法 12 条 1 項、安衛則 7 条 1 項 4 号、労働基準法施行規則 18 条

(4) ○　この事業場には、専属の医師の選任は義務付けられていない。**参照!** 安衛法 12 条 1 項、安衛則 13 条 1 項 3 号

(5) ○　特定化学物質を取り扱う業務は、作業主任者を選任すべき作業とされている。**参照!** 安衛法 14 条、安衛令 6 条

問 2　正解（2）

(1) ×　**オルト－トリジン**は、製造に際し、あらかじめ、厚生労働大臣の許可を受けなければならない特定化学物質に当たる。**参照!** 安衛法 56 条 1 項、安衛令 17 条・別表第 3 第 1 の 4 号

(2) ○　**エチレンオキシド**は、製造に際し、あらかじめ、厚生労働大臣の許可を受けなければならないとはされていない特定化学物質第二類物質である。**参照!** 安衛法 56 条 1 項、安衛令 17 条・別表第 3

(3) ×　**ジアニシジン**は、製造に際し、あらかじめ、厚生労働大臣の許可を受けなければならない特定化学物質に当たる。**参照!** 安衛法 56 条 1 項、安衛令 17 条・別表第 3 第 1 の 5 号

(4) ×　**ベリリウム**は、製造に際し、あらかじめ、厚生労働大臣の許可を受けなければならない特定化学物質に当たる。**参照!** 安衛法 56 条 1 項、安衛令 17 条・別表第 3 第 1 の 6 号

(5) ×　**アルファ－ナフチルアミン**は、製造に際し、あらかじめ、厚生労働大臣の許可を受けなければならない特定化学物質に当たる。**参照!** 安衛法 56 条 1 項、安衛令 17 条・別表第 3 第 1 の 2 号

問 3　正解（3）

(1) ○　非密封の放射性物質を取り扱う作業室では、1 月以内ごとに 1 回の測定が義務付けられている。**参照!** 安衛法 65 条 1 項、安衛令 21 条 6 号・別表第 2、電離放射線障害防止規則 53 条 2 号・55 条

(2) ○　チッパーによりチップする業務を行う屋内作業場では、6 か月以内ごとに 1 回の等価騒音レベルの測定が義務付けられている。**参照!** 安衛法 65

条1項、安衛令21条3号、安衛則588条7号・590条1項

(3) ×　通気設備が設けられている坑内の作業場では、半月以内ごとに1回の通気量の測定が義務付けられている。(参照!)安衛法65条1項、安衛令21条4号、安衛則589条3号・603条1項

(4) ○　鉛蓄電池又は鉛蓄電池の部品を製造し、修理し、又は解体する工程において鉛等を加工する業務を行う屋内作業場における空気中の鉛の濃度の測定は、1年以内ごとに1回行うことが義務付けられている。(参照!)安衛法65条1項、安衛令21条8号・別表4、鉛中毒予防規則52条

(5) ○　第1種及び第2種有機溶剤を用いて行う有機溶剤業務を行う屋内作業場では、6か月以内ごとに1回、定期に、当該有機溶剤の濃度を測定しなければならない。(参照!)安衛法65条1項、安衛令21条10号、有機溶剤中毒予防規則28条

問4　正解（4）

(1) ×　石綿等が使用されている建築物の解体等の作業に係る業務は、特別教育を必要とする業務である。(参照!)安衛法59条3項、安衛則36条37号、石綿障害予防規則4条1項

(2) ×　潜水作業者への送気の調節を行うためのバルブ又はコックを操作する業務は、特別教育を必要とする業務である。(参照!)安衛法59条3項、安衛則36条33号

(3) ×　廃棄物の焼却施設において焼却灰を取り扱う業務は、特別教育を必要とする業務である。(参照!)安衛法59条3項、安衛則36条36号

(4) ○　特定化学物質のうち第二類物質を取り扱う作業に係る業務は、特別教

育を必要とする業務ではない。(注意!)特定化学物質を取り扱うには「特定化学物質および四アルキル鉛作業主任者」技能講習を修了した作業主任者を選任しなければならない。(参照!)安衛法59条3項、安衛則36条

(5) ×　エックス線装置による透過写真の撮影の業務は、特別教育を必要とする業務である。(参照!)安衛法59条3項、安衛則36条28号

問5　正解（5）

(1) ×　聴覚保護具は、譲渡等の制限等のある機械に指定されていない。(参照!)安衛法42条・別表第2

(2) ×　防振手袋は、譲渡等の制限等のある機械に指定されていない。(参照!)安衛法42条・別表第2

(3) ×　化学防護服は、譲渡等の制限等のある機械に指定されていない。(参照!)安衛令13条

(4) ×　放射線装置室は、譲渡等の制限等のある機械に指定されていない。(参照!)安衛法42条・別表第2

(5) ○　排気量40cm³以上の内燃機関を内蔵するチェーンソーは、厚生労働大臣が定める規格又は安全装置を具備すべき機械等に含まれている。(参照!)安衛法42条・別表第2、安衛令13条3項29号

問6　正解（5）

(1) ○　石綿等を取り扱う屋内作業場については、6か月以内ごとに1回、定期に、石綿の空気中における濃度の測定を行うとともに、測定結果等を記録し、これを40年間保存しなければならないとされている。(参照!)安衛法65条、安衛令21条7号、石綿障害予防規則36条

(2) ○　石綿等の粉じんが発散する屋内作業場に設けた局所排気装置については、原則として、1年以内ごとに1回、定期に、自主検査を行うとともに、検査の結果等を記録し、これを3年間保存しなければならない。参照！安衛法65条、安衛令21条7号、石綿障害予防規則12条・21〜23条

(3) ○　石綿等の取扱いに伴い石綿の粉じんを発散する場所における業務に常時従事する労働者に対しては、雇入れ又は当該業務への配置替えの際及びその後6か月以内ごとに1回、定期に、特別の項目について医師による健康診断を行わなければならない。また、その結果に基づき、石綿健康診断個人票を作成し、これを当該労働者が当該事業場において常時当該業務に従事しないこととなった日から40年間保存しなければならないとされている。参照！安衛法66条、安衛令22条1項3号、石綿障害予防規則40・41条

(4) ○　石綿等の取扱いに伴い石綿の粉じんを発散する場所において、常時石綿等を取り扱う作業に従事する労働者については、1か月を超えない期間ごとに、作業の概要、従事した期間等を記録し、これを当該労働者が常時当該作業に従事しないこととなった日から40年間保存する必要がある。参照！石綿障害予防規則35条

(5) ×　石綿等を取り扱う事業者が事業を廃止しようとするときには、石綿関係記録等報告書に、作業の記録、作業環境測定の記録及び特殊健康診断の個人票又はこれらの写しを添えて提出するものとされている。参照！石綿障害予防規則49条

問7　正解（5）

(1) ○　都道府県労働局長は、エックス線写真及び、じん肺健康診断の結果を証明する書面が提出されたときに、地方じん肺診査医の診断又は審査により、じん肺管理区分を決定するとされている。参照！じん肺法12・13条

(2) ○　事業者は、常時粉じん作業に従事する労働者で、じん肺管理区分が「管理一」であるものについては、3年以内ごとに1回、定期的に、じん肺健康診断を行わなければならないとされている。参照！じん肺法8条

(3) ○　事業者は、常時粉じん作業に従事する労働者で、じん肺管理区分が「管理二」又は「管理三」であるものについては、1年以内ごとに1回、定期的に、じん肺健康診断を行わなければならないとされている。参照！じん肺法8条1項

(4) ○　じん肺管理区分が「管理四」と決定された者及び合併症にかかっていると認められる者は、療養を要するものとされている。参照！じん肺法23条

(5) ×　事業者は、じん肺健康診断に関する記録及びエックス線写真を7年間保存しなければならないとされている。参照！じん肺法17条2項

問8　正解（3）

(1) ○　事業者は、汚水を入れたことのあるポンプを修理する場合で、これを分解する作業に労働者を従事させるときは、硫化水素中毒の防止について必要な知識を有する者のうちから指揮者を選任し、作業を指揮させなければならないとされている。参照！酸素欠乏症等防止規則25条の2

(2) ○　酒類を入れたことのある醸造槽

の内部は酸素欠乏危険場所であり、この清掃作業の業務は第一種酸素欠乏危険作業となる。事業者は、この業務に労働者を就かせるときは、当該労働者に対し、一定の科目について特別の教育を行わなければならないとされている。**参照！**安衛令別表第6第8号、酸素欠乏症等防止規則2条7号・12条

(3) ×　事業者は、酸素欠乏危険作業を行う場所の換気を行うことができない場合には、空気呼吸器、酸素呼吸器又は送気マスクを備え、労働者に使用させなければならないとされており、防毒マスクを使用させることはできない。**注意！**防毒マスクは、酸素欠乏空気には対応できない。**参照！**酸素欠乏症等防止規則5条・5条の2

(4) ○　事業者は、酸素欠乏危険作業に労働者を従事させるときは、常時作業の状況を監視し、異常があったときに直ちにその旨を酸素欠乏危険作業主任者及びその他の関係者に通報する者を置く等、異常を早期に把握するために必要な措置を講じなければならないとされている。**参照！**酸素欠乏症等防止規則13条

(5) ○　第一鉄塩類を含有している地層に接する地下室の内部は酸素欠乏危険場所であり、この場所で労働者を従事させるときは、酸素欠乏の空気が漏出するおそれのある箇所を閉そくし、酸素欠乏の空気を直接外部へ放出することができる設備を設ける等、酸素欠乏の空気の流入を防止するための措置を講じなければならないとされている。**参照！**安衛令別表第6第1号ロ、酸素欠乏症等防止規則25条

問9　正解（3）

(1) ○　屋内作業場に設けた空気清浄装置のない局所排気装置の排気口で、厚生労働大臣が定める濃度以上の有機溶剤を排出するものの高さは、屋根から1.5m以上とされており、違反ではない。**参照！**有機溶剤中毒予防規則5条・15条の2第2項

(2) ○　第一種・第二種有機溶剤等を用いた作業では定期（6カ月以内ごとに1回）の測定が義務付けられているが、第三種有機溶剤等を用いて払しょくの業務を行う屋内作業場については、測定は義務付けられておらず、違反ではない。

(3) ×　屋内作業場等において、第一種・第二種有機溶剤等を用いて作業を行わせるときは、その作業場所に有機溶剤の蒸気の発散源を密閉する設備、局所排気装置又はプッシュプル型換気装置を設けなければならないとされているが、側方吸引型外付け式フードの局所排気装置の場合には、制御風速を出し得る能力は最大0.5m/sとされており、最大0.4m/sは違反となる。なお、これが設置してある場合には、送気マスク、有機ガス用防毒マスクの使用は、義務付けられていない。**参照！**有機溶剤中毒予防規則5条・16条・33条

(4) ○　「有機溶剤等を用いて行う試験または研究の業務」については、有機溶剤作業主任者を選任しなければならない有機溶剤業務とされていないことから、違反ではない。**参照！**有機溶剤中毒予防規則1条1項6号ル・19条

(5) ○　有機溶剤等を入れてあった空容器で、有機溶剤の蒸気が発散するおそれのあるものについては、密閉するか、または屋外の一定の場所に集積しておかなければならないとされており、違

反ではない。 参照！ 有機溶剤中毒予防規則 36 条

問10 正解 (2)

(1) ×　年少者については、危険有害業務の就業制限があり、異常気圧下における業務に就かせてはならないとされている。 参照！ 労基法 62 条・64 条の 3、女性労働基準規則 2・3 条、年少者労働基準規則 8 条 38 号

(2) ○　年少者については、危険有害業務の就業制限があり、重量物を取り扱う業務については一定の制限があるが、満 17 歳の女性の場合の断続作業では 25kg 以上が禁止されており、就かせてはならない業務には該当しない。 参照！ 労基法 62 条・64 条の 3、女性労働基準規則 2・3 条、年少者労働基準規則 7 条

(3) ×　年少者については、危険有害業務の就業制限があり、多量の高熱物体を取り扱う業務に就かせてはならないとされている。 参照！ 労基法 62 条・64 条の 3、女性労働基準規則 2・3 条、年少者労働基準規則 8 条 36 号

(4) ×　年少者については、危険有害業務の就業制限があり、年少者を著しく寒冷な場所における業務に就かせてはならないとされている。 参照！ 労基法 62 条・64 条の 3、女性労働基準規則 2・3 条、年少者労働基準規則 8 条 37 号

(5) ×　年少者については、危険有害業務の就業制限があり、土石、獣毛等のじんあい又は粉末を著しく飛散する場所における業務に就かせてはならないとされている。 参照！ 労基法 62 条・64 条の 3、年少者労働基準規則 8 条 34 号

労働衛生（有害業務に係るもの）

問11 正解 (3)

(1) ×　**塩化ビニル**は、エチレンの一塩素化物で無色可燃性の気体である。塩化ビニル樹脂、塩化ビニリデン樹脂などの原料となる。

(2) ×　**ジクロロベンジジン**は、常温では灰色から紫色の結晶であり、燃焼すると分解し、有毒の煙を生じるが、蒸気ではない。

(3) ○　**アクリロニトリル**は、引火性の高い液体及び蒸気であり、吸入すると生命に危険が及ぶ。

(4) ×　**硫化水素**は、火山ガスや硫黄泉などに含まれる無色の有毒ガスであり、－ 60.1℃で液化し、－ 82.9℃で固化する。

(5) ×　**アンモニア**は、常温常圧では無色のガスで、特有の強い刺激臭がある。

問12 正解 (2)

(1) ○　発生可能性及び重篤度を相対的に尺度化し、それらを縦軸と横軸とし、あらかじめ発生可能性及び重篤度に応じてリスクが割り付けられた表を使用する方法は、リスクを見積もる方法として適切といえる。 参照！ 化学物質等による危険性又は有害性等の調査等に関する指針 9 (1) ア (ア)

(2) ×　「取り扱う化学物質等の年間の取扱量及び作業時間」ではなく、「発生可能性及び重篤度」を一定の尺度によりそれぞれ数値化し、それらを加算又は乗算等してリスクを見積もる方法である。 参照！ 上記指針 9 (1) ア (イ)

(3) ○　発生可能性及び重篤度を段階的に分岐していく方法は、リスクを見積もる方法として適切といえる。 参照！

上記指針 9（1）ア（ウ）

(4) ○　ILO の化学物質リスク簡易評価法等を用いてリスクを見積もる方法は、リスクを見積もる方法として適切といえる。参照！上記指針 9（1）ア（エ）

(5) ○　発生可能性及び重篤度を相対的に尺度化し、それらを縦軸と横軸とし、あらかじめ発生可能性及び重篤度に応じてリスクが割り付けられた表を使用する方法はリスクを見積もる方法として適切といえる。参照！上記指針 9（1）ア（ア）、9（1）イ（ウ）

問13　正解（1）

(1) ×　じん肺は、粉じんを吸入することによって肺に生じた線維増殖性変化を主体とする疾病であり、肺に生じた炎症性病変を主体とする疾病ではない。参照！じん肺法 2 条 1 項 1 号

(2) ○　じん肺の合併症は、肺結核、結核性胸膜炎、続発性気管支炎、続発性気管支拡張症、続発性気胸、原発性肺がんとされている。参照！じん肺法施行規則 1 条

(3) ○　アルミニウム肺は、アルミニウム粉じんの吸入が原因で発症するじん肺である。進行が早く、数年間程度で呼吸困難、衰弱などの症状が現れる。

(4) ○　溶接工肺は、溶接に際して発生する酸化鉄ヒュームを主体とした溶接ヒュームのばく露によって発症するじん肺であり、粉じんばく露の低減措置が求められる。

(5) ○　じん肺の多くは職業性の無機粉じん曝露が原因であり、原因物質ごとに疾患名がついており、炭素を原因とする疾患には炭素肺、黒鉛肺などがある。

問14　正解（3）

(1) ○　電離放射線には、電磁波と粒子線がある。電磁波にはガンマ線とエックス線などがあり、粒子線にはアルファ線、ベータ線、陽子線、中性子線などがある。

(2) ○　エックス線は、通常、エックス線装置を用いて発生させる人工の電離放射線であるが、放射性物質から放出されるガンマ線と同様に波長の短い電磁波である。

(3) ×　エックス線の波長は 10nm ～ 1 pm であり、紫外線の波長（100nm ～ 380nm）よりも短い。

(4) ○　電離放射線の被ばくによる白内障は、潜伏期間の長い晩発性障害に分類される。注意！被ばく後、2 ～ 3 か月以内に発症するのが急性障害（早期障害）である。

(5) ○　同位元素とは、原子番号は同じで質量数だけが異なった元素のことであり、放射性同位元素とは、同位元素のうちで放射性をもつ元素のことである。

問15　正解（1）

(1) ○　低体温症は、恒温動物の深部体温が、正常な生体活動の維持に必要な水準を下回ったときに起きる様々な症状である。ヒトの場合は、通常は 37℃ 程度の体内温度（直腸温度など）が 35℃ 以下にまで低下したときに発生し、意識消失、筋の硬直などの症状がみられる。体内温度が 30℃ 以下になると不整脈や心室細動が起きやすくなり、命の危険もある。凍瘡とは、俗にしもやけとも呼ばれ、0 ～ 5℃ 程度の寒冷による末梢循環障害で起きる皮膚病変のことである。

(2) ×　電離放射線による造血器障害は、

令和4年10月

確定的影響に分類されており、被ばく線量の増加がしきい値を超えると障害が発生して、被ばく線量に応じて増加する。

(3) ×　**金属熱**とは、亜鉛、銅その他の金属の溶解時などに発生するヒューム（金属蒸気の凝集物）を吸入した後に発生するものであり、高温環境により体温調節中枢が麻痺することによるものではない。悪寒、発熱、関節痛などの症状がみられる。

(4) ×　**窒素ガス**そのものには毒性はないが、空気中の濃度が高いと酸素の欠乏が起こり、意識喪失または死亡の危険を伴う。高濃度のガスを吸入した場合には、徐々に窒息の状態になるのではなく、一呼吸で意識を失い、この状態が継続すると死に至る危険性がある。

(5) ×　潜水業務における**減圧症**は、浮上による減圧に伴い、血液中に溶け込んでいた窒素が気泡となり、血管を閉塞したり組織を圧迫することにより発生する。**注意！**炭酸ガスが気泡となるのではない。

問16　正解（4）

(1) ○　**一酸化炭素**は、ヘモグロビンとの親和性が高く、一酸化炭素による中毒では、低酸素症により頭痛や意識障害など脳が障害されることがある。

(2) ○　**シアン化水素**は、吸入すると、頭痛、めまい、呼吸麻痺を起こす。燃焼すると、一酸化炭素、窒素酸化物などの有毒で腐食性の気体を生成する。

(3) ○　**硫化水素**による中毒では、意識消失、呼吸麻痺などがみられるほか、低濃度であっても長期間持続的に暴露されると、眼の障害、皮膚の発疹や化膿疹などが生ずる。

(4) ×　**塩化ビニル**は、高濃度の急性ば

く露では脳に麻酔作用が生じ、低濃度の長期ばく露では、レイノー障害、指の骨の溶解、肝血管肉腫などを生じるが、塩化ビニルの慢性中毒で、気管支炎、歯牙酸蝕症などはみられない。

(5) ○　**弗化水素**は、透過性が高く、慢性中毒では、骨の硬化や斑状歯がみられる。

問17　正解（3）

(1) ×　保護めがねは、破片や有害物が飛んで目に入ることを防ぐために用いられるものであり、紫外線などの有害光線から目を守るために用いるものは遮光保護具である。

(2) ×　保護クリームには一定の効果はあるが、有害性の強い化学物質に対してはその効果は不十分であり、化学物質を素手で取り扱ってはならない。

(3) ○　防じんマスクは固体粒子を対象としており、有害な蒸気・ガスに対しての効果はないが、防じんマスクの種類によってはヒュームに対しても一定の効果がある。適切なマスクの選択が求められる。

(4) ×　二種類以上の有害物質が混在する作業環境中で防毒マスクを使用する場合には、有害物質についてそれぞれ合格した吸収缶を選定することとされている。**参照！**平成17年2月7日基発第0207007号「防毒マスクの選択、使用等について」第1の2（2）イ（キ）

(5) ×　**エアラインマスク**とは、コンプレッサ等の設備から圧縮空気の供給を受けて使用するものであり、着用者が携行している空気ボンベなどから空気を吸入する自給式呼吸器とは異なるものである。

問18 正解（3）

(1) ○ **金属水銀中毒**では、運動失調や振戦など神経症状、口腔症状、食欲不振や四肢冷感、疲労感、体重減少などの全身症状もみられる。

(2) ○ 急性の**鉛中毒**では、激しい腹痛、末梢神経炎、伸筋麻痺、急性脳症、貧血などがみられる。

(3) × **マンガン中毒**では、腎不全、幻覚、中枢神経系疾患などがみられる。 注意！指の骨の溶解、皮膚の硬化、肝臓の血管肉腫などがみられるのは、塩化ビニルによる中毒症状である。

(4) ○ **カドミウム中毒**では、急性では、悪寒や発熱、筋肉痛、腹痛や下痢、さらに吐き気や嘔吐といった病状がみられる。慢性化したり、大量の暴露を受けた場合には、腎臓が障害を受け、蛋白尿、低リン酸血症、筋力低下や昏睡などを起こすことがある。

(5) ○ **急性砒素中毒**では、吐き気、腹痛、下痢などが見られ、重症になると発熱、不整脈、意識がもうろうとするなどの症状が出現して命の危険もある。長期間に渡り砒素を摂取することでもたらされる健康被害が慢性砒素中毒であり、皮膚過色素沈着、皮膚過角化症、鼻中隔穿孔などがみられる。

問19 正解（2）

(1) × ダクトの形状には円形、角形などがあるが、その断面積を小さくするほど、ダクトの圧力損失が増大する。 注意！ダクトの断面積を大きくするほど、圧力損失は減少する。

(2) ○ フード開口部の周囲にフランジがあると、フランジがないときに比べ、気流の整流作用が増して、必要な効果を得るための排風量は少なくなり、効率がよくなる。

(3) × ドラフトチェンバ型フードは、作業面を除き周りが覆われており、囲い式フードに分類される。 注意！発生源からの飛散速度を利用して捕捉するのはレシーバー式フードである。

(4) × スロット型フードは、発散源の外側にスロット型のフードを取り付けて、吸込み気流によって、まわりの空気と一緒に有害物質を吸引するものである。外付け式のフードに分類される。

(5) × 空気清浄装置を付設する局所排気装置を設置する場合、排風機は、一般に排気ダクトと空気清浄装置の間に設ける。 注意！吸引ダクトと空気清浄装置の間に設けると排気能力が低下することになる。

問20 正解（1）

(1) ○ 正しくは、「特殊健康診断において有害物の体内摂取量を把握する検査として生物学的モニタリングがあり、ノルマルヘキサンについては、尿中の［A 2,5-ヘキサンジオン］を測定し、［B 鉛］については、［C 尿］中のデルタアミノレブリン酸を測定する。」となる。

(2)、(3)、(4)、(5) × 上記参照。

関係法令（有害業務に係るもの以外のもの）

問21 正解（1）

(1) × 総括安全衛生管理者は、事業場ごとにおいて、その事業の実施を統括管理する者をもって充てなければならないとされている。 注意！「準ずる者」は誤り。 参照！安衛法10条2項

(2) ○ 都道府県労働局長は、労働災害を防止するため必要があると認めるときは、総括安全衛生管理者の業務の執行について事業者に勧告することがで

きるとされている。 参照！安衛法10
条3項

(3) ○　総括安全衛生管理者は、選任す
べき事由が発生した日から14日以内
に選任しなければならないとされてい
る。 参照！安衛則2条1項

(4) ○　事業者は、総括安全衛生管理者
を選任したときは、遅滞なく、様式第
三号による報告書（選任報告書）を、
当該事業場の所在地を管轄する労働基
準監督署長に提出しなければならない
とされている。 参照！安衛則2条2項

(5) ○　総括安全衛生管理者が統括管理
する業務には、危険性又は有害性等の
調査及びその結果に基づき講ずる措置
に関することが含まれる。 参照！安衛
法10条、安衛則3条の2第2号

問22 正解（4）

(1) ○　産業医は、事業者が法人の場合
には当該法人の代表者、法人でない場
合には事業を営む個人、事業場におい
てその事業の実施を統括管理する者以
外の者のうちから選任しなければなら
ない。 参照！安衛法13条、安衛則13
条1項2号

(2) ○　産業医の定期巡視は少なくとも
毎月1回とされているが、産業医が、
事業者から、毎月1回以上、一定の情
報の提供を受けている場合であって、
事業者の同意を得ているときは、少な
くとも2か月に1回以上にすることが
できるとされている。 参照！安衛則
15条

(3) ○　事業者は、産業医が辞任したと
き又は産業医を解任したときは、遅滞
なく、その旨及びその理由を衛生委員
会又は安全衛生委員会に報告しなけれ
ばならないとされている。 参照！安衛
則13第4項

(4) ×　事業者は、総括安全衛生管理者
が旅行、疾病、事故その他やむを得な
い事由によって職務を行なうことがで
きないときは、代理者を選任しなけれ
ばならないが、産業医についてはこの
ような規定は存在しない。 参照！安衛
則13第4項

(5) ○　産業医の職務は、健康診断の実
施及びその結果に基づく労働者の健康
を保持するための措置に関することな
どであるが、事業者が産業医に対して
付与すべき権限には、産業医が労働者
の健康管理等を適切に行うために必要
な情報を労働者から収集することが含
まれる。 参照！安衛法13条4項、安
衛則14条1項各号

問23 正解（1）

(1) ○　自覚症状の有無の検査は、省略
できない検査項目とされている。

(2)、(3)、(4)、(5) ×　腹囲の検査、
胸部エックス線検査、心電図検査、血
中脂質検査は、いずれも厚生労働大臣
が定める基準に基づき、医師が必要で
ないと認めるときは、省略することが
できるとされている。 参照！安衛法
66条、安衛則44条

問24 正解（2）

(1) ×　面接指導の対象となる労働者の
要件は、原則として、休憩時間を除き
1週間当たり40時間を超えて労働さ
せた場合における、その超えた時間が
1か月当たり80時間を超え、かつ、
疲労の蓄積が認められる者とされてい
る。 参照！安衛法66条の8、安衛則
52条の2第1項

(2) ○　事業者は、面接指導を実施する
ため、タイムカードによる記録等の客
観的な方法その他の適切な方法により、

労働者の労働時間の状況を把握しなければならないとされている。参照！安衛法66条の8の3、安衛則52条の7の3

(3) ✕ 事業者は、面接指導の結果を記録しなければならない。また、健康診断の結果に基づき、健康診断個人票を作成しなければならない。これらは、いずれも5年間の保存が義務付けられている。参照！安衛法66条の8第3項、安衛則51条・52条の6第1項

(4) ✕ 事業者は、面接指導の結果に基づき、労働者の健康を保持するために必要な措置について、原則として、面接指導が行われた後「遅滞なく」医師の意見を聴かなければならないとされている。「3か月以内」とはされていない。参照！安衛法66条の8第4項、安衛則52条の7

(5) ✕ 事業者は、法に定める面接指導の結果に基づき、当該面接指導の結果の記録を作成して、これを5年間保存しなければならないとされている。参照！安衛法66条の8、安衛則52条の6第1項

問25 正解（1）

(1) ✕ 中央管理方式の空気調和設備を設けている建築物の事務室については、2か月以内ごとに1回、定期に、空気中の一酸化炭素及び二酸化炭素の含有率を測定しなければならないとされている。注意！「6か月以内」ごとに1回は誤り。参照！労働安全衛生法施行令21条5号、事務所衛生基準規則7条

(2) ◯ 事務室の建築、大規模の修繕又は大規模の模様替を行ったときは、その事務室における空気中のホルムアルデヒドの濃度を、その事務室の使用を

開始した日以後所定の時期に1回、測定しなければならないとされている。参照！安衛令21条5号、事務所衛生基準規則5条・7条の2

(3) ◯ 燃焼器具を使用するときは、発熱量が著しく少ないものを除き、毎日、異常の有無を点検しなければならないとされている。参照！事務所衛生基準規則6条2項

(4) ◯ 事務室において使用する機械による換気のための設備については、2か月以内ごとに1回、定期に、異常の有無を点検しなければならないとされている。参照！事務所衛生基準規則9条

(5) ◯ 空気調和設備内に設けられた排水受けについては、原則として、1か月以内ごとに1回、定期に、その汚れ及び閉塞の状況を点検しなければならないとされている。参照！事務所衛生基準規則9条の2

問26 正解（4）

(1) ◯ 時間外・休日労働に関する労使協定を締結し、これを所轄労働基準監督署長に届け出ている場合であっても、妊産婦が請求した場合には、管理監督者等の場合を除き、時間外・休日労働をさせてはならないとされている。参照！労働基準法32条・36条・41条・66条2項

(2) ◯ 1か月単位の変形労働時間制を採用している場合であっても、妊産婦が請求した場合には、管理監督者等の場合を除き、1週間及び1日それぞれの法定労働時間を超えて労働させてはならないとされている。参照！労働基準法32条の4・66条

(3) ◯ 1年単位の変形労働時間制を採用している場合であっても、妊産婦が

請求した場合には、管理監督者等の場合を除き、1週間及び1日それぞれの法定労働時間を超えて労働させてはならないとされている。**参照！**労働基準法32条の4・66条1項

(4) ×　妊産婦が請求した場合には、管理監督者等の場合であっても、他の軽易な業務に転換させなければならないとされている。**参照！**労働基準法65条3項

(5) ○　生理日の就業が著しく困難な女性が休暇を請求したときは、その者を生理日に就業させてはならないとされている。**参照！**労働基準法68条

問27 正解（2）

(1)、(3)、(4)、(5) ×　1週間の所定労働時間が30時間未満の労働者の場合には、労働基準法39条の年次有給休暇は適用されず、別に厚生労働省令で定められている。1週間の所定労働日数が通常の労働者の週所定労働日数に比べて相当程度少ないものとして厚生労働省令で定める日数は、週4日以下、もしくは1年間の所定労働日数216日以下とされており、労働日数、継続勤務期間に応じて、与えられる年次有給休暇日数が定められている。週所定労働日数4日、雇入れの日から起算して3年6か月継続勤務し、かつ直前の1年間に全労働日の8割以上出勤した労働者の場合には、年次有給休暇は10日とされている。**参照！**労働基準法39条1～3項、労働基準法施行規則24条の3

(2) ○　上記記述を参照。

労働衛生（有害業務に係るもの）

問28 正解（3）

(1) ○　ガイドラインでは、喫煙専用室の出入口において、室外から室内に流入する空気の気流が、0.2m/s以上であることとされている。**参照！**職場における受動喫煙防止のためのガイドライン別紙（1）ア（ア）

(2) ○　ガイドラインでは、喫煙専用室のたばこの煙が室内から室外に流出しないよう、喫煙専用室は、壁、天井等によって区画されていることとされている。**参照！**上記ガイドライン別紙（1）ア（イ）

(3) ×　ガイドラインでは、出入口において、室外から室内に流入する空気の気流を6か月以内ごとに1回測定することとはされていない。

(4) ○　ガイドラインでは、喫煙専用室のたばこの煙が屋外又は外部の場所に排気されていることとされている。**参照！**上記ガイドライン別紙（1）ア（ウ）

(5) ○　ガイドラインでは、喫煙専用室の出入口の見やすい箇所に必要事項を記載した標識を掲示することとされている。**参照！**上記ガイドライン3（2）エ

問29 正解（2）

(1)、(3)、(4)、(5) ○　快適な職場環境の形成のための措置の実施に関し、事業主が考慮すべき事項は、①継続的かつ計画的な取組、②労働者の意見の反映、③個人差への配慮、④潤いへの配慮の4つである。**参照！**事業者が講ずべき快適な職場環境の形成のための措置に関する指針第3

(2) ×　指針では、「快適な職場環境の

基準値の達成」は、考慮すべき事項とはされていない。

問30 正解（3）

(1) × 「職場における腰痛予防対策指針」においては、腰部保護ベルトは一律に使用するのではなく、<u>個人ごとに効果を確認してから使用の適否を判断する</u>とされている。(参照!)職場における腰痛予防対策指針2の（6）

(2) × 満18歳以上の男子労働者が人力のみにより取り扱う物の重量は、<u>体重のおおむね40％以下となるように努める</u>こととされており、50％は誤り。(参照!)上記指針別紙Ⅰの1

(3) ○ 満18歳以上の女子労働者が人力のみにより取り扱う物の重量は、男性が取り扱うことのできる重量の60％位までとされている。(参照!)上記指針別紙Ⅰの2

(4) × 指針では、従業員を当該作業に配置する際及びその後1年以内ではなく<u>6か月以内ごとに1回、定期に、医師による腰痛の健康診断を実施する</u>こととされている。(参照!)上記指針4（1）

(5) × 立ち作業の場合、床面が硬い場合には、立っているだけでも腰部への衝撃が大きいので、<u>クッション性のある作業靴やマットを利用して、衝撃を緩和する</u>こととされている。(参照!)上記指針別紙Ⅱの6の（1）

問31 正解（1）

(1) × 虚血性心疾患は、冠状動脈硬化症ともいわれ、門脈ではなく<u>冠動脈による心筋への血液の供給が不足したり途絶えることにより心筋の酸素不足が原因で起こる心筋障害である。</u>

(2) ○ 虚血性心疾患は、冠状動脈硬化

症ともいわれ、冠動脈による心筋への血液の供給が不足したり途絶えることにより心筋の酸素不足が原因で起こる心筋障害である。発症の危険因子には、高血圧、喫煙、脂質異常症などがある。

(3) ○ 虚血性心疾患とは、心臓のまわりを通っている冠動脈が動脈硬化などで狭くなったり、閉塞したりして心筋に血液が行かなくなること（心筋虚血）で起こる疾患であり、心筋の一部分に可逆的な虚血が起こる狭心症と、不可逆的な心筋壊死が起こる心筋梗塞とに大別される。

(4) ○ 心筋梗塞では、突然激しい胸痛が起こり、「締め付けられるように痛い」、「胸が苦しい」などの症状が数分から10分程度続き、1時間以上になることもある。胸痛以外にも、のどや奥歯、腕、背中、みぞおちなどが痛む「放散痛（関連痛）」という症状が現れることもある。

(5) ○ 狭心症と心筋梗塞では、主に前胸部、まれに左腕や背中に痛み、圧迫感を生じるが、発作の持続時間は通常数分間であり、長くても15分以内であることが多い。

問32 正解（2）

(1)、(3)、(4)、(5) × 正しくは「日本では、内臓脂肪の蓄積があり、かつ、血中脂質（中性脂肪、ＨＤＬコレステロール）、〔Ａ 血圧〕、〔Ｂ 空腹時血糖〕の三つのうち〔Ｃ 二つ以上〕が基準値から外れている場合にメタボリックシンドロームと診断される。」となる。

(2) ○ 上記記述を参照。

問33 正解（4）

(1) ○ ある事象と健康事象との間に、

例えば、統計上、一方が多いと他方も多いという相関関係が認められた場合であっても、両者の間に因果関係があるとはいえない。

(2) ○　集団を比較する場合、調査の対象とした項目のデータの平均値が等しくても、分散が異なっていれば、両者は異なった特徴をもつ集団であると評価される。

(3) ○　健康管理統計において、ある時点での検査における有所見者の割合を有所見率といい、一定期間に有所見が発生した者の割合を発生率という。

(4) ×　正規分布とは、左右対称で平均を中心に左右に裾野を持つ富士山のような形だが、生体から得られたある指標が、この正規分布という型をとって分布する場合、そのバラツキの程度は、分散や標準偏差によって表される。

(5) ○　静態データとは、特定時点における特定集団に関するデータであり、例えばある時点の日本の人口などである。一方、動態データとは、ある期間内の集団に関するデータであり、例えば、週ごと、月々、四半期ごとの変動をとらえることを目的に作成される統計をいう。

問34 正解（5）

(1) ○　**毒素型食中毒**は、食物に付着した細菌が増殖する際に産生した毒素によって起こる食中毒であり、黄色ブドウ球菌やボツリヌス菌などによるものがある。

(2) ○　**感染型食中毒**は、食物に付着した細菌そのものの感染によって起こる食中毒であり、サルモネラ菌、腸炎ビブリオ、病原性大腸菌などによるものがある。

(3) ○　O-157やO-111は、ベロ毒

素を産生する大腸菌であり、これらによる食中毒では、腹痛や出血を伴う水様性の下痢などの症状を呈する。

(4) ○　**ノロウイルス**は、ヒトの小腸粘膜で増殖するウイルスであり、ノロウイルスによる食中毒は、冬季に発生することが多く、潜伏期間は、1〜2日間である。食品は加熱・洗浄、調理や食事前には十分な手洗いが重要といえる。

(5) ×　**腸炎ビブリオ菌**は、好塩菌の一種であり、沿岸の海水中や海泥中に存在するが、真水（水道水）の中では増殖しないことから、魚介類は、調理前に流水（水道水）で良く洗うことが必要となる。水温が15℃以上になると活発に活動するが、煮沸すれば瞬時に死滅することから、熱に強いとはいえない。

労働生理

問35 正解（3）

(1) ×　呼吸運動は、呼吸筋が収縮と弛緩をすることによって胸郭内容積を周期的に増減させることで行われる。胸膜の運動によるものではない。

(2) ×　肺胞内の空気と肺胞を取り巻く毛細血管中の血液との間で行われるガス交換を外呼吸という。肺胞と血液との間のガス交換が外呼吸、血液と細胞との間のガス交換が内呼吸である。

(3) ○　成人の呼吸数（正常呼吸）は、通常、1分間に16〜20回であるが、食事、入浴、発熱などによって増加する。

(4) ×　**チェーンストークス呼吸**とは、呼吸が徐々に増大と減少を繰り返し、最も減弱したときに呼吸がしばらく停止しているような周期的な異常呼吸で

ある。中枢神経疾患、アルコール中毒、モルヒネ中毒、脳血管障害、心不全、腎不全、各種疾患の末期などにみられるが、喫煙が原因となるものではない。

(5) × 身体活動時には、<u>血液中の二酸化炭素分圧の上昇</u>などにより延髄にある呼吸中枢が刺激されて、呼吸は深くなり、回数が増加する。窒素分圧の上昇ではない。

問36 正解（1）

(1) × 心臓が規則正しく収縮と拡張を繰り返すのは、<u>自律神経ではなく、洞房結節からの電気信号による</u>ものである。

(2) ○ 肺循環は、右心室から肺動脈を経て肺の毛細血管に入り、肺静脈を通って左心房に戻る血液の循環である。血液が心臓を出て肺を通り、心臓に戻る循環が肺循環である。

(3) ○ 大動脈を流れる血液は、毛細血管で酸素と二酸化炭素、栄養分と老廃物の交換を行う動脈血であるが、肺動脈を流れる血液は、肺胞で二酸化炭素を排出して酸素を取り込む静脈血である。

(4) ○ 心臓の拍動による動脈圧の変動を末梢の動脈で触知したものを脈拍といい、一般に、手首の橈骨動脈で触知する。心拍とは心臓が血液を送り出す時の拍動のことである。

(5) ○ 心臓の壁を構成する心筋は、不随意筋だが、随意筋に特徴的な横紋筋を有している。心臓の筋肉は、収縮と拡張を繰り返すことで血液を全身に送り出しているが、この拍動は、自らの意思でコントロールすることはできず、自律神経の支配を受けている。

問37 正解（5）

(1) × 体温調節に関わる自律神経系の中枢は、<u>脳幹の延髄ではなく視床下部にある</u>。

(2) × 高温にさらされて体温が正常以上に上昇すると、皮膚の血管が弛緩して血流量を増加するとともに、体内の代謝活動が抑制されて熱の産生量が減少し、人体からの放熱が促進される。記述は、<u>寒冷な環境における人体の状態についてのもの</u>である。

(3) × 体温調節のように、外部環境が変化しても身体内部の状態を一定に保つ生体の仕組みは、<u>同調性ではなく恒常性という</u>。

(4) × 人体は、発汗によって体温を下げている。水1gの気化熱は約0.58kcalであることから、10gの汗が蒸発すると5.8kcalの熱が奪われる。人体の比熱は約0.83であり、体重70kgの人の熱容量は0.83 × 70 = 58.1kcalとなる。以上から、<u>10gの汗が蒸発すると、体温を0.1℃下げる</u>ことになる。

(5) ○ 放熱は、蒸発、輻射、対流、伝導などの物理的な過程で行われるが、蒸発による熱放散には、発汗と不感蒸泄がある。

問38 正解（4）

(1) ○ **ガストリン**には、胃の粘膜から分泌されて胃酸の分泌を促進する働きがある。

(2) ○ **アルドステロン**とは、副腎皮質から分泌されるホルモンの一種であり、体液中の塩類バランスを調節する機能がある。

(3) ○ **パラソルモン**は、副甲状腺から分泌されるホルモンの一種であり、血液中のカルシウムの濃度を上昇させる働きがある。

（4）×　**コルチゾール**とは、膵臓ではなく**副腎皮質から分泌されるホルモン**の一種であり、炭水化物、脂肪、蛋白の代謝を制御する働きがある。

（5）○　**副腎皮質刺激ホルモン**は、下垂体前葉から分泌されて副腎皮質に働き、副腎皮質ホルモンの生合成と分泌を促すホルモンである。

問39 正解（3）

（1）×　血中の老廃物は、尿細管ではなく糸球体からボウマン嚢に濾し出される。糸球体でろ過された原尿は、尿細管などで塩分や蛋白質などが再吸収される。

（2）×　糸球体には汚れた血液をきれいにする働きがあり、体に不必要なものは濾し出されるが、蛋白質は体に必要なものとして濾し出されない。

（3）○　血中のグルコースは分子が小さいことから、いったん糸球体からボウマン嚢に濾し出されるが、尿細管で再吸収されて血管に戻される。

（4）×　原尿中に濾し出された塩分などの電解質の多くは、ボウマン嚢ではなく尿細管から血中に再吸収される。

（5）×　原尿中に濾し出された水分の大部分は、そのまま尿として排出されるのではなく、尿細管で再吸収されて水分量が調整される。

問40 正解（4）

（1）○　外耳では音を集め、中耳では外耳から伝わってきた振動を内耳へ伝え、内耳では伝わってきた振動を電気信号に変換して脳に伝えている。

（2）○　外耳と中耳は音の振動を伝える伝音系の器官であり、内耳は振動を電気信号に変換する感音系の器官である。

（3）○　内耳は、耳の最深部の骨壁に囲

まれた部分であり、聴覚をつかさどる蝸牛と、平衡感覚をつかさどる前庭と半規管の３つの部分からなっている。

（4）×　前庭には球形嚢と卵形嚢があり、それぞれに有毛細胞がある。この有毛細胞の上に耳石が乗っていて、身体の傾きとともに、耳石も重力の方向へ傾くことで、身体の傾きを感知することができる。三半規管はリンパ液で満たされており、身体の動きに合わせてリンパ液が流れることで身体の回転を感知することができる。

（5）○　鼓室の内圧は通常は外気圧と等しく保たれているが、中耳の中の気圧と外気圧が異なった場合には、鼓膜が鼓室側に押し込まれたり、外耳道側に押し出されて、音が聞こえにくくなることがある。

問41 正解（5）

（1）○　神経細胞とは、神経系を構成する基本的な単位であり、電気信号を発して情報をやりとりする細胞で、ニューロンとも呼ばれる。

（2）○　脊髄は、脳と同じく灰白質と白質から成っており、脊髄の横断面は楕円形で、中心に脳脊髄液で満たされている中心管があり、その周りに灰白質がＨ状に存在し、さらにその周りを白質が囲んでいる。

（3）○　脳の内側の髄質は神経線維の多い白質であり、感覚、運動、思考などの作用を支配する中枢として機能している。一方で、大脳の外側の皮質は、神経細胞の細胞体が集合した灰白質である。

（4）○　自らの意思に関わって働く機能に関与するのが体性神経であり、自らの意思とは関係なく働く機能調節が自律神経である。

(5) × 交感神経系には身体の機能をより活動的に調節する働きがある。一方で、<u>副交感神経の働きにより、食物の消化に関わる機能が活発になる。</u>

問42 正解 (4)
(1) ○ 血液は、液体成分である血漿と、有形成分である血球からなっている。そして、血液の約55％は血漿、残りの約45％は有形成分である。
(2) ○ アルブミンは、血漿蛋白のなかで約60％を占める蛋白質である。膠質浸透圧を維持する働きをしており、血管内に水分を保持する役割がある。
(3) ○ 白血球には、主に好中球、リンパ球、単球、好酸球、好塩基球の5種類がある。
(4) × 白血球の一成分であるリンパ球には、抗体を産生するBリンパ球、細菌や異物を認識し攻撃するTリンパ球などがあり、免疫反応に関与している。<u>血小板の一成分ではない。</u>
(5) ○ 体内を流れている血液は凝固しないが、出血すると血小板の凝集が起こり血栓を作る。次に血液凝固因子が働いてフィブリノーゲンがフィブリンとなり、血小板血栓をおおい固める。

問43 正解 (3)
(1)、(2)、(4)、(5) ○ 肝臓には、コレステロール、尿素の合成、胆汁の生成・分泌、血液凝固物質や血液凝固阻止物質の合成などの様々な働きがある。

(3) × 運動によって乳酸は増加するが、増加した乳酸は血液中に放出されて肝臓に運ばれ、グルコースの再生材料となる。ビリルビンとは赤血球中のヘモグロビンが壊れてできる色素であり、肝臓で処理されて胆汁中に捨てられる。肝臓では乳酸の合成は行われず、<u>ビリルビンを分解する働きはない。</u>

問44 正解 (2)
(1) ○ 胆汁それ自体には消化酵素は含まれないが、脂肪の消化・吸収を促進する働きがある。
(2) × 脂肪は、膵臓から分泌される消化酵素である<u>リパーゼにより脂肪酸とグリセリンに分解されて</u>、小腸の絨毛から吸収される。膵アミラーゼによって分解されるものではない。
(3) ○ 肝臓には、蛋白の合成・栄養の貯蔵、有害物質の解毒・分解、有害物質の解毒・分解の働きがある。
(4) ○ 血液中には脂質として、コレステロール、中性脂肪、リン脂質、遊離脂肪酸の4種類がある。
(5) ○ アデノシン三リン酸（ATP）は、アデノシンに3つのリン酸基（P）が結合しており、ATP分解酵素の働きによってATPが加水分解すると、ひとつのリン酸基（P）がはずれてADP（アデノシン二リン酸）となる。その際にエネルギーを放出するが、このエネルギーを使って筋の収縮が行われる。

●**産業医の選任義務のある事業場** ☞安衛則13条
①常時50人以上の労働者を使用するすべての事業場には選任義務がある。
②常時3,000人を超える労働者を使用する事業場では、2人以上の産業医を選任する。
③常時1,000人以上の労働者を使用する事業場、または、一定の有害な業務に常時500人以上の労働者を従事させる事業場では、専属の産業医を選任する。

令和4年4月　公表試験問題の解答・解説

関係法令（有害業務に係るもの）

問1　正解（4）

(1) ○　医療業の事業場では、常時使用する労働者数にかかわらず、第一種衛生管理者免許若しくは衛生工学衛生管理者免許を有する者、医師、歯科医師又は労働衛生コンサルタントのうちから衛生管理者を選任することができるとされている。 参照! 安衛法12条、安衛令4条、安衛則7条・10条、労働基準法施行規則18条

(2) ○　2人以上の衛生管理者のうち1人については、その事業場に専属ではない労働衛生コンサルタントのうちから選任することができる。 参照! 安衛則7条1項2号・10条3号

(3) ○　深夜業を含む業務に常時500人以上の労働者を従事させる事業場では、産業医はその事業場に専属の者を選任しなければならないとされている。 参照! 安衛則13条1項3号ヌ

(4) ×　衛生管理者のうち1人を衛生工学衛生管理者免許を受けた者のうちから選任しなければならない事業場の要件には、多量の低温物体を取り扱う業務は含まれていない。 参照! 安衛則7条1項6号、労働基準法施行規則18条

(5) ○　常時3,000人を超える労働者を使用する事業場では、2人以上の産業医を選任しなければならないとされている。 参照! 安衛則13条1項4号

問2　正解（3）

(1)、(2)、(4)、(5) ×　「A　乾性油を入れてあるタンクの内部における作業」、「D　圧気工法により、大気圧を超える気圧下の作業室の内部において行う作業」は、いずれも作業主任者を選任すべき作業とされている。「B　セメント製造工程においてセメントを袋詰めする作業」、「C　溶融した鉛を用いて行う金属の焼入れの業務に係る作業」については、いずれも作業主任者の選任は義務付けられてはいない。 参照! 安衛法14条、安衛令6条各号
　　以上から「(3)　A、D」が正解となる。

(3) ○　上記記述を参照。

問3　正解（5）

(1)、(2)、(3)、(4) ×　酸性ガス用防毒マスク、防振手袋、化学防護服、放射線装置室は、いずれも譲渡等の制限等のある機械に指定されていない。 参照! 安衛法42条・別表第2、安衛令13条、安衛則26条

(5) ○　排気量40cm³以上の内燃機関を内蔵するチェーンソーは、厚生労働大臣が定める規格又は安全装置を具備すべき機械等に指定されている。 参照! 安衛法第42条、安衛令13条3項29号・5項

問4　正解（1）

(1) ○　**インジウム化合物**は第二類物質であり、製造に際し、あらかじめ、厚生労働大臣の許可を必要としないものである。

(2) ×　**ベンゾトリクロリド**は、製造に際し、あらかじめ、厚生労働大臣の許可を受けなければならない特定化学物質に当たる。 参照! 安衛法56条1項、安衛令17条・別表第3第1の7号

(3) × **ジアニシジン**は、製造に際し、あらかじめ、厚生労働大臣の許可を受けなければならない特定化学物質に当たる。参照！安衛法 56 条 1 項、安衛令 17 条・別表第 3 第 1 の 5 号

(4) × **ベリリウム**は、製造に際し、あらかじめ、厚生労働大臣の許可を受けなければならない特定化学物質に当たる。参照！安衛法 56 条 1 項、安衛令 17 条・別表第 3 第 1 の 6 号

(5) × **アルファ-ナフチルアミン及びその塩**は、製造に際し、あらかじめ、厚生労働大臣の許可を受けなければならない特定化学物質に当たる。参照！安衛法 56 条 1 項、安衛令 17 条・別表第 3 第 1 の 2 号

問 5　正解（5）

(1) ○ 石綿等を取り扱う屋内作業場については、6 か月以内ごとに 1 回、定期に、石綿の空気中における濃度の測定を行うとともに、測定結果等を記録し、これを 40 年間保存しなければならないとされている。参照！安衛法 65 条、安衛令 21 条 7 号、石綿障害予防規則 36 条

(2) ○ 石綿等の粉じんが発散する屋内作業場に設けた局所排気装置については、原則として、1 年以内ごとに 1 回、定期に、自主検査を行うとともに、検査の結果等を記録し、これを 3 年間保存しなければならない。参照！安衛法 65 条、安衛令 21 条 7 号、石綿障害予防規則 12 条・21 ～ 23 条

(3) ○ 石綿等の取扱いに伴い石綿の粉じんを発散する場所における業務に常時従事する労働者に対し、雇入れ又は当該業務への配置替えの際及びその後 6 か月以内ごとに 1 回、定期に、特別の項目について医師による健康診断を

行わなければならない。その結果に基づき、石綿健康診断個人票を作成し、これを当該労働者が当該事業場において常時当該業務に従事しないこととなった日から 40 年間保存しなければならないとされている。参照！安衛法 66 条、安衛令 22 条 1 項、石綿障害予防規則 40 ～ 41 条

(4) ○ 石綿等の取扱いに伴い石綿の粉じんを発散する場所において、常時石綿等を取り扱う作業に従事する労働者については、1 か月を超えない期間ごとに、作業の概要、従事した期間等を記録し、これを当該労働者が常時当該作業に従事しないこととなった日から 40 年間保存する必要がある。参照！石綿障害予防規則 35 条

(5) × 石綿等を取り扱う事業者が事業を廃止しようとするときには、石綿関係記録等報告書に、作業の記録の他は、作業環境測定の記録及び特殊健康診断の個人票を添付するとされている。参照！石綿障害予防規則 49 条

問 6　正解（3）

(1) ○ 屋内作業場に設けた空気清浄装置のない局所排気装置の排気口で、厚生労働大臣が定める濃度以上の有機溶剤を排出するものの高さは、屋根から 1.5m 以上とされており、違反ではない。参照！有機溶剤中毒予防規則 5 条・15 条の 2 第 2 項

(2) ○ 第一種・第二種有機溶剤等を用いた作業では定期（6 か月以内ごとに 1 回）の測定が義務付けられているが、第三種有機溶剤等を用いて払しょくの業務を行う屋内作業場については、測定は義務付けられておらず、違反ではない。

(3) × 屋内作業場等において、第一

種・第二種有機溶剤等を用いて作業を行わせるときは、その作業場所に有機溶剤の蒸気の発散源を密閉する設備、局所排気装置又はプッシュプル型換気装置を設けなければならないとされているが、側方吸引型外付け式フードの局所排気装置の場合には、制御風速を出し得る能力は最大 0.5m/s とされており、最大 0.4m/s は違反となる。なお、これが設置してある場合には、送気マスク、有機ガス用防毒マスクの使用は、義務付けられていない。参照！有機溶剤中毒予防規則5条・16条・33条

(4) ○ 「有機溶剤等を用いて行う試験または研究の業務」については、有機溶剤作業主任者を選任しなければならない有機溶剤業務から除外されており、違反ではない。参照！有機溶剤中毒予防規則1条1項6号ル・19条

(5) ○ 有機溶剤等を入れてあった空容器で、有機溶剤の蒸気が発散するおそれのあるものについては、密閉するか、または屋外の一定の場所に集積しておかなければならないとされている。参照！有機溶剤中毒予防規則36条

問7 正解（3）

(1) ○ 坑内における気温は、原則として、37℃以下にしなければならないとされている。参照！安衛則611条

(2) ○ 事業者は、屋内作業場に多量の熱を放散する溶融炉があるときは、加熱された空気を直接屋外に排出し、又はその放射するふく射熱から労働者を保護する措置を講じなければならないとされている。参照！安衛則608条

(3) × 事業者は、炭酸ガス（二酸化炭素）濃度が1.5％を超える場所には、関係者以外の者が立ち入ることを禁止

し、かつ、その旨を見やすい箇所に表示しなければならないとされている。注意！炭酸ガス濃度 0.15％ は誤り。参照！安衛則585条1項4号

(4) ○ 事業者は、著しく暑熱、寒冷又は多湿の作業場においては、やむを得ない場合を除き、休憩の設備を作業外に設けなければならないとされている。参照！安衛則634条

(5) ○ 事業者は、廃棄物の焼却施設において焼却灰を取り扱う業務（設備の解体等に伴うものを除く。）を行う作業場については、6か月以内ごとに1回、定期に、当該作業場における空気中のダイオキシン類の濃度を測定しなければならないとされている。参照！安衛則592条の2

問8 正解（4）

(1)、(2)、(3)、(5) ○ 正しくは、「① 管理区域とは、外部放射線による実効線量と空気中の放射性物質による実効線量との合計が［ A　3か月 ］間につき［ B　1.3mSv ］を超えるおそれのある区域又は放射性物質の表面密度が法令に定める表面汚染に関する限度の10分の1を超えるおそれのある区域をいう。

② ①の外部放射線による実効線量の算定は、［ C　1 cm ］線量当量によって行う。」となる。参照！電離放射線障害防止規則3条1・2項

(4) × 上記参照。

問9 正解（5）

(1) × 有機溶剤業務に従事する労働者に対する特殊健康診断に関して、尿中のデルタアミノレブリン酸の量の検査は定められていない。参照！有機溶剤中毒予防規則29条

(2) ×　放射線業務に従事する労働者に対する特殊健康診断に関して、尿中の潜血の有無の検査の検査は定められていない。**参照！** 電離放射線障害防止規則 56 条

(3) ×　鉛業務に従事する労働者に対する特殊健康診断に関して、尿中のマンデル酸の量の検査は定められていない。**参照！** 鉛中毒予防規則 53 条

(4) ×　石綿等を取り扱う業務に従事する労働者に対する特殊健康診断に関して、尿中又は血液中の石綿の量の検査は定められていない。**参照！** 石綿障害予防規則 40 条

(5) ○　潜水業務に従事する労働者に対する特殊健康診断に関して、四肢の運動機能の検査が定められている。**参照！** 高圧則労働安全衛生法施行令 38 条 1 項 3 号

問10　正解 (2)

(1) ×　「病原体によって著しく汚染のおそれのある業務」は、年少者の就業制限の業務の対象とされている。**参照！** 労働基準法 62 条 1 項、年少者労働基準規則 8 条 41 号

(2) ○　「超音波にさらされる業務」は、年少者の就業制限の業務の対象とはされていない。**参照！** 労働基準法 62 条 1 項、年少者労働基準規則 8 条

(3) ×　「多量の高熱物体を取り扱う業務」は、年少者の就業制限の業務の対象とされている。**参照！** 労働基準法 62 条 1 項、年少者労働基準規則 8 条 36 号

(4) ×　「著しく寒冷な場所における業務」は、年少者の就業制限の業務の対象とされている。**参照！** 労働基準法 62 条 1 項、年少者労働基準規則 8 条 37 号

(5) ×　「強烈な騒音を発する場所における業務」は、年少者の就業制限の業務の対象とされている。**参照！** 労働基準法 62 条 1 項、年少者労働基準規則 8 条 40 号

●筋肉は 3 種類ある

骨格筋 …腕や足、腹筋、背筋などの筋肉。自分の意志で自由に動かせる随意筋である。横紋が見られる（横紋筋）。

平滑筋 …胃や腸を動かす内臓筋。自分の意志で自由に動かすことのできない不随意筋である。

心筋 …心臓の筋肉。骨格筋と同様の横紋が見られるが、自分の意志で自由に動かすことのできない不随意筋である。

●胸式呼吸

外肋間筋の収縮 → 胸郭の拡大 → 吸気
外肋間筋の弛緩 → 胸郭の縮小 → 呼気

●腹式呼吸

横隔膜の収縮 → 胸郭の拡大 → 吸気
横隔膜の弛緩 → 胸郭の縮小 → 呼気

労働衛生（有害業務に係るもの）

問11 正解（1）

(1) ○ 化学物質等による疾病のリスクの低減措置を検討する場合、「化学物質等による危険性又は有害性等の調査等に関する指針」では、その優先度は、「ア　化学反応のプロセス等の運転条件の変更」が最も高く、以下、「ウ　化学物質等に係る機械設備等の密閉化」「イ　作業手順の改善」「エ　化学物質等の有害性に応じた有効な保護具の使用」の順に高いとしている。

(2)、(3)、(4)、(5) ×　上記参照。

問12 正解（3）

(1) ×　「作業環境測定基準」によれば、A測定における測定点の高さの範囲の原則は示されているが、床上 100 cm 以上 150 cm 以下とはされていない。 参照！ 作業環境測定基準

(2) ×　**許容濃度**とは、「労働者が1日8時間、週40時間程度、肉体的に激しくない労働強度で有害物質にばく露される場合、当該有害物質の平均ばく露濃度がこの数値以下であれば、ほとんど全ての労働者に健康上の悪い影響が見られないと判断される濃度」である。記述は、**管理濃度**についての説明である。 参照！ 日本産業衛生学会「許容濃度等の勧告」

(3) ○　A測定の第二評価値とは、「単位作業場所における気中有害物質の算術平均濃度の推定値をいうものであること」とされている。 参照！ 「作業環境評価基準の適用について」昭和63年9月16日基発第605号

(4) ×　A測定の第二評価値及びB測定の測定値が、いずれも管理濃度に満たない単位作業場所は、第二管理区分になる。A測定の第一・第二評価値、B測定の測定値が、いずれも管理濃度に満たない単位作業場所は、第一管理区分になる。

(5) ×　A測定においては、得られた測定値の算術平均値及び算術標準偏差ではなく幾何平均値及び幾何標準偏差を修正したものを評価に用いる。B測定においてはその測定値そのものを評価に用いる。 参照！ 作業環境評価基準

問13 正解（3）

(1) ○　一酸化炭素は、無色・無臭の気体であり、低濃度であれば初期症状も頭痛、吐き気、耳鳴りなどの風邪のようなものであり、吸入しても気が付かないことが多いといえる。

(2) ○　エンジンの排気ガス、たばこの煙には、いずれも一酸化炭素が含まれている。

(3) ×　一酸化炭素中毒は、赤血球中のヘモグロビンと一酸化炭素が強く結合し、体内の各組織が酸素欠乏状態を起こすことにより発生する。

(4) ○　一酸化炭素は、炭素を含有する物が不完全燃焼した際に発生することから、一酸化炭素中毒の事例は、内燃機関の使用、調理器具の使用によるものが多くみられる。

(5) ○　一酸化炭素中毒の後遺症には、健忘やパーキンソン症状などの精神障害がみられることがある。

問14 正解（4）

(1) ×　有機溶剤は揮発性が高く、その蒸気は空気より重い。

(2) ×　有機溶剤は高脂溶性であり、皮膚、粘膜、肺から簡単に吸収されて、脳の組織を含めた脂肪組織と親和性があることから、脳に損傷を与える恐れ

がある。
(3) ×　メタノールは無色透明の揮発性の液体で、蒸気は空気よりも重く、吸入すると酩酊、頭痛、眼のかすみなどを起こし、昏睡することもあるが、網膜細動脈瘤を伴う脳血管障害は起こさない。
(4) ○　テトラクロロエチレンのばく露の生物学的モニタリングの指標には、尿中トリクロロ酢酸または総三塩化物がある。
(5) ×　二硫化炭素は、無色、または淡黄色の液体で、吸入すると呼吸麻痺を起こし、精神障害を起こすことがあるが、メトヘモグロビン形成によるチアノーゼはみられない。

問15 正解 (2)
(1) ○　**じん肺**は、粉じんを吸入することによって肺に生じた線維増殖性変化を主体とする疾病であり、その種類には、肺結核のほか、続発性気管支炎、続発性気胸、原発性肺がんなどの合併症がみられる。参照！じん肺法第2条第1項第1号
(2) ×　遊離けい酸は、ケイ素と酸素からできる鉱物であり、肺にケイ酸が沈着する珪肺と呼ばれる病気の原因となる。注意！胸膜肥厚や胸膜中皮腫は、アスベスト（石綿）が原因である。
(3) ○　じん肺では、肺結核、結核性胸膜炎、続発性気管支炎、続発性気管支拡張症、続発性気胸、原発性肺がんの6つが、合併症として法令で認められている。参照！じん肺法施行規則第1条
(4) ○　**溶接工肺**とは、電気溶接、ガス切断の作業で発生する溶接ヒュームによる肺障害である。
(5) ○　**アルミニウム肺**は、アルミニウ

ム粉じんの吸入が原因で発症するが、進行が早く、数年間程度で呼吸困難、衰弱などの症状が現れる。

問16 正解 (2)
(1) ×　レイノー現象などの末梢循環障害や、手指のしびれ感などの末梢神経障害がみられるのは局所振動障害であり、関節痛などの筋骨格系障害がみられるのは、全身振動障害である。
(2) ○　減圧症は、スキューバダイビングなどの潜水後に発生した場合には、潜水病とも呼ばれる。
(3) ×　**凍瘡**とは、寒冷による血行障害が原因で起こる「しもやけ」のことである。0℃以下の寒冷にばく露することによって発生するのは「凍瘡」ではなく「凍傷」である。
(4) ×　電離放射線による中枢神経系障害は、確率的影響ではなく確定的影響に分類されている。
(5) ×　金属熱とは、金属蒸気の凝集物である金属ヒュームを吸入することにより起こるものである。高温環境により、体温調節中枢が麻痺することにより発生するものではない。

問17 正解 (2)
(1)、(3)、(4)、(5) ×　作業環境管理とは、作業環境中の有機溶剤や粉じんなど有害因子の状態を把握して、できる限り良好な状態で管理していくことである。作業管理とは、作業時間・作業量・作業方法・作業姿勢などを適正化したり、保護具を着用して作業者への負荷を少なくすることである。健康管理とは、作業者の健康状態を健康診断で把握して、その結果に基づいて適切な措置や保健指導などを実施し、作業者の健康障害を未然に防ぐことであ

る。各対策例を区別すると次のように
なる。

A 局所排気装置のフード付近の気流の
風速を測定することは、作業環境管理
となる。

B 保護具を使用させることは、作業管
理となる。

C 鉛健康診断の結果から配置転換をす
ることは、健康管理となる。

D 必要のある者以外の者の立入を禁止
することは、作業管理となる。

E 有害性の低い塗装方法への変更は、
作業環境管理となる。

以上から、作業環境管理の組み合わ
せは「A、E」となる。

(2) ○ 上記参照。

問18 正解（4）

(1) × ダクトの形状には円形、角形な
どがあるが、その断面積を小さくする
ほど、ダクトの圧力損失が増大する。
注意！ ダクトの断面積を大きくするほ
ど、圧力損失は減少する。

(2) × フード開口部の周囲にフランジ
があると、フランジがないときに比べ、
気流の整流作用が増して、必要な効果
を得るための排風量は少なくなり、効
率がよくなる。

(3) × スロット型フードは、発散源
（作業位置）の外側にスロット型の
フードを取り付けたものであり、外付
け式のフードに分類される。吸込み気
流によって有害物質を吸引するもので
あり、発生源からの飛散速度を利用し
て捕捉するものではない。

(4) ○ キャノピ型フードは、もともと
ある気流（例えば熱気流など）を気流
の先で受け止めるものである。吸引力
自体は弱いといえる。

(5) × 空気清浄装置を付設する局所排

気装置を設置する場合、排風機は、一
般に排気ダクトと空気清浄装置の間に
設ける。**注意！** 吸引ダクトと空気清浄
装置の間に設けると排気能力が低下す
ることになる。

問19 正解（2）

(1) × 防毒マスクの吸収缶の色は、二
酸化炭素用は赤色で、硫化水素用は黄
色とされている。**参照！** 平成2年労働
省告示第68号「防毒マスクの規格」8
条5項・表

(2) ○ 「防じん機能を有する防毒マス
クにあっては、吸収缶のろ過材がある
部分に白線を入れる」とされている。
注意！ 「防毒マスクの規格」8条5
項・表

(3) × 防じんマスクは固体粒子を対象
としており、有害な蒸気・ガスに対し
ての効果はないが、防じんマスクの種
類によってはヒュームに対しても一定
の効果がある。

(4) × 防じんマスクの手入れでは、ろ
過材に付着した粉じん等は、乾燥また
は軽く湿らせた布片で取り除くように
する。吹き飛ばしたり、払い落とすと、
飛散する恐れがあり、不適切である。
参照！ 平成17年2月7日基発第
0207006号「防じんマスクの選択、使
用等について」第1の3（5）イ

(5) × 直結式防毒マスクは、隔離式防
毒マスクよりも有害ガスの濃度が高い
大気中では使用できない。防毒マスク
を使用できるガス濃度の上限は、隔離
式が最も高く、次に直結式、直結式小
型の順となる。**参照！** 「防毒マスクの
規格」第2条第1項・表

問20 正解（2）

(1) × 有害物質による健康障害では、

諸検査の異常などの他覚的所見よりも自覚症状が先に出現するとはいえず、<u>自覚症状が明確に現れない場合もある。</u>

(2) ○ 特殊健康診断とは、労働安全衛生法（第66条第2、3項）に定められた健康診断であり、じん肺法（第3条）に定められていた健康診断が含まれる。

(3) × 体内に取り込まれた<u>鉛の生物学的半減期は比較的長く</u>、血中及び軟部組織における鉛の半減期は約28〜36日、骨の場合は5年〜60年と推定されている。

(4) × 振動工具の取扱い業務に係る特殊健康診断の実施時期は、少なくとも<u>1回は冬季に行われることとされている。</u>（参照！）振動工具（チェンソー等を除く）の取扱い等の業務に係る特殊健康診断について

(5) × 情報機器作業に係る健康診断では、眼科学的検査などとともに、上肢の運動機能の検査を行うこととされている。<u>下肢の運動機能の検査は示されていない。</u>（参照！）情報機器作業における労働衛生管理のためのガイドライン

関係法令（有害業務に係るもの以外のもの）

問21 正解 （4）

(1) × 衛生委員会の議長となる委員は、原則として、<u>総括安全衛生管理者又は総括安全衛生管理者以外の者で事業場においてその事業の実施を統括管理するもの若しくはこれに準ずる者のうちから事業者が指名した者</u>とされている。（参照！）安衛法17条・18条

(2) × 衛生委員会の議長を除く委員の半数については、当該事業場に労働者の過半数で組織する労働組合があるときにおいてはその労働組合、労働者の過半数で組織する労働組合がないときにおいては労働者の過半数を代表する者の推薦に基づき<u>事業主が指名しなければならない</u>とされている。（注意！）衛生委員会の規定は、安全委員会の規定を準用する。（参照！）安衛法17条4項・18条4項

(3) × 衛生管理者として選任している事業場に専属ではない労働衛生コンサルタントも、<u>衛生委員会の委員として指名する</u>ことができる。（注意！）衛生委員会の委員が事業場の専属でなければならないとはされていない。（参照！）安衛法18条2項

(4) ○ 衛生委員会の付議事項には、労働者の健康の保持増進を図るため必要な措置の実施計画の作成に関することが含まれている。（参照！）安衛則22条1項10号

(5) × 衛生委員会は、毎月1回以上開催し、委員会における議事で重要なものに係る記録を作成して<u>3年間保存しなければならない</u>とされている。（参照！）安衛則23条1項・4項

問22　正解（4）

(1) ○　総括安全衛生管理者は、事業場においてその事業の実施を統括管理する者をもって充てなければならないとされている。 参照! 安衛法10条2項

(2) ○　都道府県労働局長は、労働災害を防止するため必要があると認めるときは、総括安全衛生管理者の業務の執行について事業者に勧告することができるとされている。 参照! 安衛法10条3項

(3) ○　総括安全衛生管理者が旅行、疾病、事故その他やむを得ない事由によって職務を行うことができないときは、代理者を選任しなければならないとされている。 参照! 安衛則3条

(4) ×　産業医が行う作業場等の巡視について、2か月に1回以上とすることができるのは、①安衛則11条1項に定める衛生管理者が行う巡視の結果、及び、②労働者の健康障害を防止し、労働者の健康を保持するために必要な情報であって、衛生委員会又は安全衛生委員会における調査審議を経て事業者が産業医に提供することとした情報の提供を受けて事業主の同意を得ている場合である。衛生委員会の議事概要だけではない。 参照! 安衛則11条1項・15条

(5) ○　事業者は、安衛法に基づく産業医による勧告の内容及び勧告を踏まえて講じた措置の内容（措置を講じない場合には、その旨及びその理由）を記録し、これを3年間保存しなければならないとされている。 参照! 安衛法13条5項、安衛則第14条の3

問23　正解（2）

(1) ○　雇入時の健康診断においては、医師の健康診断を受けたのち、3か月を経過しない者を雇い入れる場合は省略できる。 参照! 安衛則43条

(2) ×　雇入時の健康診断については、定期健康診断とは異なり、医師が必要でないと認めるときは健康診断の項目を省略できるという規定はない。 参照! 安衛則44条2項

(3) ○　事業者は、事業場において実施した雇入時の健康診断の項目に異常の所見があると診断された労働者については、その結果に基づき、健康を保持するために必要な措置について、健康診断実施日から3か月以内に、医師の意見を聴かなければならないとされている。 参照! 安衛法66条の4

(4) ○　事業者は、健康診断の結果に基づき、健康診断個人票（健康診断結果の記録）を作成して、これを5年間保存しなければならないとされている。 参照! 安衛則43条・51条

(5) ○　雇入時の健康診断の結果について、所轄労働基準監督署長への報告は求められていない。 参照! 安衛則52条

問24　正解（5）

(1) ×　大掃除は6か月以内ごとに1回行わなければならないとされており、違反となる。 参照! 安衛則619条

(2) ×　法令では、常時50人以上又は常時女性30人以上の労働者を使用するときは、臥床できる休養室又は休養所を男性用・女性用に区別して設けなければならないとされており、男性25人、女性25人の事業場には設置義務があり、違反となる。 参照! 安衛則618条

(3) ×　屋内作業場の気積は、設備の占める容積及び床面から4mを超える高さにある空間を除き、労働者1人につ

いて 10 ㎡以上とされており、4 m を
超える高さにある空間を除き <u>500 ㎡と
は、1 人について 10 ㎡以下となり、
違反となる</u>。**注意!** 気積は、「｛(床面
積×高さ)｝－設備｝÷人数＝気積」で
求められる。**参照!** 安衛則 600 条

(4) × 事業場に附属する食堂の床面積
は、食事の際の 1 人について 1 ㎡以上
とされており、<u>1 人について、0.8 ㎡
は違反となる</u>。**参照!** 安衛則 630 条

(5) ○ 換気設備のない屋内作業場にお
いては、窓その他の開口部の直接外気
に向かって開放できる部分の面積は、
<u>常時床面積の 20 分の 1 以上とされて
おり、床面積の 15 の 1 では違反とは
ならない</u>。**参照!** 安衛則 601 条 1 項

問25 正解 (3)

(1) × 事業者は、常時使用する労働者
に対し、<u>6 か月ではなく、1 年以内ご
とに 1 回</u>、定期に、法に規定する心理
的な負担の程度を把握するための検査
を行わなければならないとされている。
参照! 安衛法 66 条の 10 第 1 項、安衛
則 52 条の 9

(2) × 事業者は、検査を受けた労働者
に対し、当該検査を行った医師等から、
遅滞なく、当該検査の結果が通知され
るようにしなければならないとされて
いるが、<u>衛生管理者への通知は定めら
れていない</u>。労働者の個別の同意がな
ければ、事業者に通知することは禁止
されている。また、第三者に結果を漏
らすことも禁じられている。**参照!** 安
衛法 66 条の 10 第 2 項、安衛則 52 条
の 12

(3) ○ **ストレスチェック**の項目は、①
職場における当該労働者の心理的な負
担の原因に関する項目、②心理的な負
担による心身の自覚症状に関する項目、

③職場における他の労働者による当該
労働者への支援に関する項目である。
参照! 安衛法 66 条の 10 第 1 項、安衛
則 52 条の 9

(4) × 事業者は、労働者から面接指導
の申出があったときは、遅滞なく、面
接指導を行わなければならないとされ
ている。<u>対象の労働者全員ではなく、
申出を行った労働者に対して行う</u>。
参照! 安衛法 66 条の 10 第 1 項、安衛
則 52 条の 9

(5) × 事業者は、ストレスチェック検
査の結果、面接指導の結果の記録を作
成して、いずれも <u>5 年間保存しなけれ
ばならない</u>とされている。**参照!** 安衛
法 66 条の 10 第 4 項、安衛則 52 条の
13・18

問26 正解 (2)

(1)、(3)、(4)、(5) × 1 週間の所定
労働時間が 30 時間未満の労働者の場
合には、労働基準法 39 条の年次有給
休暇は適用されず、別に厚生労働省令
で定められている。1 週間の所定労働
日数が通常の労働者の週所定労働日数
に比べて相当程度少ないものとして厚
生労働省令で定める日数は、週 4 日以
下、もしくは 1 年間の所定労働日数
216 日以下とされており、労働日数、
継続勤務期間に応じて、与えられる年
次有給休暇日数が定められている。週
所定労働日数 4 日、雇入れの日から起
算して 3 年 6 か月継続勤務し、かつ直
前の 1 年間に全労働日の 8 割以上出勤
した労働者の場合には、年次有給休暇
は 10 日とされている。**参照!** 労働基
準法 39 条 1～3 項、労働基準法施行
規則 24 条の 3

(2) ○ 上記参照。

問27 正解（4）

(1) ○　妊産婦とは、「妊娠中の女性及び産後1年を経過しない女性」とされている。参照！労働基準法64条の3第1項

(2) ○　使用者は、妊娠中の女性が請求した場合においては、他の軽易な業務に転換させなければならないとされている。参照！労働基準法65条3項

(3) ○　1年単位の変形労働時間制を採用している場合であっても、妊産婦が請求した場合には、管理監督者等の場合を除き、1週間及び1日それぞれの法定労働時間を超えて労働させてはならないとされている。参照！労働基準法32条の4・66条1項

(4) ×　フレックスタイム制を採用している場合には、勤務時間を労働者自身の裁量に任せることから、妊産婦に対する労働時間の特例は設けられておらず、誤りとなる。参照！労働基準法32条の3

(5) ○　生理日の就業が著しく困難な女性が休暇を請求したときは、その者を生理日に就業させてはならないとされている。参照！労働基準法68条

労働衛生（有害業務に係るもの）

問28 正解（2）

(1) ○　ガイドラインには、喫煙専用室の出入口において、室外から室内に流入する空気の気流が、0.2メートル毎秒以上であることとされている。参照！「職場における受動喫煙防止のためのガイドライン」「別紙1　健康増進法における技術的基準等の概要」2－（1）ア（ア）

(2) ×　喫煙専用室の出入口における室外から室内に流入する空気の気流について、6か月以内ごとに1回測定することという規定は存在しない。参照！同上ガイドライン

(3) ○　ガイドラインには、喫煙専用室のたばこの煙が室内から室外に流出しないよう、壁、天井等によって区画されていることとされている。参照！同上ガイドライン別紙1　2－（1）ア（イ）

(4) ○　ガイドラインには、喫煙専用室のたばこの煙が屋外又は外部の場所に排気されていることとされている。参照！同上ガイドライン別紙1　2－（1）ア（ウ）

(5) ○　ガイドラインには、喫煙専用室の出入口の見やすい箇所に必要事項を記載した標識を掲示しなければならないとされている。参照！同上ガイドライン別紙1　2－（1）イ

問29 正解（2）

(1) ○　**計数データ**とは対象人数、受診者数などの個数のデータ、**計量データ**とは身長、体重などの連続的な量のデータである。

(2) ×　**正規分布**とは、左右対称で平均を中心に左右に裾野を持つ富士山のような形だが、生体から得られたある指標が、この正規分布という型をとって分布する場合、そのばらつきの程度は、平均値や最頻値ではなく、分散や標準偏差によって表される。

(3) ○　集団を比較する場合、調査の対象とした項目のデータの平均値が正常であっても、分散が大きければ正常ではないといえる。分散が異なっていれば、両者は異なった特徴をもつ集団であると評価される。

(4) ○　ある事象と健康事象との間に、例えば、統計上、一方が多いと他方も

多いという相関関係が認められた場合であっても、両者の間に必ず因果関係があるとまではいえない。

(5) ○ **静態データ**とは、ある時点の集団に関するデータ、動態データとは、ある期間の集団に関するデータである。静態データの例には国勢調査による人口調査、**動態データ**の例には1年間における出生数や死亡数などがある。

問30 正解（3）

(1) × 腰痛予防対策指針では、腰痛の発生要因を排除又は低減できるよう、<u>作業動作、作業姿勢、作業手順、作業時間等について、作業標準を策定すること</u>としている。（参照！）職場における腰痛予防対策指針2（4）イ

(2) × 指針では、満18歳以上の男子労働者が人力のみにより取り扱う物の重量は、<u>体重のおおむね40％以下となるように努めること</u>とされており、50％は誤り。（参照！）上記指針別紙Ⅰの1

(3) ○ 指針では、満18歳以上の女子労働者が人力のみにより取り扱う物の重量は、男性が取り扱うことのできる重量の60％位までとされている。（参照！）上記指針別紙Ⅰの2

(4) × 指針では、従業員を当該作業に配置する際及びその後<u>1年以内ではなく6か月以内ごとに1回</u>、定期に、医師による腰痛の健康診断を実施することとされている。（参照！）上記指針4（1）

(5) × 指針では、腰部保護ベルトは一律に使用するのではなく、<u>個人ごとに効果を確認してから使用の適否を判断する</u>とされている。（参照！）上記指針2の（6）

問31 正解（5）

(1) ○ 指針には「この指針は、労働安全衛生法の規定に基づき機械、設備、化学物質等による危険又は健康障害を防止するため事業者が講ずべき具体的な措置を定めるものではない。」としている。（参照！）「労働安全衛生マネジメントシステムに関する指針」（令和元年厚生労働省告示第54号）第2条

(2) ○ 指針には、このシステムは、「生産管理等事業実施に係る管理と一体となって運用されるもの」としている。（参照！）上記指針第3条

(3) ○ 指針には、このシステムでは、「事業者は、安全衛生方針を表明し、労働者及び関係請負人その他の関係者に周知させる」とし、「安全衛生方針は、事業場における安全衛生水準の向上を図るための安全衛生に関する基本的考え方を示すもの」としている。（参照！）上記指針第5条

(4) ○ 指針には、「事業者は、安全衛生目標を達成するため、事業場における危険性又は有害性等の調査の結果等に基づき、一定の期間を限り、安全衛生計画を作成する」としている。（参照！）上記指針第12条

(5) × 指針には、<u>システム監査とは「事業者が行う調査及び評価をいう」</u>としており、<u>外部の機関による監査を受けなければならないとはされていない</u>。（参照！）上記指針第3条

問32 正解（1）

(1) ○ 正しくは「日本人のメタボリックシンドローム診断基準で、腹部肥満（[A 内臓] 脂肪の蓄積）とされるのは、腹囲が男性では [B 85] cm以上、女性では [C 90] cm以上の場合であり、この基準は、男女とも [A 内臓]

脂肪面積が〔D 100〕㎠以上に相当する。」となる。

(2)、(3)、(4)、(5) ×　上記記述を参照。

問33 正解（3）

(1) ×　**毒素型食中毒**は、食物に付着した細菌が増殖する際に産生した毒素によって起こる食中毒であり、黄色ブドウ球菌やボツリヌス菌などによるものがある。

(2) ×　**感染型食中毒**は、食物に付着した細菌そのものの感染によって起こる食中毒であり、サルモネラ菌、腸炎ビブリオ、病原性大腸菌などによるものがある。

(3) ○　O‐157やO‐111は、ベロ毒素を産生する大腸菌で、これらによる食中毒は、腹痛や出血を伴う水様性の下痢などの症状を呈する。

(4) ×　**ボツリヌス菌**は、缶詰、真空パック食品、魚肉発酵食品などを媒介食品とする。嫌気性であり、酸素の少ない状態で増殖し、毒性の強い神経毒を産生するが、熱に強い芽胞を作るため、120℃4分間（あるいは100℃6時間）以上の加熱が必要とされている。

(5) ×　**ノロウイルス**は、手指、食品などを介して経口で感染し、腸管で増殖して、嘔吐、下痢、腹痛などの急性胃腸炎を起こすもので、集団食中毒として発生するのは冬季が多い。

問34 正解（1）

(1) ×　**不顕性感染**とは、宿主が病原体に感染しても症候が出現しない状態のことであり、記述は日和見感染についてのものである。

(2) ○　**キャリア**とは、病原性のあるウイルスに感染しながら、その後発症す

ることなく、持続的に感染している状態にある人のことであり、感染源となって感染症拡大の原因となる。

(3) ○　**飛沫感染**とは、微生物が含まれている飛沫（5μmより大きい水滴）を直接吸い込むことで感染すること。飛沫核（5μm以下の小粒子）による感染が**空気感染**である。

(4) ○　**風しん**は、風しんウイルスによって引き起こされる急性の風しんウイルスによっておこる急性の発疹性感染症で、風しんへの免疫がない集団において、1人の風しん患者から5〜7人にうつす強い感染力を有する。

(5) ○　**インフルエンザウイルス**には、A型、B型、C型及びD型の4種類があるが、人間に感染するのは、A型、B型及びC型の3種類である。A型、D型は、人以外の哺乳類や鳥類にも感染する。

労働生理

問35 正解（5）

(1) ○　呼吸運動は、主として横隔膜、肋間筋などの呼吸筋によって胸郭内容積を周期的に増減し、それに伴って肺を伸縮させることにより行われる。主に肋間筋を使う呼吸が胸式呼吸、主に横隔膜を使う呼吸が腹式呼吸である。

(2) ○　胸腔などの胸郭内容積が増し、内圧が低くなることで、肺内へ空気が流れ込む。この時、鼻腔、気管などの気道を経て肺内へ流れ込む空気が吸気である。

(3) ○　呼吸器官から酸素を取り入れ、二酸化炭素を放出するのが外呼吸であり、肺胞で行われる。一方で、血管内の血液にとけ込んだ二酸化炭素を、肺に送ってガス交換を行うことが内呼吸

であり、これは細胞で行われる。

(4) ○　成人の呼吸数は、通常、1分間に16〜20回であるが、食事、入浴、発熱などによって増加する。

(5) ×　呼吸に関与する筋肉は、<u>間脳の視床下部ではなく、延髄の網様体にある呼吸中枢によって支配されている</u>。

問36 正解（1）

(1) ×　大動脈を流れる血液は、毛細血管で酸素と二酸化炭素、栄養分と老廃物の交換を行った動脈血であるが、<u>肺動脈を流れる血液には二酸化炭素が多く含まれており、肺胞でこれを排出して酸素を取り込んだ血液が肺静脈を流れている</u>。

(2) ○　**体循環**は、左心室から大動脈に入り、毛細血管を経て静脈血となり右心房に戻ってくる血液の循環である。血液は、心臓を出て全身に回り、毛細血管から心臓に戻ってくる。

(3) ○　心筋は、横紋筋に分類されるが、運動神経の支配で収縮運動を起こす横紋筋細胞の骨格筋とは異なり、自ら収縮運動をする自動性を持っている。

(4) ○　心筋は、心臓壁の大部分を構成しており、心臓拍動のための収縮を行っている。

(5) ○　動脈は、心臓から送り出される血液を全身に運ぶ血管であり、酸素や栄養素を運ぶ重要な役割を持っている。通常は弾力性がありしなやかだが、加齢による老化や様々な危険因子によって厚く硬くなってしまうのが動脈硬化である。

問37 正解（2）

(1) ○　寒冷にさらされ体温が正常より低くなると、皮膚の血管を収縮させて血流量を減らし、皮膚温を下げる。血管を弛緩させて血流量を増やすと皮膚温は上がる。

(2) ×　高温にさらされて体温が正常以上に上昇すると、皮膚の血管が弛緩して血流量を増加するとともに、<u>内臓の血流量が低下して体内の代謝活動が抑制され、熱の産生量が減少する</u>。

(3) ○　恒常性は生物のもつ重要な性質のひとつであり、生体全体の恒常性は、何重もの調整メカニズムによって保たれている。

(4) ○　汗が蒸発することで、気化熱により体温を下げている。水の気化熱は1mlにつき約0.58kcalであり、水が100ml蒸発すると58kcalの熱が奪われることになる。人体の比熱は約0.83なので、体重70kgの人の熱容量は70×0.83=58.1kcalとなる。これは水が100ml蒸発するのとほぼ同じ熱量であり、汗を100mlかくと体温が1℃下がることになる。

(5) ○　放熱は、蒸発、輻射、対流、伝導などの物理的な過程で行われるが、蒸発による熱放散には、発汗と不感蒸泄がある。

問38 正解（3）

(1) ○　肝臓には、血液中の身体に有害な物質を分解する働きがある。

(2) ○　肝臓には、ブドウ糖をグリコーゲンに変えて蓄える働きがある。

(3) ×　ビリルビンは、赤血球中に含まれるヘモグロビンの分解産物である。肝臓には、<u>ビリルビンを分解する働きはない</u>。

(4) ○　肝臓は、血液凝固物質を合成する。血液凝固因子の多くは肝臓で合成される。

(5) ○　血液凝固阻止物質ヘパリンは、肝臓で生成される。

問39 正解 （4）

(1)、(2)、(3)、(5) × 　男女間では検査値の基準範囲が異なることがある。男性のほうが女性より検査値が高い血液検査項目には、赤血球数、ヘモグロビン、ヘマトクリット、クレアチニン、尿酸、中性脂肪、γ-GT などがあり、女性のほうが男性より値が高い項目には、HDL-コレステロールがある。また、基礎代謝量も男性の方が高いとされている。違いの原因として、男性ホルモン、女性ホルモンの影響、生活習慣の違いなどが考えられている。

(4) ○ 　白血球は「免疫」を司る血球成分であるが、その基準値には男女差がみられない。

問40 正解 （2）

(1) ○ 　蛋白質には動物性と植物性があるが、その大きな違いは必須アミノ酸のバランスの違いといえる。

(2) × 　タンパク質の分解（消化）は、胃から始まる。胃酸によって変性し、消化酵素ペプシンによって分解された後、十二指腸に分泌されて消化酵素によってアミノ酸でできたペプチドの状態まで分解されて、小腸の粘膜上皮細胞から吸収される。膵リパーゼは膵分泌液中に含まれており、摂取された脂肪の多くは腸内で膵リパーゼによって分解される。

(3) ○ 　人体の細胞は、20 種類のアミノ酸を原料として毎日 1 兆個が新しく作りかえられている。これが新陳代謝である。

(4) ○ 　肝臓は、静脈血からアミノ酸を取り出して、人間に必要な蛋白質に組み替えて、体の必要な場所へ送り出している。

(5) ○ 　人間の体には蛋白質や脂質に由来する物質からブドウ糖を生成する機能が備わっており、これによって人間の血糖値は常に適正な範囲内でコントロールされている。

問41 正解 （5）

(1) ○ 　眼は、瞳孔の周りの虹彩が伸び縮みをすることで、瞳孔の大きさが変化して眼に入る光の量を調整している。虹彩は、角膜と水晶体の間にある薄い膜のことであり、瞳孔の大きさを調節して網膜に入る光の量を調節している。

(2) ○ 　平行光線が網膜の後方で像を結ぶものを**遠視**という。逆に眼球内に入ってきた平行光線が網膜より前で焦点を結ぶ状態が**近視**である。

(3) ○ 　角膜が歪んでいたり、表面に凹凸があるために、物体の像が網膜上に正しく結ばない場合が**乱視**である。

(4) ○ 　脊椎動物では、明るい所で働き色を感じる錐状体と、暗い所で働き弱い光を感じる杆状体の 2 種類の視細胞から網膜がなっている。

(5) × 　明るいところから急に暗いところに入ると、初めは見えにくいが、時間の経過とともに徐々に見えるようになる。これが**暗順応**である。暗いところから急に明るいところに入ると、初めはまぶしさを感じるが、しばらくすると物体を明確に認知できるようになる現象が、**明順応**である。

問42 正解 （3）

(1) ○ 　**コルチゾール**とは、副腎皮質から分泌されるホルモンの一種であり、肝臓での糖の新生、炭水化物、脂肪、蛋白の代謝を制御するなどの働きがある。

(2) ○ 　**アルドステロン**とは、副腎皮質から分泌されるホルモンの一種であり、

体液中の塩類バランスを調節する機能
がある。

(3) × **メラトニン**は、脳の松果体から
分泌されるホルモンの一種であり、そ
の血中濃度は昼に低く夜に高くなり、
睡眠に関連している。

(4) ○ **インスリン**とは、膵臓から分泌
されるホルモンの一種であり、食後に
増加した血糖を速やかに処理すること
で、血糖量を減少させる機能がある。

(5) ○ **アドレナリン**は、副腎髄質より
分泌されるホルモンであり、血管の拡
張と収縮、気道拡大・呼吸数の上昇、
血糖値の上昇、脂肪の燃焼促進、体温
上昇と発汗増加などの働きがある。

問43 正解 (5)

(1) × **代謝**とは、生物の活動において
必要なエネルギーのことであるが、代
謝において、細胞に取り入れられた体
脂肪やグリコーゲンなどが分解されて
エネルギーを発生する過程を**異化**とい
う。異化とは、高分子化合物を低分子
化合物に分解する反応のことである。

(2) × **同化**とは、体内に摂取された栄
養素が、種々の化学反応によって、細
胞を構成する蛋白質などの生体に必要
な物質に合成されるように、低分子化
合物から高分子化合物を合成する反応
のことである。異化ではない。

(3) × **基礎代謝**とは、生命維持のため
に必要なエネルギー代謝の基本量のこ
とであり、その算出には、年齢、性別
毎の基礎代謝基準値に体重をかけて求
める。**基礎代謝量**とは、早朝空腹時に
快適な室内等においての安静時の代謝
量であり、基礎代謝の測定は、睡眠時
ではなく、横臥安静時に行われる。

(4) × ヒトは安静時にもエネルギーを
消費しているが、**エネルギー代謝率**と

は、肉体の活動あるいは労働の強度を
表す指標であり、〔活動時の総エネル
ギー代謝量〕から、〔安静時のエネル
ギー代謝量〕を引き、その結果を〔基
礎代謝量〕で割って算出する。体内で
一定時間中に消費された酸素と排出さ
れた二酸化炭素の容積比ではない。

(5) ○ エネルギー代謝率とは、生体の
ある運動動作が、基礎代謝の何倍にあ
たるかを示すものであり、その値は、
体格、性別などの個人差による影響は
少なく、同じ作業であれば、ほぼ同じ
値となる。

問44 正解 (5)

(1) ○ 腎臓の皮質にある腎小体では、
糸球体から血液中の糖などの蛋白質よ
り小さな分子は、水分とともに濾過さ
れて原尿が生成される。

(2) ○ 腎臓の尿細管では、原尿に含ま
れる大部分の水分及び身体に必要な成
分は血液中に再吸収されて、残りの不
必要な成分が尿として生成される。

(3) ○ 尿は淡黄色の液体で、固有の臭
気を有し、通常、弱酸性であるが、尿
の色は、健康状態によって変化するこ
とがある。

(4) ○ 尿の生成・排出により、体内の
水分の量やナトリウムなどの電解質の
濃度を調節するとともに、生命活動に
よって生じた老廃物などの不要な物質
を体外に排出している。

(5) × **尿素窒素**（BUN）とは、血液
のなかの尿素に含まれる窒素成分のこ
とであり、血液中の尿素窒素の値が高
くなる場合は、腎臓の機能の低下が考
えられる。

関係法令（有害業務に係るもの）

問 1　正解（4）

(1) ×　常時 500 人を超える労働者を使用する事業場で、多量の高熱物体を取り扱うなど、一定の業務に常時 30 人以上の労働者を従事させる場合には、選任する衛生管理者のうち少なくとも 1 人を専任の衛生管理者としなければならない。**参照！**安衛則 7 条 1 項 5 号ロ、労働基準法施行規則 18 条

(2) ×　深夜業を含む業務に常時 500 人以上の労働者を従事させる事業場にあつては、産業医はその事業場に専属の者を選任しなければならない。**参照！**安衛則 13 条 1 項 3 号ヌ

(3) ×　常時 3,000 人を超える労働者を使用する事業場では、2 人以上の産業医を選任しなければならない。**参照！**安衛則 13 条 1 項 4 号

(4) ○　衛生管理者のうち 1 人を衛生工学衛生管理者免許を受けた者のうちから選任しなければならない事業場の要件には、<u>多量の低温物体を取り扱う業務</u>は含まれていない。**参照！**安衛則 7 条 1 項 6 号、労働基準法施行規則 18 条

(5) ×　2 人以上の衛生管理者のうち 1 人については、この事業場に専属ではない労働衛生コンサルタントのうちから選任することができる。**参照！**安衛則 7 条 1 項 2 号・10 条 3 号

問 2　正解（4）

(1) ×　木材加工用丸のこ盤を使用する作業場所は、設置した局所排気装置の定期自主検査の対象とはなっていない。**参照！**粉じん障害防止規則

(2) ×　塩酸を使用する屋内の作業場所に局所排気装置の設置は義務付けられておらず、局所排気装置の定期自主検査も義務付けられていない。**参照！**安衛令 15 条 9・10 号

(3) ×　アーク溶接を行う屋内作業場に設けた全体換気装置は、定期自主検査の対象とはなっていない。**注意！**アーク溶接作業では呼吸用保護具の使用と保守管理が定められている。**参照！**粉じん障害防止規則

(4) ○　フェノールを取り扱う特定化学設備は、定期自主検査の対象となっている。**参照！**安衛令 15 条 10 号・別表第三

(5) ×　アンモニアを使用する屋内の作業場所にはプッシュプル型換気装置の設置は義務付けられておらず、定期自主検査の対象ではない。**注意！**アンモニアは、有機溶剤中毒予防規則の対象ではない。**参照！**有機溶剤中毒予防規則

問 3　正解（5）

(1)、(2)、(3)、(4) ×　A 潜水作業、B セメントを袋詰めする作業については、いずれも作業主任者の選任は義務付けられてはいない。**参照！**安衛令 6 条各号

(5) ○　C 硫酸を用いて行う洗浄の作業は**特定化学物質（硫酸）**を取り扱う作業に、D 石炭を入れてあるホッパーの内部における作業は**酸素欠乏危険場所**における作業に該当し、いずれも作業主任者を選任すべき作業となる。**参照！**安衛令 6 条 18・21 号、別表第三、第六

問4 正解（3）

(1) × **ベンゾトリクロリド**は、製造に際し、あらかじめ、厚生労働大臣の許可を受けなければならない特定化学物質に当たる。（参照！）安衛法56条1項、安衛令17条・別表第3第1の7号

(2) × **ベリリウム**は、製造に際し、あらかじめ、厚生労働大臣の許可を受けなければならない特定化学物質に当たる。（参照！）安衛法56条1項、安衛令17条・別表第3第1の6号

(3) ○ **オルト-フタロジニトリル**は、製造に際し、あらかじめ、厚生労働大臣の許可を受けなければならない特定化学物質とはされていない。（参照！）安衛法56条1項、安衛令17条・別表第3第1各号

(4) × **ジアニシジン**は、製造に際し、あらかじめ、厚生労働大臣の許可を受けなければならない特定化学物質に当たる。（参照！）安衛法56条1項、安衛令17条・別表第3第1の5号

(5) × **アルファ-ナフチルアミン**は、製造に際し、あらかじめ、厚生労働大臣の許可を受けなければならない特定化学物質に当たる。（参照！）安衛法56条1項、安衛令17条・別表第3第1の2号

問5 正解（5）

(1)、(2)、(3)、(4) × A放射線測定器、B防音保護具は、いずれも譲渡等の制限等のある機械に指定されていない。（参照！）安衛令13条

(5) ○ Cハロゲンガス用防毒マスク、D電動ファン付き呼吸用保護具は、いずれも譲渡等の制限等のある機械等に指定されている。（参照！）安衛法42条・別表第2第16号、安衛令13条5項、安衛則26条

問6 正解（2）

(1) × 雇入時の健康診断についての報告は義務付けられていない。定期健康診断の結果については報告が義務付けられている。（参照！）有機溶剤中毒予防規則29条・30条の3

(2) ○ 事業者は、定期の有機溶剤等健康診断を行ったときは、遅滞なく所轄の労働基準監督署長に報告しなければならないとされている。（参照！）特定化学物質障害予防規則39条・41条

(3) × 事業者は、特定化学設備及びその付属設備について定期自主検査を行わなければならないが、所轄労働基準監督署長への報告は義務付けられていない。（参照！）安衛法45条

(4) × 事業者は、高圧室内作業については、高圧室内作業主任者免許を受けた者のうちから、作業室ごとに、高圧室内作業主任者を選任しなければならないとされているが、選任の結果については所轄労働基準監督署長への報告は義務付けられていない。（参照！）高気圧作業安全衛生規則10条

(5) × 鉛業務を行う屋内作業場についての作業環境測定については、事業者に所轄労働基準監督署長への報告は義務付けられていない。（参照！）安衛令21条

問7 正解（4）

(1) × 作業場所に設けた局所排気装置について、**外付け式フード**の場合には、側方・下方吸引型は0.5m／s、上方吸引型は1.0m／s、の制御風速を出し得る能力を有するものでなければならない。また、**囲い式フード**の場合は、0.4m／sの制御風速を出し得る能力を有するものとされている。（参照！）有機溶剤中毒予防規則16条1項

(2) ×　第二種有機溶剤等の容器の区分の色分けは**黄色**となる。**注意！赤色**は第一種、**青色**は第三種となる。**参照！**有機溶剤中毒予防規則25条2項

(3) ×　作業環境測定は、国家試験に合格した作業環境測定士が行わなければならない。**参照！**安衛法65条、有機溶剤中毒予防規則28条

(4) ○　作業場所に設けたプッシュプル型換気装置について、原則として、<u>1年以内ごとに1回</u>、定期に、自主検査を行い、その検査の結果等の記録を3年間保存しなければならないとされている。**参照！**有機溶剤中毒予防規則5条・21条

(5) ×　作業に常時従事する労働者に対しては、<u>6か月以内ごとに1回</u>、定期に、特別の項目について医師による健康診断を行い、その結果に基づき作成した有機溶剤等健康診断個人票は5年間保存しなければならないとされている。**注意！**1年以内ごとは誤り。**参照！**有機溶剤中毒予防規則29条・30条

問8　正解（3）

(1) ×　石綿等が使用されている建築物の解体等の作業に係る業務は、特別教育を必要とする業務である。**参照！**安衛法59条3項、安衛則36条37号、石綿障害予防規則4条1項

(2) ×　チェーンソーを用いて行う造材の業務は、特別教育が必要とされている。**参照！**安衛則36条8号

(3) ○　特定化学物質のうち第二類物質を取り扱う作業に係る業務は、特別教育を必要とする業務ではない。**注意！**特定化学物質を取り扱うには「<u>特定化学物質および四アルキル鉛作業主任者</u>」技能講習を修了した作業主任者を

選任しなければならない。**参照！**安衛法59条3項、安衛則36条

(4) ×　廃棄物の焼却施設において焼却灰を取り扱う業務は、特別教育を必要とする業務である。**参照！**安衛法59条3項、安衛則36条36号

(5) ×　エックス線装置による透過写真の撮影の業務は、特別教育を必要とする業務である。**参照！**安衛法59条3項、安衛則36条28号

問9　正解（3）

(1) ○　屋内の特定粉じん発生源については、その区分に応じて密閉する設備、局所排気装置、プッシュプル型換気装置若しくは湿潤な状態に保つための設備の設置又はこれらと同等以上の措置を講じなければならないとされている。**参照！**粉じん障害防止規則4条・別表第2

(2) ○　常時特定粉じん作業を行う屋内作業場については、6か月以内ごとに1回、定期に、空気中の粉じんの濃度の測定を行い、測定結果等を記録して、これを7年間保存しなければならないとされている。**参照！**粉じん障害防止規則26条8項

(3) ×　特定粉じん発生源の局所排気装置に、法令に基づき設ける除じん装置は、ヒュームとヒューム以外の粉じんの種類に応じて、複数の除じん方式が定められている。**参照！**粉じん障害防止規則13条

(4) ○　特定粉じん作業以外の粉じん作業を行う屋内作業場については、全体換気装置による換気の実施又はこれと同等以上の措置を講じなければならないとされている。**参照！**粉じん障害防止規則5条

(5) ○　粉じん作業を行う屋内の作業場

所については、毎日1回以上、清掃を行わなければならないとされている。ただし、特定粉じん作業の場合については定められていない。参照!粉じん障害防止規則24条

問10 正解（5）

(1)、(2)、(3)、(4) × A＝12kg、B＝25kg、C＝20kgとなる。妊産婦等の女性労働者については、危険有害業務の就業制限があり、重量物を取り扱う業務については年齢により制限がある。参照!労基法64条の3、女性労働基準規則2条1項

(5) ○ 上記参照。

労働衛生（有害業務に係るもの）

問11 正解（2）

(1)、(3)、(4)、(5) × 労働衛生対策には、①作業管理、②作業環境管理、③健康管理の3つの管理がある。

①**作業管理**とは、作業環境を汚染させない作業方法や、有害要因のばく露や作業負荷を軽減する作業方法を定め、適切に実施するように管理することであり、一時的な措置としての保護具の使用なども含まれる。

②**作業環境管理**とは、作業環境中の有害因子の状態を作業環境測定などによって把握し、できるかぎり良好な状態で管理することである。

③**健康管理**とは、健康診断によって個々の労働者の健康状態を把握し、異常の発見、その進行や増悪の防止、元の健康状態に回復するための医学的及び労務管理的な措置をすることです。健康の保持増進による労働適応能力の向上も含まれる。

(2) ○ A＝作業管理、B＝作業環境管理、C＝作業管理、D＝作業環境管理、E＝健康管理となり、作業管理の組合せは「(2) A、C」となる。

問12 正解（3）

(1) × **塩化ビニル**は、エチレンの一塩素化物で無色可燃性の気体である。塩化ビニル樹脂、塩化ビニリデン樹脂などの原料となる。

(2) × **ホルムアルデヒド**は、常温・常圧では刺激臭のある無色の気体である。別名はメタナールである。

(3) ○ **二硫化炭素**は、常温・常圧では刺激臭のある無色透明の液体だが、沸点が46.25℃と低いため、かなりの揮発性があり、蒸気として存在する。

(4) × **二酸化硫黄**は、硫黄や硫黄化合物を燃やすことで得られる刺激臭のある無色の気体である。

(5) × **アンモニア**は、常温常圧では無色の気体であり、特有の強い刺激臭がある。

問13 正解（4）

(1) × 放射線の人体への影響のあり方には「確定的影響」と「確率的影響」がある。**確定的影響**とは「一定量の放射線を受けると、必ず影響が現れる」現象を、**確率的影響**とは「放射線を受ける量が多くなるほど影響が現れる確率が高まる」現象をいう。電離放射線による中枢神経系障害は、確率的影響ではなく確定的影響に分類されており、被ばく線量の増加がしきい値を超えると障害が発生して、被ばく線量に応じて増加する。

(2) × **金属熱**とは、金属蒸気の凝集物である金属ヒュームを吸入することにより起こるものである。

(3) × 潜水業務における**減圧症**は、浮

上による減圧に伴い、血液中に溶け込んでいた窒素が気泡となり、血管を閉塞したり組織を圧迫することにより発生する。**注意!** 酸素が気泡となるものではない。

(4) ○ レイノー現象などの末梢循環障害や、手指のしびれ感などの末梢神経障害がみられるのは**局所振動障害**であり、関節痛などの筋骨格系障害がみられるのは、**全身振動障害**である。

(5) × **凍瘡**とは、寒冷による血行障害が原因で起こる「しもやけ」のことである。**注意!** 0℃以下の寒冷にばく露することによって発生するのは「凍瘡」ではなく「凍傷」である。

問14 正解（4）

(1) ○ **カドミウム中毒**では、急性では、悪寒や発熱、筋肉痛、腹痛や下痢、さらに吐き気や嘔吐といった病状がみられる。慢性化したり、大量の暴露を受けた場合には、腎臓が障害を受け、蛋白尿、低リン酸血症、筋力低下や昏睡などを起こすことがある。

(2) ○ 急性の**鉛中毒**では、激しい腹痛、末梢神経炎、伸筋麻痺、急性脳症、貧血などがみられる。

(3) ○ **マンガン中毒**では、腎不全のほか、頭痛、めまい、言語障害、歩行障害から、パーキンソン症候群などがみられる。

(4) × **ベリリウム中毒**では、急性では、皮膚炎や気管支炎、急性肺炎、咽頭炎、結膜炎、皮膚潰瘍などが、慢性では、心肺機能不全が認められ、発がん性もあり、肺線維症や肺気腫などもみられる。**注意!** 溶血性貧血、尿の赤色化などの症状は、ベンゼンの長期ばく露でみられる。

(5) ○ **金属水銀中毒**では、運動失調や

振戦など神経症状、口腔症状、食欲不振や四肢冷感、疲労感、体重減少などの全身症状もみられる。

問15 正解（2）

(1) ○ 発生可能性及び重篤度を相対的に尺度化し、それらを縦軸と横軸とし、あらかじめ発生可能性及び重篤度に応じてリスクが割り付けられた表を使用する方法は、リスクを見積もる方法として適切といえる。**参照!** 化学物質等による危険性又は有害性等の調査等に関する指針9（1）ア（ア）

(2) × 「取り扱う化学物質等の年間の取扱量及び作業時間」ではなく、「発生可能性及び重篤度」を一定の尺度によりそれぞれ数値化し、それらを加算又は乗算等してリスクを見積もる方法である。**参照!** 上記指針9（1）ア（イ）

(3) ○ 発生可能性及び重篤度を段階的に分岐していく方法は、リスクを見積もる方法として適切といえる。**参照!** 上記指針9（1）ア（ウ）

(4) ○ ILOの化学物質リスク簡易評価法等を用いてリスクを見積もる方法は、リスクを見積もる方法として適切といえる。**参照!** 上記指針9（1）ア（エ）

(5) ○ 発生可能性及び重篤度を相対的に尺度化し、それらを縦軸と横軸とし、あらかじめ発生可能性及び重篤度に応じてリスクが割り付けられた表を使用する方法はリスクを見積もる方法として適切といえる。**参照!** 上記指針9（1）ア（ア）

問16 正解（2）

(1) ○ **音圧レベル**とは、騒音計で測定して得られるデシベル数であり、騒音の大きさを表すものである。単位記号

としてデシベル（dB）を用い、基準音圧（OdB）は 20μPa である。

(2) ×　**等価騒音レベル**とは、時間的に大きく変動する騒音レベルを評価するためのものであり、1日や1時間などの測定時間内における騒音エネルギーによる総曝露量を時間平均したものである。

(3) ○　**騒音レベル**の測定では、A特性が最も聴感に近いといえる。

(4) ○　**C⁵dip** とは 4,000Hz 付近を中心とする聴力低下の型のことである。**注意!**「C⁵」はドイツ式のオクターブ表記で「4,186Hz」を示し、dip とは「下がる」ことを意味している。

(5) ○　騒音は、聴力低下だけでなく、自律神経系や内分泌系へも影響を与えることがある。

問17　正解（3）

(1) ○　電離放射線には、電磁波と粒子線がある。電磁波にはガンマ線とエックス線などがあり、粒子線にはアルファ線、重陽子線、陽子線、ベータ線、電子線、中性子線などがある。

(2) ○　エックス線は、通常、エックス線装置を用いて発生させる人工の電離放射線であるが、放射性物質から放出されるガンマ線と同様に波長の短い電磁波である。

(3) ×　エックス線の波長は 10nm ～ 1pm であり、紫外線の波長（100nm ～ 380nm）よりも短い。

(4) ○　電離放射線の被ばくによる白内障は、潜伏期間の長い晩発性障害に分類される。**注意!**被ばく後、2～3か月以内に発症するのが急性障害（早期障害）である。

(5) ○　**同位元素**とは、<u>原子番号は同じで質量数だけが異なった元素のこと</u>で

あり、**放射性同位元素**とは、同位元素のうちで放射性をもつ元素のことである。

問18　正解（1）

(1) ○　**管理濃度**とは、作業環境管理の良否を判断する際の管理区分を決定するための指標である。

(2) ×　**A測定**とは、作業場の気中有害物質濃度の空間的及び時間的な変動の平均的な状態を把握するための測定のことである。最高濃度を把握するものではない。

(3) ×　**B測定**とは、発生源の近くで作業が行われる場合、A測定を補完するために、作業者の暴露が最大と考えられる場所における濃度測定のことである。単位作業場所における気中有害物質濃度の平均的な分布は、A測定の結果により評価される。

(4) ×　A測定の第二評価値及びB測定の測定値が、いずれも管理濃度に満たない単位作業場所は、第二管理区分になる。A測定の第一・第二評価値、B測定の測定値が、いずれも管理濃度に満たない単位作業場所は、第一管理区分になる。

(5) ×　A測定の第二評価値が管理濃度を超えている場合は、A測定のみを実施した場合、A測定及びB測定を実施した場合のどちらであっても、B測定の結果に関係なく第三管理区分となる。第三管理区分とは、作業環境管理が不適切であると判断される状態のことである。

問19　正解（1）

(1) ○　一定の有害な業務に常時従事する労働者等に対しては、原則として、雇入れ時、配置替えの際及び6か月以

令和3年10月

内ごとに1回、特別の健康診断を実施しなければならないとされている。正しくは「特殊健康診断において有害物の体内摂取量を把握する検査として、生物学的モニタリングがあり、トルエンについては、尿中の A　馬尿酸 を測定し、 B　鉛 については、 C　尿 中のデルタアミノレブリン酸を測定する。」となる。 **参照！** 安衛法66条、安衛令22条、安衛則45条他

(2)、(3)、(4)、(5)　× 　上記参照。

問20　正解（2）

(1)　× 　防毒マスクの吸収缶の色は、一酸化炭素用は赤色で、有機ガス用は黒色とされている。 **参照！** 平成2年労働省告示第68号「防毒マスクの規格」8条5項・表

(2)　○ 　高濃度の有害ガスに対しては、防毒マスクでは短時間で防毒能力が失われることから、送気マスクか自給式呼吸器を使用する。

(3)　× 　防じんマスクは固体粒子を対象としており、有害な蒸気・ガスに対しての効果はないが、防じんマスクの種類によってはヒュームに対しても一定の効果がある。

(4)　× 　防じんマスクの手入れでは、ろ過材に付着した粉じん等は、乾燥または軽く湿らせた布片で取り除くようにする。吹き飛ばしたり、払い落とすと、飛散する恐れがあり、不適切である。
参照！ 平成17年2月7日基発第0207006号「防じんマスクの選択、使用等について」第1の3（5）イ

(5)　× 　顔面とマスクの面体の高い密着性が要求される有害性の高い物質を取り扱う作業については、取替え式の防じんマスクを選ぶこととされている。
参照！ 平成17年2月7日基発第

0207006号「防じんマスクの選択、使用等について」第1の2（3）ア

関係法令（有害業務に係るもの以外のもの）

問21　正解（5）

(1)、(2)、(3)、(4)　× 　事業場の労働者数が300人以上の通信業、各種商品小売業、旅館業、ゴルフ場業の場合には、総括安全衛生管理者の選任が義務付けられている。 **参照！** 安衛法10条、安衛令2条

(5)　○ 　医療業では、事業場の労働者数が1000人以上の場合に総括安全衛生管理者の選任が義務付けられており、労働者数が300人の場合には選任が義務付けられていない。 **参照！** 安衛法10条、安衛令2条

問22　正解（4）

(1)　○ 　産業医を選任した事業者は、産業医に対し、厚生労働省令で定めるところにより、労働者の労働時間に関する情報その他の産業医が労働者の健康管理等を適切に行うために必要な情報として厚生労働省令で定めるものを提供しなければならないとされている。
参照！ 安衛法13条、安衛則13条の2第1項

(2)　○ 　産業医を選任した事業者は、その事業場における産業医の業務の内容その他の産業医の業務に関する事項で厚生労働省令で定めるものを、常時各作業場の見やすい場所に掲示し、又は備え付けることその他の厚生労働省令で定める方法により、労働者に周知させなければならないとされている。
参照！ 安衛法101条2項

(3)　○ 　産業医は、衛生委員会又は安全衛生委員会に対して労働者の健康を確

保する観点から必要な調査審議を求めることができるとされている。 参照！ 安衛則23条5項

(4) × 産業医が行う作業場等の巡視について、2か月に1回以上とすることができるのは、安衛則11条1項に定める衛生管理者が行う巡視の結果、及び、労働者の健康を保持するために必要な情報であって、<u>衛生委員会又は安全衛生委員会における調査審議を経て事業者が産業医に提供することとした情報の提供を受けている場合</u>である。衛生委員会の議事概要だけではない。
参照！ 安衛則11条1項・15条

(5) ○ 事業者は、安衛法に基づく産業医による勧告の内容及び勧告を踏まえて講じた措置の内容（措置を講じない場合には、その旨及びその理由）を記録し、これを3年間保存しなければならないとされている。 参照！ 安衛法13条5項、安衛則第14条の3

問23 正解（2）

(1) ○ 雇入時の健康診断においては、医師の健康診断を受けたのち、3か月を経過しない者を雇い入れる場合は省略できる。 参照！ 安衛則43条

(2) × <u>雇入時の健康診断については省略することはできない</u>。聴力の検査方法について、一定年齢の者を対象に、医師が適当と認めるその他の方法により行うことができるのは、定期健康診断である。 参照！ 安衛則43・44条

(3) ○ 胸部エックス線検査については、1年以内ごとに1回、定期に行うことでよいとされている。 参照！ 安衛則13条1項2号ヌ・45条1項・44条1項4号

(4) ○ 事業者は、事業場において実施した雇入時の健康診断の項目に異常の

所見があると診断された労働者については、その結果に基づき、健康を保持するために必要な措置について、健康診断実施日から3か月以内に、医師の意見を聴かなければならないとされている。 参照！ 安衛法66条の4

(5) ○ 定期健康診断の結果について、所轄労働基準監督署長に報告義務があるのは、常時50人の労働者を使用する事業場である。 参照！ 安衛則52条

問24 正解（3）

(1) × 事業者は、常時使用する労働者に対し、6か月ではなく、<u>1年以内ごとに1回</u>、定期に、法に規定する心理的な負担の程度を把握するための検査を行わなければならないとされている。 参照！ 安衛法66条の10第1項、安衛則52条の9

(2) × 事業者は、検査を受けた労働者に対し、当該検査を行った医師等から、遅滞なく、当該検査の結果が通知されるようにしなければならないとされているが、<u>衛生管理者への通知は定められていない</u>。労働者の個別の同意がなければ、事業者に通知することは禁止されている。また、第三者に結果を漏らすことも禁じられている。 参照！ 安衛法66条の10第2項、安衛則52条の12

(3) ○ ストレスチェックの項目は、①職場における当該労働者の心理的な負担の原因に関する項目、②心理的な負担による心身の自覚症状に関する項目、③職場における他の労働者による当該労働者への支援に関する項目である。 参照！ 安衛法66条の10第1項、安衛則52条の9

(4) × 事業者は、<u>労働者から面接指導の申出があったとき</u>は、遅滞なく、面

接指導を行わなければならないとされている。対象の労働者全員ではなく、申出を行った労働者に対して行う。 参照！安衛法 66 条の 10 第 1 項、安衛則 52 条の 9

(5) ×　事業者は、ストレスチェック検査の結果、面接指導の結果の記録を作成して、いずれも **5 年間**保存しなければならないとされている。 参照！安衛法 66 条の 10 第 4 項、安衛則 52 条の 13・18

問25 正解（5）

(1) ×　大掃除は 6 か月以内ごとに 1 回行わなければならないとされており、違反となる。 参照！安衛則 619 条

(2) ×　法令では、常時 50 人以上又は常時女性 30 人以上の労働者を使用するときは、臥床できる休養室又は休養所を男性用・女性用に区別して設けなければならないとされており、男性 25 人と女性 25 人の事業場には設置義務があり、違反となる。 参照！安衛則 618 条

(3) ×　坑内等特殊な作業場以外の作業場において、男性用小便所の箇所数は、同時に就業する男性労働者 30 人以内ごとに 1 個以上とされており、50 人以内ごとに 1 個では違反となる。 参照！安衛則 628 条

(4) ×　事業場に附属する食堂の床面積は、食事の際の 1 人について 1㎡以上とされており、1 人について、0.8㎡は違反となる。 参照！安衛則 630 条

(5) ○　換気設備のない屋内作業場においては、窓その他の開口部の直接外気に向かって開放できる部分の面積は、常時床面積の 20 分の 1 以上とされており、床面積の 15 分の 1 では違反とはならない。 参照！安衛則 601 条 1 項

問26 正解（4）

(1) ×　災害その他避けることのできない事由によって、臨時の必要がある場合においては、使用者は、行政官庁の許可を受けて、その必要の限度において労働時間を延長し、又は休日に労働させることができるとされている。 参照！労働基準法 33 条

(2) ×　労働時間は、事業場を異にする場合においても、労働時間に関する規定の適用については通算すると定められている。 参照！労働基準法 38 条 1 項

(3) ×　使用者は、労働時間が 6 時間を超える場合においては少なくとも 45 分、8 時間を超える場合においては少なくとも 1 時間の休憩時間を労働時間の途中に与えなければならないと定められている。 参照！労働基準法 34 条 1 項

(4) ○　機密の事務を取り扱う労働者については、労働時間に関する規定は適用されないとされている。所轄労働基準監督署長の許可を受けなければならないとはされていない。 参照！労働基準法 41 条

(5) ×　監督管理者（労働条件の決定その他労務管理について経営者と一体的な立場にある者）については、労働時間の適用除外の対象とされている。しかし、年次有給休暇に関する規定については、適用除外とはされていない。 参照！労働基準法 41 条・別表第 1 第 6 ～ 7 号

問27 正解（3）

(1)、(2)、(4)、(5)　×　1 週間の所定労働時間が 30 時間未満の労働者の場合には、労働基準法 39 条の年次有給休暇は適用されず、別に厚生労働省令

で定められている。1週間の所定労働日数が通常の労働者の週所定労働日数に比べて相当程度少ないものとして厚生労働省令で定める日数は、週4日以下、もしくは1年間の所定労働日数216日以下とされており、労働日数、継続勤務期間に応じて、与えられる年次有給休暇日数が定められている。週所定労働日数4日、雇入れの日から起算して3年6か月継続勤務し、かつ直前の1年間に全労働日の8割以上出勤した労働者の場合には、年次有給休暇は10日とされている。(参照!)労働基準法39条1〜3項、労働基準法施行規則24条の3

(3) ○　上記記述を参照。

労働衛生（有害業務に係るもの）

問28　正解（1）

(1) ×　**正規分布**とは、左右対称で平均を中心に左右に裾野を持つ富士山のような形だが、生体から得られたある指標が、この正規分布という型をとって分布する場合、そのバラツキの程度は、分散や標準偏差によって表される。

(2) ○　集団を比較する場合、調査の対象とした項目のデータの平均値が正常であっても、分散が大きければ正常ではないといえる。分散が異なっていれば、両者は異なった特徴をもつ集団であると評価される。

(3) ○　健康管理統計において、ある時点での検査における有所見者の割合を**有所見率**という。このデータは、ある時点でのものなので**静態データ**という。

(4) ○　**計数データ**とは対象人数、受診者数などの個数のデータ、**計量データ**とは身長、体重などの連続的な量のデータである。

(5) ○　ある事象と健康事象との間に、例えば、統計上、一方が多いと他方も多いという相関関係が認められた場合であっても、両者の間に必ず因果関係があるとまではいえない。

問29　正解（5）

(1) ×　「職場における腰痛予防対策指針」においては、腰部保護ベルトは一律に使用するのではなく、個人ごとに効果を確認してから使用の適否を判断するとされている。(参照!)職場における腰痛予防対策指針2の(6)

(2) ×　満18歳以上の男子労働者が人力のみにより取り扱う物の重量は、体重のおおむね40％以下となるように努めることとされており、50％は誤り。(参照!)上記指針別紙Ⅰの1

(3) ×　指針では、従業員を当該作業に配置する際及びその後1年以内ではなく6か月以内ごとに1回、定期に、医師による腰痛の健康診断を実施することとされている。(参照!)上記指針4(1)

(4) ×　立ち作業の場合、床面が硬い場合には、立っているだけでも腰部への衝撃が大きいので、クッション性のある作業靴やマットを利用して、衝撃を緩和することとされている。(参照!)上記指針別紙Ⅱの6の(1)

(5) ○　腰掛け作業では、椅子に深く腰を掛けて、背もたれで体幹を支え、履物の足裏全体が床に接する姿勢を基本とするとされている。(参照!)上記指針別紙Ⅲの1の(3)イ

問30　正解（4）

(1) ○　体内の全血液量の**3分の1**程度が急激に失われると、出血性ショックにより生命の危険がある。

(2) ○ 傷口が泥で汚れているときは、手際良く水道水で洗い流すことで傷口からの感染症を防ぐようにする。

(3) ○ **間接圧迫法**とは、きず口より心臓に近い動脈を手や指で圧迫して血液の流れを止める方法であり、応急手当としてはきず口を押さえる直接圧迫法が推奨されている。

(4) × **静脈性出血**とは、暗赤色の血液が、傷口から持続的にわき出るような出血であり、通常、直接圧迫法で止血する。擦り傷のときにみられる、傷口から少しずつにじみ出るような出血は、**毛細血管性出血**と考えられる。

(5) ○ 止血帯を施した後、受傷者を医師に引き継ぐまでに1時間以上かかる場合には、止血帯を施してから20～30分ごとに1～2分間、出血部から血液がにじんでくる程度まで結び目をゆるめることで、壊死などの障害を防ぐようにする。

問31 正解 (1)

(1) × 虚血性心疾患は、冠状動脈硬化症ともいわれ、門脈ではなく冠動脈による心筋への血液の供給が不足したり途絶えることにより心筋の酸素不足が原因で起こる心筋障害である。

(2) ○ 虚血性心疾患は、冠状動脈硬化症ともいわれ、冠動脈による心筋への血液の供給が不足したり途絶えることにより心筋の酸素不足が原因で起こる心筋障害である。発症の危険因子には、高血圧、喫煙、脂質異常症などがある。

(3) ○ 虚血性心疾患とは、心臓のまわりを通っている冠動脈が動脈硬化などで狭くなったり、閉塞したりして心筋に血液が行かなくなること（心筋虚血）で起こる疾患であり、心筋の一部分に可逆的虚血が起こる狭心症と、不可逆的な心筋壊死が起こる心筋梗塞とに大別される。

(4) ○ 心筋梗塞では、突然激しい胸痛が起こり、「締め付けられるように痛い」、「胸が苦しい」などの症状が数分から10分程度続き、1時間以上になることもある。胸痛以外にも、のどや奥歯、腕、背中、みぞおちなどが痛む「放散痛（関連痛）」という症状が現れることもある。

(5) ○ 狭心症と心筋梗塞では、主に前胸部、まれに左腕や背中に痛み、圧迫感を生じるが、発作の持続時間は通常数分間であり、長くても15分以内であることが多い。

問32 正解 (4)

(1) ○ **黄色ブドウ球菌**は、ブドウの房のように集まっていることから名付けられたもので、食中毒の原因となるだけでなく、おできやにきびなどの化膿性疾患の起因菌でもある。菌自体は熱に弱いが、毒素は100℃で20分の加熱をしても分解されない。

(2) ○ **ボツリヌス菌**は、缶詰、真空パック食品、魚肉発酵食品などを媒介食品として、酸素のない食品中でも増殖し、毒性の強い神経毒を産生する。

(3) ○ **腸炎ビブリオ菌**は、日本で発見された食中毒の原因菌の一種であり、3％食塩濃度で最も増殖することから、**病原性好塩菌**とも呼ばれる。

(4) × **感染型食中毒**は、食物に付着した細菌そのものの感染によって起こる食中毒であり、サルモネラ菌、腸炎ビブリオ、病原性大腸菌などによるものがある。いずれも、食品中で増殖した際の毒素により発症するものではない。

(5) ○ **細菌性食中毒**とは、食中毒菌が食品の中に混入して起こるものであり、

発生の仕方により、カンピロバクター、サルモネラ、腸炎ビブリオなどの感染型、黄色ブドウ球菌、ボツリヌス菌、セレウス菌（嘔吐型）などの食品内毒素型、腸管出血性大腸菌（O157）、ウェルシュ菌、セレウス菌（下痢型）などの生体内毒素型に、大きく分類される。

問33 正解（3）

(1) ○　ガイドラインでは、<u>ディスプレイ画面上における照度は、500ルクス以下</u>になるようにするとされている。また、<u>書類上及びキーボード上における照度は、300ルクス以上</u>とされている。注：本問出題後に、ガイドラインは改正されて「ディスプレイ画面上における照度は 500 ルクス以下」の部分が削除された。したがって現在では不適切な問題となる。(参照!)「情報機器作業における労働衛生管理のためのガイドライン」（令和元年 7 月 12 日・基発 0712 第 3 号、一部改正　令和 3 年 12 月 1 日・基発 1201 第 7 号）4 (注意!) 平成 14 年 4 月 5 日付の通達「VDT ガイドライン」（略称）は廃止されている。

(2) ○　**グレア**とは、光源から直接又は間接に受けるギラギラしたまぶしさなどのことであり、その防止には、間接照明等の利用、ディスプレイ画面の位置や傾きなどの調整が挙げられる。(参照!)上記ガイドライン 4

(3) ×　ガイドラインでは、ディスプレイは、おおむね<u>40cm 以上の視距離</u>が確保できるようにし、画面の上端が、眼と同じ高さか、やや下になるようにするとされている。(参照!)上記ガイドライン 5

(4) ○　ガイドラインでは、「作業時間又は作業内容に相当程度拘束性があると考えられるもの」（＝ 1 日に 4 時間以上情報機器作業を行う者であって、一定の要件を満たす者）については「定期健康診断を、全ての対象者に実施」し、それ以外のものについては、「自覚症状を訴える者のみ健診対象」とするとされている。(参照!)上記ガイドライン 9、別紙

(5) ○　ガイドラインでは、<u>定期健康診断は「1 年以内ごとに 1 回」</u>、定期に実施するとされている。(参照!)上記ガイドライン 7

問34 正解（5）

(1) ○　指針には「この指針は、労働安全衛生法の規定に基づき機械、設備、化学物質等による危険又は健康障害を防止するため事業者が講ずべき具体的な措置を定めるものではない。」としている。(参照!)「労働安全衛生マネジメントシステムに関する指針」（令和元年厚生労働省告示第 54 号）第 2 条

(2) ○　指針には、このシステムは、「生産管理等事業実施に係る管理と一体となって運用されるもの」としている。(参照!)上記指針第 3 条

(3) ○　指針には、このシステムでは、「事業者は、安全衛生方針を表明し、労働者及び関係請負人その他の関係者に周知させる」とし、「安全衛生方針は、事業場における安全衛生水準の向上を図るための安全衛生に関する基本的考え方を示すもの」としている。(参照!)上記指針第 5 条

(4) ○　指針には、「事業者は、安全衛生目標を達成するため、事業場における危険性又は有害性等の調査の結果等に基づき、一定の期間を限り、安全衛生計画を作成する」としている。

参照！上記指針第 12 条

(5) × 指針には、<u>システム監査とは</u>
<u>「事業者が行う調査及び評価をいう」</u>
としており、外部の機関による監査を
受けなければならないとはされていな
い。参照！上記指針第 3 条

労働生理

問35 正解（5）

(1) ○ **ニューロン**とは、生物の脳を構
成する神経細胞のことであり、上端に
ある樹状突起が他の細胞からの情報を
受け取っている。

(2) ○ 自らの意思に関わって働く機能
に関与するのが**体性神経**であり、自ら
の意思とは関係なく働く機能調節が自
律神経である。

(3) ○ 大脳の外側の大脳皮質は、神経
細胞の灰白質の薄い層であり、脳の高
次機能を司っている。大脳の内側の髄
質の白質部分は、神経線維の集まりで
あり、神経細胞が発した電気信号を、
別の神経細胞に伝える導線の役割を
担っている。

(4) ○ 自らの意思とは関係なく働く機
能調節が**自律神経**である。自律神経系
は、交感神経系と副交感神経系とに分
類され、双方の神経系は多くの臓器に
対して相反する作用を有している。

(5) × **交感神経系**には身体の機能をよ
り活動的に調節する働きがある。一方
で、食物の消化に関わる機能が活発に
なる（消化管の運動を高める）のは、
副交感神経系の働きによるものである。

問36 正解（1）

(1) × 心臓が規則正しく収縮と拡張を
繰り返すのは、自律神経ではなく、洞

房結節からの電気信号によるものであ
る。

(2) ○ 肺循環は、右心室から肺動脈を
経て肺の毛細血管に入り、肺静脈を
通って左心房に戻る血液の循環である。
血液が心臓を出て肺を通り、心臓に戻
る循環が肺循環である。

(3) ○ 大動脈を流れる血液は、毛細血
管で酸素と二酸化炭素、栄養分と老廃
物の交換を行う**動脈血**だが、肺動脈を
流れる血液は、肺胞で二酸化炭素を排
出して酸素を取り込む**静脈血**である。

(4) ○ 心臓の拍動による動脈圧の変動
を末梢の動脈で触知したものを**脈拍**と
いい、一般に、手首の橈骨動脈で触知
する。**心拍**とは心臓が血液を送り出す
時の拍動のことである。

(5) ○ 動脈硬化とは、コレステロール
の蓄積などにより、動脈壁が肥厚・硬
化して弾力性を失った状態であり、進
行すると血管の狭窄や閉塞を招き、臓
器への酸素や栄養分の供給が妨げられ、
臓器や組織が正しく機能しなくなる。

問37 正解（3）

(1) ○ 三大栄養素のうち、糖質はブド
ウ糖に分解されてエネルギー源に、蛋
白質はアミノ酸に分解されて細胞を構
成する成分などに、脂肪は脂肪酸とグ
リセリンに分解されてエネルギー源に
なる。いずれも酵素により分解される。

(2) ○ 無機塩やビタミン類は、**三大栄**
養素と併せて**五大栄養素**とされている
が、酵素による分解を受けないでその
まま腸壁から吸収される。

(3) × 膵臓は、多くの消化酵素を含む
膵液を十二指腸に分泌するとともに、
血糖値を調節するインスリンなどのホ
ルモンを血液中に分泌する働きがある。

(4) ○ **ペプシノーゲン**は、胃酸によっ

てペプシンという消化酵素になり、蛋
白質を分解する働きがある。血液中の
ペプシノーゲンの産出量の測定によっ
て胃粘膜の萎縮度を調べることができ
る。
(5) ○　小腸の表面の絨毛は、栄養素の
吸収の効率を上げるために役立ってい
る。例えば、ブドウ糖及びアミノ酸は、
絨毛から吸収されて毛細血管に入り、
脂肪酸とグリセリンは、絨毛から吸収
された後、大部分は脂肪となってリン
パ管に入る。

問38 正解（1）
(1) ×　呼吸運動は、肋間筋と横隔膜の
協調運動によって胸郭内容積を周期的
に増減させて行われる。気管と胸膜の
協調運動ではない。
(2) ○　胸郭内容積が増して内圧が低く
なることで、鼻腔や気管などの気道を
経て肺内へ空気が流れ込む。
(3) ○　呼吸器官から酸素を取り入れ、
二酸化炭素を放出するのが**外呼吸**であ
り、肺胞で行われる。一方で、血管内
の血液にとけ込んだ二酸化炭素を、肺
に送ってガス交換を行うことが**内呼吸**
であり、これは細胞で行われる。
(4) ○　肺胞内の空気と肺胞を取り巻く
毛細血管中の血液との間で行われるガ
ス交換は、**外呼吸**である。全身の体循
環を伴う血液と細胞とのガス交換が**内
呼吸**である。
(5) ○　身体活動時には、血液中の二酸
化炭素分圧の上昇などにより延髄にあ
る呼吸中枢が刺激されて、1回換気量
及び呼吸数が増加する。

問39 正解（5）
(1) ○　腎臓の皮質にある腎小体では、
糸球体から血液中の糖などの蛋白質よ

り小さな分子は、水分とともに濾過さ
れて原尿が生成される。
(2) ○　腎臓の尿細管では、原尿に含ま
れる大部分の水分及び身体に必要な成
分は血液中に再吸収されて、残りの不
必要な成分が尿として生成される。
(3) ○　尿は淡黄色の液体で、固有の臭
気を有し、通常、弱酸性であるが、尿
の色は、健康状態によって変化するこ
とがある。
(4) ○　尿の生成・排出により、体内の
水分の量やナトリウムなどの電解質の
濃度を調節するとともに、生命活動に
よって生じた不要な物質を体外に排出
している。
(5) ×　尿には、90％以上の水分と微量
の塩素、ナトリウム、カリウム、マグ
ネシウム、リン酸などのイオン、クレ
アチニン、尿酸、アンモニア、ホルモ
ンが含まれている。尿素窒素の検査は、
広く行われているものではなく、検査
の結果、高値の場合には、腎機能障害、
消化管出血、高たんぱく食、脱水症が、
低値では低栄養が疑われる。

問40 正解（5）
(1) ×　**代謝**とは、活動において必要な
エネルギーのことであるが、代謝にお
いて、細胞に取り入れられた体脂肪や
グリコーゲンなどが分解されてエネル
ギーを発生する過程を同化ではなく**異
化**という。異化とは、高分子化合物を
低分子化合物に分解する反応のことで
ある。
(2) ×　**同化**とは、体内に摂取された栄
養素が、種々の化学反応によって、細
胞を構成する蛋白質などの生体に必要
な物質に合成されるように、低分子化
合物から高分子化合物を合成する反応
のことである。異化ではない。

(3) × **基礎代謝**とは、生命維持のために必要なエネルギー代謝の基本量のことであり、その算出には、年齢、性別毎の基礎代謝基準値に体重をかけて求める。基礎代謝量とは、早朝空腹時に快適な室内等においての安静時の代謝量であり、基礎代謝の測定は、睡眠時ではなく、横臥安静時に行われる。

(4) × ヒトは安静時にもエネルギーを消費しているが、エネルギー代謝率とは、肉体の活動あるいは労働の強度を表す指標であり、〔活動時の総エネルギー代謝量〕から、〔安静時のエネルギー代謝量〕を引き、その結果を〔基礎代謝量〕で割って算出する。体内で一定時間中に消費された酸素と排出された二酸化炭素の容積比ではない。

(5) ○ **エネルギー代謝率**とは、生体のある運動動作が、基礎代謝の何倍にあたるかを示すものであり、その値は、体格、性別などの個人差による影響は少なく、同じ作業であれば、ほぼ同じ値となる。

問41 正解 （4）

(1) ○ 外耳では音を集め、中耳では外耳から伝わってきた振動を内耳へ伝え、内耳では伝わってきた振動を電気信号に変換して脳に伝えている。

(2) ○ 外耳と中耳は音の振動を伝える伝音系の器官であり、内耳は振動を電気信号に変換する感音系の器官である。

(3) ○ 内耳は、耳の最深部の骨壁に囲まれた部分であり、聴覚をつかさどる蝸牛と、平衡感覚をつかさどる前庭と半規管の３つの部分からなっている。

(4) × 前庭には球形嚢と卵形嚢があり、それぞれに有毛細胞がある。この有毛細胞の上に**耳石**が乗っていて、身体の傾きとともに、耳石も重力の方向へ傾

くことで、身体の傾きを感知することができる。**三半規管**はリンパ液で満たされており、身体の動きに合わせてリンパ液が流れることで身体の回転を感知することができる。

(5) ○ 鼓室の内圧は外気圧と等しく保たれているが、中耳の中の気圧と、外気圧が異なっていた場合には、鼓膜が鼓室側に押し込まれたり、外耳道側に押し出されて、音が聞こえにくくなることがある。

問42 正解 （4）

(1)、(2)、(3)、(5) × 人体は、①皮膚や粘膜の働き、②白血球や補体による自然免疫の働き、③多くの種類の抗体からできている免疫グロブリンの働きによってウイルスや細菌などの外部の抗原からの感染を防いでいる。

(4) ○ 正しくは、「抗体とは、体内に入ってきた A　抗原 に対して B　体液性 免疫において作られる C　免疫グロブリン と呼ばれる蛋白質のことで、 A　抗原 に特異的に結合し、 A　抗原 の働きを抑える働きがある。」となる。

問43 正解 （2）

(1) ○ 寒冷にさらされ体温が正常より低くなると、皮膚の血管を収縮させて血流量を減らし、皮膚温を下げる。血管を弛緩させて血流量を増やすと皮膚温は上がる。

(2) × 高温にさらされて体温が正常以上に上昇すると、皮膚の血管が弛緩して血流量を増加するとともに、体内の代謝活動が抑制されて熱の産生量が減少し、人体からの放熱が促進される。

(3) ○ 体温調節のように、外部環境が変化しても身体内部の状態を一定に保

つ生体の仕組みを、恒常性という。

(4) ○　汗が蒸発することで、気化熱により体温を下げている。水の気化熱は1mlにつき約0.58kcalであり、水が100ml蒸発すると58kcalの熱が奪われることになる。人体の比熱は約0.83なので、体重70kgの人の熱容量は70 × 0.83＝58.1kcalとなる。これは水が100ml蒸発するのとほぼ同じ熱量であり、汗を100mlかくと体温が1℃下がることになる。

(5) ○　放熱は、蒸発、輻射、対流、伝導などの物理的な過程で行われるが、蒸発による熱放散には、発汗と不感蒸泄がある。

問44　正解（4）

(1) ○　体内時計の周期は、一般に、約25時間であり、外界の24時間周期に同調して、約1時間のずれが修正される。睡眠と覚醒のリズムのように、地球の自転による約1日の周期で繰り返される生物学的リズムを**サーカディアンリズム**（概日リズム）といい、このリズムの乱れは、疲労や睡眠障害の原因となる。

(2) ○　睡眠は、目が活発に動く**レム**（Rapid Eye Movement：急速眼球運動）睡眠と目の動きのない**ノンレム**（non-REM）睡眠に分類される。眠りに入ると、まずノンレム睡眠から始まり、深い眠りに入るが、1時間ほどたつと、徐々に眠りが浅くなり、レム睡眠へと移行する。その後、再びノンレム睡眠に移行した後、眠りが浅いレム睡眠に移行する。通常、こうした周期を一晩に3〜5回繰り返すが、睡眠の後半になるにつれてレム睡眠の割合が増えていく。

(3) ○　コルチゾールとは、副腎皮質から分泌されるホルモンの一種であり、炭水化物、脂肪、蛋白の代謝を制御する働きがある。コルチゾールには、覚醒直前に多く分泌されて、起床後の活動に備える働きがある。

(4) ×　急速眼球運動のないノンレム睡眠中は、大脳は休息していると考えられる。

(5) ○　脳の松果体から分泌されるメラトニンは、**睡眠ホルモン**とも呼ばれ、夜間に多く分泌されて、睡眠と覚醒のリズムの調節に関与していると考えられる。

●血液循環の経路

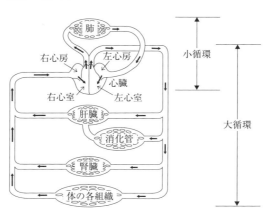

令和3年10月

関係法令（有害業務に係るもの）

問1　正解（4）

(1) ○　労働者100人以上の運送業には総括安全衛生管理者の選任義務がある。**注意！** 業種により労働者数は異なる。**参照！** 安衛法2条1号

(2) ○　衛生管理者の選任数は事業場の規模に応じて定められている。200人を超え500人以下の事業場は2人以上とされている。**参照！** 安衛法12条1項、安衛則7条1項4号

(3) ○　運送業の事業場では、衛生管理者は、原則として、すべて第1種衛生管理者免許を有する者のうちから選任することができる。**参照！** 安衛法12条1項、安衛則7条1項3号イ・7条1項6号

(4) ×　常時250人の労働者を使用する運送業の事業場は、衛生管理者のうち少なくとも1人を専任の衛生管理者としなければならない事業場には該当しない。**参照！** 安衛法12条1項、安衛則7条1項4号

(5) ○　複数の衛生管理者を選任する場合は、そのうち1人は専属でない労働衛生コンサルタントを選任することができるとされている。**参照！** 安衛法12条1項、安衛則7条1項2号

問2　正解（4）

(1) ×　潜水器には譲渡等の制限がある。**参照！** 安衛法42条、安衛令13条3項21号

(2) ×　一酸化炭素用防毒マスクには譲渡等の制限がある。**参照！** 安衛令13条3項、安衛法42条・別表第2第9号

(3) ×　ろ過材及び面体を有する防じんマスクには譲渡等の制限がある。**参照！** 安衛令13条3項、安衛法42条・別表第2第8号

(4) ○　放射性物質による汚染を防止するための防護服には、譲渡等の制限はない。

(5) ×　**特定エックス線装置**（波高値による定格管電圧が10キロボルト以上のエックス線装置）には譲渡等の制限がある。**参照！** 安衛法42条、安衛令13条3項22号

問3　正解（5）

(1) ○　非密封の放射性物質を取り扱う作業室では、1か月以内ごとに1回の測定が義務付けられている。**参照！** 安衛法65条1項、安衛令21条6号・別表第2、電離放射線障害防止規則53条2号・55条

(2) ○　チッパーによりチップする業務を行う屋内作業場では、6か月以内ごとに1回の等価騒音レベルの測定が義務付けられている。**参照！** 安衛法65条1項、安衛令21条3号、安衛則588条7号・590条1項

(3) ○　通気設備が設けられている坑内の作業場では、半月以内ごとに1回の通気量の測定が義務付けられている。**参照！** 安衛法65条1項、安衛令21条4号、安衛則589条3号・603条1項

(4) ○　鉛ライニングの業務を行う屋内作業場における空気中の鉛の濃度の測定を行う屋内作業場における空気中の鉛の測定は、鉛則第52条第1項により、1年以内ごとに1回行うことが義

務付けられている。 参照！ 安衛法 65
条 1 項、安衛令 21 条 8 号、鉛中毒予
防規則 52 条

(5) × 多量のドライアイスを取り扱う
業務を行う屋内作業場では、半月以内
ごとに 1 回の気温及び温度の測定が義
務付けられている。 参照！ 安衛法 65
条 1 項、安衛令 21 条 2 号、安衛則
587 条 11 号・607 条 1 項

問 4 正解 (1)

(1) ○ 「製造工程において硝酸を用い
て行う洗浄の作業」は、作業主任者を
選任しなければならない業務とされて
いる。 参照！ 安衛法 14 条、安衛令 6
条 18 号、安衛令別表第 3 第 3 号

(2)、(3)、(4)、(5) × いずれも作業
主任者を選任しなければならない業務
とはされていない。

問 5 正解 (1)

(1) ○ チェーンソーを用いて行う造材
の業務は、特別教育が必要とされてい
る。 参照！ 安衛則 36 条 8 号

(2) × エックス線解析装置を用いて行
う分析の業務は、エックス線作業主任
者免許を有する者が行える業務であり、
安衛法に基づく特別の教育によるもの
ではない。 参照！ 電離放射線障害防止
規則 48 条

(3) × 特定化学物質を用いて行う分析
の業務は、特別教育を必要とする業務
ではない。 参照！ 安衛法 59 条 3 項、
安衛則 36 条

(4) × 有機溶剤等を入れたことがある
タンクの内部における業務は、特別教
育を必要とする業務とはされていない。
参照！ 安衛法 59 条 3 項、安衛則 36 条

(5) × 削岩機、チッピングハンマー等
チェーンソー以外の振動工具を取り扱

う業務は、特別教育を必要とする業務
とはされていない。 参照！ 安衛法 59
条 3 項、安衛則 36 条

問 6 正解 (3)

(1) × 事業者は、高圧室内作業につい
ては、高圧室内作業主任者免許を受け
た者のうちから、作業室ごとに、高圧
室内作業主任者を選任しなければなら
ないが、所轄労働基準監督署長への報
告は義務付けられていない。 参照！ 安
衛法 45 条、高気圧作業安全衛生規則
10 条

(2) × 事業者は、特定化学設備及びそ
の付属設備について定期自主検査を行
わなければならないが、所轄労働基準
監督署長への報告は義務付けられてい
ない。 参照！ 安衛法 45 条

(3) ○ 事業者は、有機溶剤取扱い業務
に常時従事する労働者を雇い入れる際、
または当該業務への配置換えの際及び
その後 6 か月以内ごとに有機溶剤等健
康診断を実施し、所轄労働基準監督署
長への報告が義務付けられている。
参照！ 安衛則 52 条、有機溶剤中毒予
防規則 30 条の 3

(4) × 事業者は、特定化学物質取扱い
業務に常時従事する労働者を雇い入れ
る際、または当該業務へ配置換えの際
及びその後 6 か月以内ごとに実施しな
ければならないが、雇入時の特定化学
物質健康診断の結果については労働基
準監督署長への報告義務はない。定期
の健康診断の結果については、労働基
準監督署長への報告義務がある。
参照！ 安衛法 66 条、安衛令 22 条、特
定化学物質障害予防規則 39 条 1 項・
41 条

(5) × 鉛業務を行う屋内作業場につい
ての作業環境測定については、事業者

に所轄労働基準監督署長への報告は義務付けられていない。**参照!**安衛令21条

問7 正解（1）

(1) ×　作業場所に設けた局所排気装置について外付け式フードの場合には、側方・下方吸引型は0.5m／s、上方吸引型は1.0m／sの制御風速を出し得る能力を有するものでなければならないとされている。**参照!**有機溶剤中毒予防規則16条1項

(2) ○　第二種有機溶剤等の区分の色分けは**黄色**となる。**注意!赤色**は第一種、**青色**は第三種となる。**参照!**有機溶剤中毒予防規則25条2項

(3) ○　作業場における空気中の有機溶剤の濃度を、6か月以内ごとに1回、定期に測定し、その測定結果等の記録は3年間保存しなければならないとされている。**注意!**1年以内ごとは誤り。**参照!**有機溶剤中毒予防規則28条

(4) ○　作業に常時従事する労働者に対し、6か月以内ごとに1回、定期に、特別の項目について医師による健康診断を行い、その結果に基づき作成した有機溶剤等健康診断個人票は5年間保存しなければならないとされている。**参照!**有機溶剤中毒予防規則29条・30条

(5) ○　作業場所に設けたプッシュプル型換気装置について、原則として、1年以内ごとに1回、定期に、自主検査を行い、その検査の結果等の記録を3年間保存しなければならないとされている。**参照!**有機溶剤中毒予防規則5条・20条・21条

問8 正解（5）

(1) ×　雨水が滞留したことのあるピットの内部における作業は、第一種酸素欠乏危険作業である。**参照!**安衛令別表第6第3の2号

(2) ×　ヘリウム、アルゴン等の不活性の気体を入れたことのあるタンクの内部における作業は、第一種酸素欠乏危険作業である。**参照!**安衛令別表第6第11号

(3) ×　果菜の熟成のために使用している倉庫の内部における作業は、第一種酸素欠乏危険作業である。**参照!**安衛令別表第6第7号

(4) ×　酒類を入れたことのある醸造槽の内部における作業は、第一種酸素欠乏危険作業である。**参照!**安衛令別表第6第8号

(5) ○　汚水その他腐敗しやすい物質を入れたことのある暗きょの内部における作業は、第二種酸素欠乏危険作業である。**参照!**安衛令別表第6第9号、酸素欠乏症等防止規則第2条第8号

問9 正解（4）

(1)、(2)、(3)、(5) ×　いずれも別表第2に掲げる15の特定粉じん発生源に当たらない。**注意!**屋内において、研磨材を用いて金属を研磨する箇所における作業では、手持式または可搬式動力工具による作業の場合は、特定粉じん発生源に当たらない。**参照!**粉じん障害防止規則別表第1・第2

(4) ○　屋内において、粉状のアルミニウムを袋詰めする箇所における作業は特定粉じん発生源に該当する。**参照!**粉じん障害防止規則別表第2第9号

問10 正解（5）

A、B 病原体によって汚染された物を

取り扱う業務、腰部に負担のかかる立ち作業の業務は、いずれも時間外及び休日の労働時間の延長の例外とはされていない。

C、D 多量の低温物体を取り扱う業務、鉛、水銀、一酸化炭素、その他これらに準ずる有害物の粉じん、蒸気又はガスを発散する場所における業務などは、労使協定を結ぶことによって時間外及び休日の労働時間の延長が可能となるが、労働時間の延長が1日2時間を超えてはならないとされている。参照！労働基準法36条1・6項、同法施行規則18条2号・9号

　以上から、正しいものの組み合わせは（5）C、Dとなる。

労働衛生（有害業務に係るもの）

問11 正解（4）

(1) ○　労働安全衛生法の改正により、化学物質のリスクアセスメントの実施は事業者の義務となった（平成28年6月1日施行）。リスクアセスメントは、化学物質等を原材料等として新規に採用し、又は変更するときのほか、化学物質等を製造し、又は取り扱う業務に係る作業の方法又は手順を新規に採用し、または変更するときなどに実施するものである。参照！化学物質等による危険性又は有害性等の調査等に関する指針5

(2) ○　化学物質等による危険性または有害性は、作業標準等に基づき、特定するために必要な単位で作業を洗い出した上で、「化学品の分類及び表示に関する世界調和システム（GHS）」等で示されている危険性または有害性の分類等に則して、各作業ごとに特定する。参照！上記指針8

(3) ○　リスク低減の優先度を決定するため、危険性または有害性により発生するおそれのある負傷または疾病の重篤度とそれらの発生の可能性の度合の両者を考慮してリスクを見積るが、化学物質等による疾病については、化学物質等の有害性の度合及びばく露の量のそれぞれを考慮して見積ることができる。参照！上記指針9

(4) ×　指針では、測定結果を、厚生労働省の「作業環境評価基準」に示されている「管理濃度」と比較するのではなく、「当該化学物質等のばく露限界」と比較することにより見積もる方法が確実性が高いとしている。また、リスクの見積りに当たって、過去に実際に発生した負傷または疾病の重篤度ではなく、最悪の状況を想定した最も重篤な負傷または疾病の重篤度を見積もることに留意するとされている。参照！上記指針9

(5) ○　リスクアセスメントの実施に当たっては、化学物質等に係る安全データシート（MSDS）、仕様書、化学物質等に係る機械設備に係る情報、作業標準、作業手順書、作業環境測定結果等の資料を入手し、その情報を活用する必要がある。参照！上記指針7

問12 正解（3）

(1) ×　**塩化ビニル**は、エチレンの一塩素化物であり無色可燃性の気体。塩化ビニル樹脂、塩化ビニリデン樹脂などの原料となる。

(2) ×　**ジクロロベンジジン**は、常温では灰色から紫色の結晶であり、燃焼すると分解し、有毒の煙を生じるが、蒸気ではない。

(3) ○　**トリクロロエチレン**は、揮発性・不燃性の無色の液体で揮発性があ

り、蒸気となる。

(4) ×　**二酸化硫黄**は、硫黄や硫黄化合物を燃やすと得られる、刺激臭のある無色の気体である。蒸気ではない。

(5) ×　**ホルムアルデヒド**は、常温・常圧では刺激臭のある無色の気体であり、別名はメタナールである。

問13　正解（2）

(1) ○　有機溶剤には、呼吸器からだけでなく皮膚から吸収されるものもある。

(2) ×　**メタノール**は無色透明の揮発性の液体で、蒸気は空気よりも重く、吸入すると酩酊、頭痛、眼のかすみなどを起こし、昏睡することもあるが、網膜細動脈瘤を伴う脳血管障害は起こさない。

(3) ○　**メチル馬尿酸**はキシレンの代謝産物であり、尿中から検出されたメチル馬尿酸は、キシレンなどにばく露されたことの指標として用いられている。

(4) ○　有機溶剤は揮発性が高く、体内に吸収されやすく、皮膚や粘膜の症状には、皮膚の角化、結膜炎などがある。

(5) ○　低濃度の有機溶剤の繰り返しばく露では、頭痛、めまい、記憶力減退、不眠など、多彩であいまいな症状が多い。

問14　正解（1）

(1) ○　局所排気装置はフードの形式により排気効果が異なる。フードが、囲い式のものが最も排気効果が高く、以下、外付け式＞レシーバー式となる。囲い式の中でも、カバー型が最も効果が高く、以下、グローブボックス型＞ドラフトチェンバ型＞建築ブース型となる。外付け式の中でも、側方吸引型が最も効果が高く、以下、下方吸引型＞上方吸引型となる。

以上から、（1）の「囲い式カバー型＞囲い式建築ブース型＞外付け式ルーバ型」となる。

(2)、(3)、(4)、(5) ×　上記記述を参照。

問15　正解（1）

(1) ×　窒素ガスそのものには毒性はないが、空気中の濃度が高いと酸素の欠乏が起こり、意識喪失または死亡の危険を伴う。<u>高濃度のガスを吸入した場合には一呼吸で意識を失い、この状態が継続すると死に至る危険性がある。</u>

(2) ○　**減圧症**は、潜函作業や潜水作業などの高圧下では、空気中の窒素ガスは血液や組織の中に溶解しているが、減圧すると溶解していた窒素ガスが気泡となって小血管を閉塞したり組織を圧迫するために起こるものである。皮膚のかゆみ、関節痛、神経の麻痺などの症状がみられる。

(3) ○　**金属熱**とは、亜鉛、銅その他の金属の溶解時などに発生するヒューム（金属蒸気の凝集物）を吸入した後に発生するものであり、悪寒、発熱、関節痛などの症状がみられる。

(4) ○　低体温症は、恒温動物の深部体温が、正常な生体活動の維持に必要な水準を下回ったときに起きる様々な症状である。ヒトの場合は、通常は37℃程度の体内温度（直腸温度など）が35℃以下にまで低下したときに発生し、意識消失、筋の硬直などの症状がみられる。体内温度が30℃以下になると不整脈や心室細動が起きやすくなり、命の危険がある。

(5) ○　**レイノー現象**（白指発作）は、振動障害の特徴的な症状の一つで、冬季に現れやすい。手足の血液の流れが悪くなり、手や足の指の皮膚の色が蒼

白、暗紫になる。レイノー現象や、手指のしびれ感などの末梢神経障害がみられるのは、局所振動障害である。

問16 正解（2）

(1) ×　じん肺は、粉じんを吸入することによって肺に生じた線維増殖性変化を主体とする疾病であり、肺に生じた炎症性病変を主体とする疾病ではない。その種類には、肺結核のほか、続発性気管支炎、続発性気胸、原発性肺がんなどの合併症がみられる。 参照！ じん肺法第2条第1項第1号

(2) ○　じん肺では、肺結核、結核性胸膜炎、続発性気管支炎、続発性気管支拡張症、続発性気胸、原発性肺がんの6つが、合併症として法令で認められている。 参照！ じん肺法施行規則第1条

(3) ×　遊離ケイ酸は、ケイ素と酸素からできる鉱物であり、肺にケイ酸が沈着する珪肺と呼ばれる病気の原因となる。 注意！ 胸膜肥厚や胸膜中皮腫は、アスベスト（石綿）が原因である。

(4) ×　現在のところ、破壊された肺を元に戻す有効な治療方法はないとされている。

(5) ×　肺に取り込まれた粉じんは、完全に体外に除去されることはない。そのため慢性的に炎症反応が繰り返されることになる。

問17 正解（4）

(1) ○　ノルマルヘキサンは、引火性が高く、皮膚や眼に強い刺激を与え、神経系の障害を起こすことがある。

(2) ○　シアン化水素は、吸入すると、頭痛、めまい、呼吸麻痺を起こす。

(3) ○　硫化水素による中毒では、意識消失、呼吸麻痺などがみられるほか、

低濃度であっても長期間持続的にばく露されると、眼の障害、皮膚の発疹や化膿疹などが生ずる。

(4) ×　塩化ビニルは、高濃度の急性ばく露では脳に麻酔作用が生じ、低濃度の長期ばく露では、レイノー障害、指の骨の溶解、肝血管肉腫などを生じるが、塩化ビニルの慢性中毒で、気管支炎、歯牙酸蝕症などはみられない。

(5) ○　弗化水素は、透過性が高く、慢性中毒では、骨の硬化や斑状歯がみられる。

問18 正解（3）

(1) ○　防毒マスクの吸収缶の色は、有機ガス用は「黒色」、一酸化炭素用は「赤色」、シアン化水素用防毒マスクの吸収缶の色は「青色」とされている。

(2) ○　防じんマスクは固体粒子を対象としており、本来は、有害な蒸気・ガスに対しての効果はないが、防じんマスクの種類によってはヒュームに対しても一定の効果がある。防じん機能を有する防毒マスクの選択は適切といえる。

(3) ×　酸素濃度18％未満の場所で使用できる呼吸用保護具は、送気マスク、空気呼吸器（自給式呼吸器）であり、電動ファン付き呼吸用保護具は酸素濃度18％以上の場所で使用するものである。

(4) ○　防じんマスクは、型式検定に合格したものを使用しなければならないとされている。

　 参照！ 安衛法44条の2・別表第4第5号、安衛令14条の2

(5) ○　面体と顔面との間にタオルなどを当てると、粉じん等が面体内へ漏れるおそれがあるので、使用してはならない。防じんマスクの面体の接顔部に

接顔メリヤスを使用してはならないとされている。 参照！平成 17 年 2 月 7 日基発第 0207006 号「防じんマスクの選択、使用等について」第 1 の 3 （5）イ

問19 正解 （1）

(1) ○ **管理濃度**とは、作業環境管理の良否を判断する際の管理区分を決定するための指標である。有害物質に関する作業環境の状態を評価するための指標として設定されたものではない。

(2) × **A 測定**とは、作業場の気中有害物質濃度の空間的及び時間的な変動の平均的な状態を把握するための測定のことである。最高濃度を評価するものではない。

(3) × **B 測定**とは、発生源の近くで作業が行われる場合、A 測定を補完するために、作業者の暴露が最大と考えられる場所における濃度測定である。B 測定の結果により評価するものではない。

(4) × A 測定の第二評価値及び B 測定の測定値が、いずれも管理濃度に満たない単位作業場所は、第二管理区分になる。A 測定の第一・第二評価値、B 測定の測定値が、いずれも管理濃度に満たない単位作業場所は、第一管理区分になる。

(5) × A 測定の第二評価値が管理濃度を超えている場合は、A 測定のみを実施した場合、A 測定及び B 測定を実施した場合のどちらであっても、B 測定の結果に関係なく第三管理区分となる。第三管理区分とは、作業環境管理が不適切であると判断される状態のことである。

問20 正解 （2）

(1)、(3)、(4)、(5) ○ 有機溶剤などの有害物にばく露すると、体内に取り込まれ、体内で化学的な変化（代謝）を受けてほとんどが尿などになって排泄されるが、一部が体内に蓄積される。そこで、排泄された物質の量を分析することで、体内に蓄積された有害物の量をある程度推定することができる。こうして、有害物へのばく露の程度を把握する手法が生物学的モニタリングである。特殊健康診断においては有機溶剤 8 物質、金属 1 物質について、その検査が義務付けられている。

(2) × スチレンは、尿中マンデル酸の検査で推定できる。

関係法令（有害業務に係るもの以外のもの）

問21 正解 （5）

(1) × 健康診断の実施その他健康の保持増進のための措置に関する業務のうち、衛生に係る技術的事項の管理は、衛生管理者の業務である。 参照！安衛法 10 条 1 項・12 条 1 項

(2) × 労働災害の原因の調査及び再発防止対策に関することは、事業主が衛生管理者に管理させなければならない業務とされている。 参照！安衛法 10 条 1 項 4 号・12 条 1 項

(3) × 安全衛生に関する方針の表明に関する業務のうち、衛生に係る技術的事項の管理は、衛生管理者の業務である。 参照！安衛法 10 条 1 項・12 条 1 項、安衛則 3 条の 2 第 1 号

(4) × 衛生管理者は、少なくとも毎週 1 回作業場等を巡視し、設備、作業方法又は衛生状態に有害のおそれがあるときは、直ちに、労働者の健康障害を防止するため必要な措置を講じなけれ

ばならないとされている。 参照！ 安衛則11条1項

(5) ○　衛生管理者ではなく産業医は、労働者の健康を確保するため必要があると認めるときは、事業者に対し、労働者の健康管理等について必要な勧告をすることができるとされている。 参照！ 安衛法13条5項

問22　正解（4）

(1) ○　産業医の選任は、当該法人の代表者、法人でない場合は事業を営む個人、事業場においてその事業の実施を統括管理する者以外の者から選任することとされている。 参照！ 安衛則13条1項

(2) ○　産業医は、少なくとも毎月1回（産業医が、事業者から、毎月1回以上、一定の情報の提供を受けて、事業者の同意を得ているときは、少なくとも2か月に1回）作業場等を巡視し、作業方法又は衛生状態に有害のおそれがあるときは、直ちに、労働者の健康障害を防止するため必要な措置を講じなければならないとされている。 参照！ 安衛則15条1項

(3) ○　事業者は、産業医が辞任したとき又は産業医を解任したときは、遅滞なく、その旨及びその理由を衛生委員会又は安全衛生委員会に報告しなければならないとされている。 参照！ 安衛則13条4項

(4) ×　事業者は、<u>総括安全衛生管理者が旅行、疾病、事故その他やむを得ない事由によって職務を行なうことができないときは、代理者を選任しなければならないとされている</u>が、産業医については定められていない。 参照！ 安衛則3条

(5) ○　産業医を選任した事業者は、産

業医に対し、厚生労働省令で定めるところにより、労働者の労働時間に関する情報その他の産業医が労働者の健康管理等を適切に行うために必要な情報として厚生労働省令で定めるものを提供しなければならないとされている。 参照！ 安衛法13条4項

問23　正解（2）

(1) ○　雇入時の健康診断においては、<u>医師の健康診断を受けたのち、3か月を経過しない者を雇い入れる場合は省略できる。</u> 参照！ 安衛則43条

(2) ○　雇入時の健康診断の聴力の検査は、その他の方法では実行できない。聴力の検査方法について、一定年齢の者を対象に、医師が適当と認めるその他の方法により行うことができるのは、定期健康診断である。 参照！ 安衛則43・44条

(3) ×　海外に6か月以上派遣して帰国した労働者については、一時的な就業の場合を除いて一定の健康診断を行わなければならない。 参照！ 安衛則45条の2第2項

(4) ×　定期健康診断の結果については、遅滞なく、所轄労働基準監督署長に報告を行わなければならないが、雇入時の健康診断の結果については報告を行わなければならないとはされていない。 参照！ 安衛則52条

(5) ×　定期健康診断の結果について、所轄労働基準監督署長に報告義務があるのは、常時50人以上の労働者を使用する事業場である。 参照！ 安衛則52条

問24　正解（3）

(1) ×　面接指導の実施者は、医師、保健師又は厚生労働大臣が定める研修を

修了した歯科医師、看護師、精神保健福祉士、公認心理士とされている。産業医によらなければならないとはされていない。 参照！ 安衛法第 66 条の 10、安衛則 52 条の 10

(2) ×　ストレスチェックと健康診断は別の検査であり、面接指導の結果は、「面接指導結果報告書」として「就業上の措置に係る意見書」とともに事業者へ報告するが、「健康診断個人票」には記録されない。 参照！ 安衛則第 52 条の 18

(3) ○　ストレスチェックの項目は、①職場における当該労働者の心理的な負担の原因に関する項目、②当該労働者の心理的な負担による心身の自覚症状に関する項目、③職場における他の労働者による当該労働者への支援に関する項目である。 参照！ 安衛法 66 条の 10 第 1・3 項、安衛則 52 条の 9

(4) ×　事業者は、労働者から面接指導の申出があったときは、3 か月以内ではなく、遅滞なく面接指導を行わなければならないとされている。 参照！ 安衛法 66 条の 10 第 3 項、安衛則 52 条の 16

(5) ×　事業者は、面接指導の結果に基づき、当該労働者の健康を保持するため必要な措置について、面接指導が行われた後、3 か月以内ではなく、遅滞なく医師の意見を聴かなければならない。 参照！ 安衛則 52 条の 19

問25 正解 （2）

(1)、(3)、(4)、(5) ×　屋内作業場の気積は、設備の占める容積及び床面から 4 m を超える高さにある空間を除き、労働者 1 人について 10 ㎡以上とされている。問題の屋内作業場の容積が、床面から 4m を超える高さにある空間

を除き 150 ㎡であり、このうちの設備の占める分の容積が 55 ㎡であるとは、屋内作業場の気積は 95 ㎡となり、常時就業させることのできる最大の労働者数は 9 人となる。 注意！ 労働者 1 人についての気積は、「｛(床面積×高さ) － 設備｝÷人数＝気積」で求められる。 参照！ 安衛則 600 条

(2) ○　上記記述を参照。

問26 正解 （4）

(1) ×　災害その他避けることのできない事由によって、臨時の必要がある場合においては、使用者は、行政官庁の許可を受けて、その必要の限度において労働時間を延長し、又は休日に労働させることができるとされている。 参照！ 労働基準法 33 条

(2) ×　労働時間は、事業場を異にする場合においても、労働時間に関する規定の適用については通算すると定められている。 参照！ 労働基準法 38 条 1 項

(3) ×　使用者は、労働時間が 6 時間を超える場合においては少なくとも 45 分、8 時間を超える場合においては少なくとも 1 時間の休憩時間を労働時間の途中に与えなければならないと定められている。 参照！ 労働基準法 34 条 1 項

(4) ○　監督管理者（労働条件の決定その他労務管理について経営者と一体的な立場にある者）については、労働時間の適用除外の対象とされている。林業以外の農林水産業に従事する者、監視業務等を行う者なども適用除外となる。 参照！ 労働基準法 41 条・別表第 1 第 6 ～ 7 号

(5) ×　清算期間とは、労働契約上、労働者が労働すべき時間を定める期間の

ことであり、フレックスタイム制では最長3か月以内とされている。参照！労働基準法32条の3第1項第2号

問27　正解（1）

(1) ×　育児時間を請求できるのは、生後満1年に達しない生児を育てる女性である。参照！労働基準法67条

(2)、(3)、(4)、(5) ○　労働基準法では、生後満1年に達しない生児を育てる女性は、一定の休憩時間のほかに、1日2回各々少なくとも30分、生後満1年に達しない生児を育てるための時間を請求することができるとされている。この育児時間は、授乳などのほか、幼稚園の送り迎えなど、女性労働者が請求した時間に与えなければならず、2回分を1回にまとめて取得することもできる。育児時間は、その請求がない女性労働者に強制的に取得させる必要はなく、育児時間については、会社には賃金を支払う義務はない。育児休業期間も同様である。また、育児時間中の女性労働者を使用してはならない。

注意！育児休業とは異なり、育児時間を取得できるのは女性労働者に限られる。参照！労働基準法67条

労働衛生（有害業務に係るもの）

問28　正解（2）

(1)、(3)、(4)、(5) ○　事業者は、「労働者の心の健康の保持増進のための指針」に基づき、各事業場の実態に即した形で、ストレスチェック制度を含めたメンタルヘルスケアの実施に積極的に取り組むことが望ましいとされている。参照！労働者の心の健康の保持増進のための指針2

(2) ×　心の健康づくり計画の実施に当たっては、ストレスチェック制度の活用や職場環境等の改善を通じて、メンタルヘルス不調を未然に防止する「一次予防」、メンタルヘルス不調を早期に発見し、適切な措置を行う「二次予防」及びメンタルヘルス不調となった労働者の職場復帰を支援等を行う「三次予防」が円滑に行われるようにする必要がある。参照！上記指針2

問29　正解（2）

(1) ○　筋力については、握力を握力計で測定する。

(2) ×　柔軟性については、上体起こしではなく、座位体前屈を体前屈測定計で測定する。

(3) ○　平衡性については、閉眼（又は開眼）片足立ちをストップウォッチで測定する。

(4) ○　敏しょう性については、全身反応時間を全身反応測定器で測定する。

(5) ○　全身持久性については、全身持久力（＝最大酸素摂取量）を自転車エルゴメーターまたはトレッドミルを用いて測定する。

問30　正解（4）

(1)、(2) ○　ガイドラインでは、ディスプレイ画面上における照度は、500ルクス以下になるようにするとされている。また、書類上及びキーボード上における照度は、300ルクス以上とされている。注：本問出題後に、ガイドラインは改正されて「ディスプレイ画面上における照度は500ルクス以下」の部分が削除された。したがって現在では不適切な問題となる。参照！「情報機器作業における労働衛生管理のためのガイドライン」（令和元年7月12

日・基発 0712 第 3 号、一部改正　令和 3 年 12 月 1 日・基発 1201 第 7 号）
4 **注意！** 平成 14 年 4 月 5 日付の通達「VDT ガイドライン」（略称）は廃止されている。

(3)　○　**グレア** とは、光源から直接又は間接に受けるギラギラしたまぶしさなどのことであり、その防止には、間接照明等の利用、ディスプレイ画面の位置や傾きなどの調整が挙げられる。
参照！ 上記ガイドライン 4

(4)　×　ガイドラインでは、ディスプレイは、おおむね 40cm 以上の視距離が確保できるようにし、画面の上端が、眼と同じ高さか、やや下になるようにするとされている。**参照！** 上記ガイドライン 5

(5)　○　ガイドラインでは、「作業時間又は作業内容に相当程度拘束性があると考えられるもの」（＝ 1 日に 4 時間以上情報機器作業を行う者であって、一定の要件を満たす者）については「定期健康診断を、全ての対象者に実施」し、それ以外のものについては、「自覚症状を訴える者のみ健診対象」とするとされている。**参照！** 上記ガイドライン 9、別紙

問31　正解（4）

(1)　○　人間の全血液量は体重 1kg 当たり約 80ml だが、その 1／3 を短時間に失うと生命が危険な状態となる。大出血の場合は速やかに止血しなければならない。

(2)　○　傷口が泥で汚れているときは、手際よく水道水で洗い流すことで傷口からの感染症を防ぐようにする。

(3)　○　**間接圧迫法** とは、きず口より心臓に近い動脈を手や指で圧迫して血液の流れを止める方法であり、応急手当

としては、傷口を圧迫する直接圧迫法が推奨されている。

(4)　×　**毛細血管性出血** とは、擦り傷のときにみられるもので、傷口から少しずつにじみ出るような出血をいう。浅い切り傷のときにみられる、（暗赤色の血液が）傷口からゆっくり持続的に湧き出るような出血は、**静脈性出血** と考えられる。

(5)　○　止血帯を施した後、受傷者を医師に引き継ぐまでに 1 時間以上かかる場合には、止血帯を施してから 20 〜 30 分ごとに 1 〜 2 分間、出血部から血液がにじんでくる程度まで結び目をゆるめることで、壊死などの障害を防ぐようにする。

問32　正解（3）

(1)、(2)　○　傷病者を発見した場合には、傷病者の両肩を軽くたたきながら声をかけて、傷病者に反応がある場合は、回復体位をとらせて安静にして、経過を観察する。反応がない、または判断に迷う場合には、大声で周囲の人の助けを求め、119 番通報と AED の手配を依頼する。いずれの場合も一次救命措置は、できる限り単独で行うことは避けるようにしなければならない。

(3)　×　口対口人工呼吸は、傷病者の鼻をつまみ、約 1 秒かけて傷病者の「胸が上がるのが見てわかる程度」の量の息を、2 回吹き込むとされている。3 秒ではない。

(4)　○　成人に対する胸骨圧迫では、胸が約 5cm 沈む強さで胸骨の下半分を圧迫し、1 分間に 100 〜 120 回のテンポで行う。

(5)　○　AED による心電図の自動解析の結果、「ショックは不要です。」などのメッセージが流れた場合には、除細

動は不要だが、速やかに胸骨圧迫を開始する必要がある。

問33 正解（1）

(1) ×　**感染型食中毒**は、食物に付着した細菌そのものの感染によって起こる食中毒であり、サルモネラ菌、腸炎ビブリオ、病原性大腸菌などによるものがある。いずれも、食品中で増殖した際の毒素により発症するものではない。

(2) ○　**ボツリヌス菌**は、缶詰、真空パック食品、魚肉発酵食品などを媒介食品として、酸素のない食品中でも増殖し、毒性の強い神経毒を産生する。

(3) ○　**黄色ブドウ球菌**は、ブドウの房のように集まっていることから名付けられたもので、食中毒の原因となるだけでなく、おできやにきびなどの化膿性疾患の起因菌でもある。菌自体は熱に弱いが、毒素は100℃で20分の加熱をしても分解されない。

(4) ○　**腸炎ビブリオ菌**は、日本で発見された食中毒の原因菌の一種であり、3％食塩濃度で最も増殖することから、**病原性好塩菌**とも呼ばれる。

(5) ○　**細菌性食中毒**とは食中毒の原因物質が細菌であるものをいう。カンピロバクター、サルモネラ、腸炎ビブリオなどの感染型、黄色ブドウ球菌、ボツリヌス菌、セレウス菌（嘔吐型）などの食物内毒素型、腸管出血性大腸菌（O157）、ウェルシュ菌、セレウス菌（下痢型）などの生体内毒素型に分けられる。

問34 正解（1）

(1) ×　「職場における腰痛予防対策指針」においては、腰部保護ベルトは一律に使用するのではなく、個人ごとに効果を確認してから使用の適否を判断

するとされている。**参照！** 職場における腰痛予防対策指針2の（6）

(2) ○　指針では、作業時間、作業量等の設定に際しては、作業に従事する労働者の数、作業内容、作業時間、取り扱う重量、自動化等の状況、補助機器や道具の有無等が適切に割り当てられているか検討するとされている。**参照！** 上記指針2（3）

(3) ○　指針では、腰部に負担のかかる動作では、姿勢を整え、かつ、腰部の不意なひねり等の急激な動作を避けるとされている。**参照！** 上記指針2（3）

(4) ○　指針では、作業時は、作業対象にできるだけ身体を近づけて作業することとされている。**参照！** 上記指針2（2）イ

(5) ○　指針では、従業員を当該作業に配置する際及びその後6か月以内ごとに1回、定期に、医師による腰痛の健康診断を実施することとされている。**参照！** 上記指針4（1）

労働生理

問35 正解（5）

(1) ○　神経細胞とは、神経系を構成する基本的な単位であり、電気信号を発して情報をやりとりする細胞で**ニューロン**とも呼ばれる。

(2) ○　自らの意思に関わって働く機能に関与するのが**体性神経**であり、自らの意思とは関係なく働く機能調節が**自律神経**である。

(3) ○　大脳の外側の大脳皮質は、神経細胞の灰白質の薄い層であり、脳の高次機能を司っている。大脳の内側の髄質の白質部分は、神経線維の集まりであり、神経細胞が発した電気信号を、別の神経細胞に伝える導線の役割を

担っている。

(4) ○　自らの意思とは関係なく働く機能調節が自律神経である。自律神経系は、**交感神経系**と**副交感神経系**とに分類され、双方の神経系は多くの臓器に対して相反する作用を有している。

(5) ×　**交感神経系**には身体の機能をより活動的に調節する働きがある。一方で、食物の消化に関わる機能が活発になるのは、**副交感神経系**の働きによるものである。

問36　正解（3）

(1)、(2)、(4)、(5)　○　肝臓には、コレステロール、尿素の合成、胆汁の生成・分泌、グリコーゲンの合成及び分解などの様々な働きがある。

(3) ×　運動によって乳酸は増加するが、増加した乳酸は血液中に放出されて肝臓に運ばれ、グルコースの再生材料として消費される。ビリルビンとは赤血球中のヘモグロビンが壊れてできる色素であり、肝臓で処理されて胆汁中に捨てられる。肝臓では乳酸の合成は行われず、ビリルビンを分解する働きはない。

問37　正解（2）

(1) ○　睡眠は、目が活発に動く**レム**（Rapid Eye Movement：急速眼球運動）睡眠と目の動きのない**ノンレム**（non-REM）睡眠に分類される。

(2) ×　**甲状腺刺激ホルモン**は、甲状腺ホルモンの分泌を刺激する働きがあり、下垂体前葉から分泌されるホルモンである。夜間睡眠が始まる時間帯から増えて、入眠直前に最高値となり、睡眠開始と共に低下する。甲状腺から分泌される**甲状腺ホルモン**には、細胞の新陳代謝を活発にする、交感神経を刺激

する、成長や発達を促すといった働きがある。

(3) ○　睡眠と食事は深く関係しているため、就寝直前の過食は、肥満のほか不眠を招くことになり、注意しなければならない。

(4) ○　夜間に働いた後の昼間に睡眠する場合は、一般に、就寝から入眠までの時間が長くなり、睡眠時間が短縮し、睡眠の質も低下する傾向が強く、生活リズムの乱れに注意しなければならない。

(5) ○　心拍数は、睡眠の状態や体調に深く関わっており、睡眠中には心拍数が減少するほか、体温の低下などがみられる。

問38　正解（1）

(1) ×　三大栄養素のうち、糖質はブドウ糖に分解されてエネルギー源に、蛋白質はアミノ酸に分解されて細胞を構成する成分などに、脂肪は脂肪酸とグリセリンに分解されてエネルギー源になる。いずれも酵素により分解される。エチレングリコールは、不凍液などに用いられるアルコールの一種である。

(2) ○　無機塩やビタミン類は、三大栄養素と併せて五大栄養素とされているが、酵素による分解を受けないでそのまま腸壁から吸収される。

(3) ○　消化器官から吸収した栄養素や体内に貯蔵した栄養素を、エネルギーや生命の維持に必要な物質に変える作用が代謝である。

(4) ○　**ペプシノーゲン**は、胃酸によってペプシンという消化酵素になり、蛋白質を分解する働きがある。水分の吸収は主に小腸で行われ、胃ではほとんど行われない。

(5) ○　小腸は、十二指腸、空腸、回腸

の3つの部分に分けられ、消化管全体の約80%を占めている。

問39 正解（5）

A ○　腎臓は、皮質、髄質、腎うから構成され、皮質と髄質の部分には、ろ過と再吸収を行う腎単位（ネフロン）が存在する。腎単位（ネフロン）は、腎小体（マルピーギ小体）と細尿管（腎細管・尿細管）から構成されている。

B ○　尿には、水分と微量の塩素、ナトリウム、カリウム、マグネシウム、リン酸などのイオン、クレアチニン、尿酸、アンモニア、ホルモンが含まれている。

C ×　腎臓の皮質にある腎小体では、糸球体から血液中の糖などの蛋白質より小さな分子が水分とともにボウマン嚢に濾し出されて原尿が生成される。

D ×　腎臓の尿細管では、原尿に含まれる大部分の水分及び身体に必要な成分は血液中に再吸収されて、残りの不必要な成分が尿として生成される。蛋白質は、その大きさからボウマン嚢中には濾し出されない。

以上から、誤っているものの組み合わせは「（5）C、D」となる。

問40 正解（1）

(1) ○　アルブミンは、血漿蛋白の中で約60%を占める蛋白質である。<u>膠質浸透圧を維持する働きをしており、血管内に水分を保持する役割がある。</u>

(2)、(3) ×　体内を流れている血液は凝固しないが、出血すると血小板の凝集が起こり血栓を作る。次に血液凝固因子が働いて<u>フィブリノーゲンがフィブリンとなり、血小板血栓をおおい固める。赤血球は血液凝固には関与しない。</u>

(4) ×　**ヘマトクリット**とは、血液の容積に対する血球の割合を示す指標である。血球とは、赤血球、白血球、血小板からなっており、その多くは赤血球である。<u>ヘマトクリット値が低いときは、赤血球が少なく貧血の可能性が、ヘマトクリット値が高いときは、脱水症、多血症など</u>が考えられる。

(5) ×　血小板は、核を持たない不定形の細胞であり、血液凝固作用に関与している。<u>体内への細菌や異物の侵入を防御するのは白血球である。</u>

問41 正解（4）

(1) ○　**遠視**では、目に入ってきた光は眼軸が短いため、調節を休ませたとき、網膜の後ろにピントが合うことになる。

(2) ○　**化学感覚**とは、化学物質が刺激になって生ずる味覚と嗅覚の総称である。味覚は接触化学感覚、嗅覚は遠隔化学感覚ともよばれる。

(3) ○　**温度感覚**には、高い温度刺激に対して感ずる温覚、低い温度に対して感ずる冷覚の2種がある。

(4) ×　**深部感覚**とは、<u>骨・筋・腱・関節・靭帯に対する接触刺激や、これらの運動から起こる感覚のことである。</u>運動感覚、振動覚、骨膜・筋・腱などに強い圧迫や刺激が加わって生じる痛みの感覚（深部痛覚）に分けられる。

(5) ○　鼓膜の後ろにある鼓室は、耳管でつながっているが、普段は閉じたままの閉鎖空間であり、内圧は外気圧と等しく、1気圧になっている。

問42 正解（4）

(1)、(2)、(3)、(5) ×　人体は、①皮膚や粘膜の働き、②白血球や補体による自然免疫の働き、③多くの種類の抗体からできている免疫グロブリンの働

きによってウイルスや細菌などの外部の抗原からの感染を防いでいる。

(4) ○　正しくは、「抗体とは、体内に入ってきた A 抗原 に対して B 体液性 免疫において作られる C 免疫グロブリン と呼ばれる蛋白質のことで、 A 抗原 に特異的に結合し、 A 抗原 の働きを抑える働きがある。」となる。

問43 正解（3）

(1) ×　**代謝**とは、活動において必要なエネルギーのことであるが、代謝において、細胞に取り入れられた体脂肪やグリコーゲンなどが分解されてエネルギーを発生する過程を**異化**という。
注意！ ATP（アデノシン三リン酸）は、筋肉が働く際のエネルギーである。

(2) ×　代謝において、体内に摂取された栄養素が、種々の化学反応によって、細胞を構成する蛋白質などの生体に必要な物質に合成されることを**同化**という。異化と同化を合わせて代謝という。

(3) ○　**基礎代謝**とは、生命維持のために必要なエネルギー代謝の基本量のことであり、その算出には、年齢、性別毎の基礎代謝基準値に体重をかけて求める。基礎代謝量とは、早朝空腹時に快適な室内等においての安静時の代謝量であり、その測定は、横臥安静時に行われる。

(4) ×　**エネルギー代謝率**とは、肉体の活動あるいは労働の強度を表す指標であり、〔活動時の総エネルギー代謝量〕から、〔安静時のエネルギー代謝量〕を引き、その結果を〔基礎代謝量〕で割って算出する。体内で一定時間中に

消費された酸素と排出された二酸化炭素の容積比ではない。

(5) ×　ヒトは安静時にもエネルギーを消費しているが、激しい活動を行えば多くのエネルギーを消費する。エネルギー代謝率とは、肉体の活動あるいは労働の強度を表す指標であり、精神的及び感覚的な側面をも考慮した作業強度を表す指標ではない。

問44 正解（5）

(1) ×　**横紋筋**には、骨格筋と心筋がある。骨格筋は随意筋であり、手足を動かすなど体を動かす働きをしているが、心筋は、心臓を構成する筋肉で不随意筋である。**平滑筋**は、内臓や血管の壁に存在する不随意筋である。

(2) ×　筋肉の方が運動によって疲労しやすいが、回復に時間がかかるのは神経系といえる。

(3) ×　運動には、荷物を持ち上げて差し出すような、関節を動かして筋肉を**収縮させる短縮性収縮**と**伸張性収縮**による運動と、壁を押す運動のように関節を動かさずに力を加える**等尺性収縮**による運動がある。

(4) ×　強い力を必要とする運動によって、エネルギーを供給するために筋肉の収縮性蛋白質は分解されるが、運動後の休息や栄養補給によって修復時には筋線維が太くなり筋肉は運動前よりも大きくなる。

(5) ○　筋肉は、収縮することで力を発生する。筋肉痛は、運動によって筋肉に細かい傷ができることによって起こるものである。

関係法令（有害業務に係るもの）

問1　正解（5）

(1) ○　衛生管理者は、3人以上選任しなければならない。**注意!** 衛生管理者の選任数は事業場の規模に応じて定められている。500人を超え1000人以下の事業場は3人。**参照!** 安衛法12条1項、安衛則7条1項4号

(2) ○　2人以上の衛生管理者を選任して、その中に労働衛生コンサルタントがいる場合は、労働衛生コンサルタントのうちの1人は専属でなくともよい。**注意!** 3人の場合は2人が専属となる。**参照!** 安衛法12条1項、安衛則7条1項2号

(3) ○　常時500人を超える労働者を使用する事業場で、鉛、水銀及び一酸化炭素の粉じん、蒸気又はガスを発散する場所における業務などに常時30人以上の労働者を従事させる場合は、衛生管理者のうち1人を衛生工学衛生管理者免許を受けた者のうちから選任することとされている。**参照!** 安衛法12条1項、安衛則7条1項5号・6号、労働基準法施行規則18条

(4) ○　常時500人を超える労働者を使用する事業場で、労働基準法施行規則に定める業務に常時30人以上の労働者を従事させる場合は、衛生管理者のうち1人は専任でなければならない。**参照!** 安衛法12条1項、安衛則7条1項5号、労働基準法施行規則18条

(5) ×　常時1000人以上の労働者を使用する事業場又は一定の業務に常時500人以上の労働者を従事させる事業場にあっては、その事業場に専属の産業医を選任することとされているが、設問の事業場の規模は規定以下であり、専任でなくてもよい。**参照!** 安衛法13条1項、安衛則13条1項2号

問2　正解（1）

(1) ○　チェーンソーを用いて行う造材の業務は、特別教育が必要とされている。**参照!** 安衛則36条8の2号

(2) ×　エックス線回析装置を用いて行う分析の業務は、エックス線作業主任者免許を有する者が行える業務であり、安衛法に基づく特別の教育によるものではない。**参照!** 電離放射線障害防止規則48条

(3) ×　特定化学物質を用いて行う分析の業務は、特別教育を必要とする業務ではない。**参照!** 安衛法59条3項、安衛則36条

(4) ×　有機溶剤等を入れたことがあるタンクの内部における業務は、特別教育を必要とする業務とはされていない。**参照!** 安衛法59条3項、安衛則36条

(5) ×　鉛を取扱う業務等においては、鉛作業主任者技能講習を修了した者のうちから作業主任者を選任することとされているほか、鉛ライニングの業務は、鉛健康診断を受診する必要のある作業だが、特別教育を必要とする業務ではない。**参照!** 安衛法14条、安衛令6条、鉛中毒予防規則53条

問3　正解（2）

(2) ○　製造工程において硝酸を用いて行う洗浄の作業は、作業主任者を選任しなければならない業務とされている。**参照!** 安衛法14条、安衛令6条18号

(1)、(3)、(4)、(5) ×　いずれも作業主任者を選任しなければならない業務とはされていない。

問4　正解（1）

(1) ○　**エチレンオキシド**は、製造に際し、あらかじめ、厚生労働大臣の許可を受けなければならないとはされていない特定化学物質第二類物質である。(参照!)安衛法56条1項、安衛令17条・別表第3

(2) ×　**ベンゾトリクロリド**は、製造に際し、あらかじめ、厚生労働大臣の許可を受けなければならない特定化学物質に当たる。(参照!)安衛法56条1項、安衛令17条・別表第3第1の7号

(3) ×　**ジアニシジン**は、製造に際し、あらかじめ、厚生労働大臣の許可を受けなければならない特定化学物質に当たる。(参照!)安衛法56条1項、安衛令17条・別表第3第1の5号

(4) ×　**ベリリウム**は、製造に際し、あらかじめ、厚生労働大臣の許可を受けなければならない特定化学物質に当たる。(参照!)安衛法56条1項、安衛令17条・別表第3第1の6号

(5) ×　**アルファーナフチルアミン**は、製造に際し、あらかじめ、厚生労働大臣の許可を受けなければならない特定化学物質である。(参照!)安衛法56条1項、安衛令17条・別表第3第1の2号

問5　正解（5）

(1) ×　防振手袋は、譲渡等の制限等のある機械に指定されていない。(参照!)安衛法42条・別表第2

(2) ×　化学防護服は、譲渡等の制限等のある機械に指定されていない。(参照!)安衛令13条

(3) ×　送気マスクは、譲渡等の制限等のある機械に指定されていない。(参照!)安衛令13条

(4) ×　放射線測定器は、譲渡等の制限等のある機械に指定されていない。(参照!)安衛令13条

(5) ○　**特定エックス線装置**（波高値による定格管電圧が10キロボルト以上のエックス線装置）は、厚生労働大臣が定める規格又は安全装置を具備しなければ、譲渡し、貸与し、又は設置してはならないとされている。(参照!)安衛法42条、安衛令13条3項22号

問6　正解（1）

(1) ×　事業者は、炭酸ガス（二酸化炭素）濃度が1.5%を超える場所には、関係者以外の者が立ち入ることを禁止し、かつ、その旨を見やすい箇所に表示しなければならないとされている。(注意!)炭酸ガス濃度0.15%は誤り。(参照!)安衛則585条1項4号

(2) ○　事業者は、廃棄物の焼却施設において焼却灰を取り扱う業務(設備の解体等に伴うものを除く。)を行う作業場については、6か月以内ごとに1回、定期に、当該作業場における空気中のダイオキシン類の濃度を測定しなければならないとされている。(参照!)安衛則592条の2

(3) ○　事業者は、屋内作業場に多量の熱を放散する溶融炉があるときは、加熱された空気を直接屋外に排出し、又はその放射するふく射熱から労働者を保護する措置を講じなければならないとされている。(参照!)安衛則608条

(4) ○　事業者は、多量の低温物体を取り扱う場所には、関係者以外の者が立ち入ることを禁止し、かつ、その旨を見やすい箇所に表示しなければならないとされている。(参照!)安衛則585条

１項２号

(5) ○ 事業者は、著しく暑熱又は多湿の作業場においては、坑内等特殊な作業場でやむを得ない事由がある場合を除き、休憩の設備を作業場外に設けなければならないとされている。参照！安衛則614条

問7 正解（2）

(1) ○ 事業者は、し尿、腐泥、汚水、パルプ液その他腐敗し、若しくは分解しやすい物質を入れてあり、もしくは入れたことのあるポンプ、配管等またはこれらに附属する設備の改造、修理、清掃等を行う場合には、これらの設備を分解する作業に労働者を従事させるときは、硫化水素中毒の防止について必要な知識を有する者のうちから指揮者を選任し、その者に当該作業を指揮させる等、一定の措置を講じなければならないとされている。参照！酸素欠乏症等防止規則25条の2

(2) × 事業者は、し尿、腐泥、汚水、パルプ液その他腐敗し、若しくは分解しやすい物質を入れてあり、もしくは入れたことのあるポンプ、配管等またはこれらに附属する設備の改造、修理、清掃等を行う場合には、作業の方法及び順序を決定し、あらかじめ、これらを作業に従事する労働者に周知させなければならないとされている。第一種酸素欠乏危険作業に係る特別の教育ではない。参照！酸素欠乏症等防止規則25条の2第1項第1号

(3) ○ 爆発、酸化等を防止するため、酸素欠乏危険作業を行う場所の換気を行うことができない場合には、同時に就業する労働者の人数と同数以上の空気呼吸器等（空気呼吸器、酸素呼吸器または送気マスク）を備え、労働者にこれを使用させなければならないとされている。参照！酸素欠乏症等防止規則5条1項ただし書き・5条の2

(4) ○ 事業者は、酸素欠乏危険作業に労働者を従事させる場合は、当該作業を行う場所の空気中の酸素の濃度を18％以上に保つように換気しなければならない。ただし、爆発、酸化等を防止するため換気することができない場合又は作業の性質上換気することが著しく困難な場合は、同時に就業する労働者の人数と同数以上の空気呼吸器等を備え、労働者にこれを使用させなければならないとされている。参照！酸素欠乏症等防止規則5条・5条の2

(5) ○ 第一種酸素欠乏危険作業を行う作業場については、作業開始前に酸素の濃度測定が義務付けられている。参照！安衛法65条、安衛令21条9号、酸素欠乏症等防止規則3条

問8 正解（2）

(1) ○ 非密封の放射性物質を取り扱う作業室では、1か月以内ごとに1回の測定が義務付けられている。参照！安衛法65条1項、安衛令21条6号・別表第2、電離放射線障害防止規則53条2号・55条

(2) × 多量のドライアイスを取り扱う業務を行う屋内作業場では、2か月ではなく半月以内ごとに1回の気温及び温度の測定が義務付けられている。参照！安衛法65条1項、安衛令21条2号、安衛則587条11号・607条1項

(3) ○ 通気設備が設けられている坑内の作業場では、半月以内ごとに1回の通気量の測定が義務付けられている。参照！安衛法65条1項、安衛令21条4号、安衛則589条3号・603条1項

（4）○　常時特定粉じん作業を行う屋内作業場については、6か月以内ごとに1回、定期に、空気中の粉じんの濃度の測定を行い、測定結果等を記録して、これを7年間保存しなければならないとされている。**参照!** 粉じん障害防止規則26条8項

（5）○　鉛ライニングの業務を行う屋内作業場では、1年以内ごとに1回の空気中の鉛の濃度の測定が義務付けられている。**参照!** 安衛法65条1項、安衛令21条8号・別表4第7号

問9　正解（3）

（1）○　屋内作業場に設けた空気清浄装置のない局所排気装置の排気口で、厚生労働大臣が定める濃度以上の有機溶剤を排出するものの高さは、屋根から1.5m以上とされており、違反ではない。**参照!** 有機溶剤中毒予防規則5条・15条の2第2項

（2）○　第一種・第二種有機溶剤等を用いた作業では定期（6か月以内ごとに1回）の測定が義務付けられているが、第三種有機溶剤等を用いて払しょくの業務を行う屋内作業場については、測定は義務付けられておらず、違反ではない。

（3）×　作業に常時従事する労働者に対しては、6か月以内ごとに1回、定期に、特別の項目について医師による健康診断を行い、その結果に基づき作成した有機溶剤等健康診断個人票は5年間保存しなければならないとされている。**注意!** 1年以内ごとは誤り。**参照!** 有機溶剤中毒予防規則29条・30条

（4）○　「有機溶剤等を用いて行う試験または研究の業務」については、有機溶剤作業主任者を選任しなければなら

ない有機溶剤業務とはされていないことから、違反ではない。**参照!** 有機溶剤中毒予防規則1条1項6号ル・19条

（5）○　有機溶剤等を入れてあった空容器で、有機溶剤の蒸気が発散するおそれのあるものについては、密閉するか、または屋外の一定の場所に集積しておかなければならないとされている。**参照!** 有機溶剤中毒予防規則36条

問10　正解（3）

（3）○　女性労働者については、危険有害業務の就業制限がある。重量物を取り扱う業務については、満18歳以上の妊娠中の女性は、継続作業で20kg以上の重量を取り扱う業務は禁止されており、これは妊産婦以外の女性に関しても準用される。**参照!** 労基法64条の3第1・2項、女性労働基準規則2条1項

（1）、（2）、（4）、（5）×　上記記述を参照。

労働衛生（有害業務に係るもの）

問11　正解（5）

（1）○　発生可能性及び重篤度を相対的に尺度化し、それらを縦軸と横軸とし、あらかじめ発生可能性及び重篤度に応じてリスクが割り付けられた表を使用する方法はリスクを見積もる方法として適切といえる。

（2）○　発生可能性及び重篤度を一定の尺度によりそれぞれ数値化し、それらを加算又は乗算等する方法。"リスク低減の優先度＝重篤度の数値＋発生の可能性の数値"となる。

（3）○　発生可能性及び重篤度を段階的に分岐していく方法はリスクを見積もる方法として適切といえる。

（4）○　ばく露の程度及び有害性の程度

に応じてリスクが割り付けられた表を使用する方法。具体的には、①MSDSのデータを用い、GHS等を参考にして有害性の度合（レベル）を区分する。②作業環境レベルと作業時間等から、ばく露レベルを推定する。③有害性のレベルとばく露レベルを表に当てはめ、リスクを見積る。

(5) × **管理濃度**とは、作業環境測定の結果から作業環境管理の良否を判断する際の管理区分を決定するための指標であり、リスクの見積りではない。化学物質等による疾病に係るリスクを見積もる場合には、MSDSのデータ等を用いなければならない。

問12 正解 (1)

(1) ○ **管理濃度**とは、作業環境管理の良否を判断する際の管理区分を決定するための指標である。

(2) × **A測定**とは、作業場の気中有害物質濃度の空間的及び時間的な変動の平均的な状態を把握するための測定のことである。

(3) × **B測定**とは、発生源の近くで作業が行われる場合、A測定を補完するために、作業者の暴露が最大と考えられる場所における濃度測定のことである。

(4) × A測定の第二評価値及びB測定の測定値が、いずれも管理濃度に満たない単位作業場所は、第二管理区分になる。A測定の第一・第二評価値、B測定の測定値が、いずれも管理濃度に満たない単位作業場所は、第一管理区分になる。

(5) × A測定の第二評価値が管理濃度を超えている場合は、A測定のみを実施した場合、A測定及びB測定を実施した場合のどちらであっても、B測定

の結果に関係なく第三管理区分となる。第三管理区分とは、作業環境管理が不適切と判断される状態のことである。

問13 正解 (4)

(1) ○ **ホルムアルデヒド**は、常温・常圧では刺激臭のある無色の気体であり、別名はメタナールである。

(2) ○ **塩化ビニル**は、エチレンの一塩素化物であり無色可燃性の気体。塩化ビニル樹脂、塩化ビニリデン樹脂などの原料となる。

(3) ○ **二硫化炭素**は、常温・常圧では刺激臭のある無色透明の液体だが、沸点が46.25℃と低いため、かなりの揮発性があり、蒸気として存在する。

(4) × **二酸化硫黄**は、硫黄や硫黄化合物を燃やすと得られる、刺激臭のある無色の気体である。蒸気ではない。

(5) ○ **アクリロニトリル**は、引火性の高い液体及び蒸気であり、吸入すると生命に危険が及ぶ。

問14 正解 (3)

(1) ○ じん肺は、粉じんを肺に吸入することによって生じる病気であり、肺内に線維性病変などをつくる。

(2) ○ じん肺に見られる最も多い症状に、咳、痰、喘鳴、息切れなどがある。

(3) × じん肺では、肺結核、結核性胸膜炎、続発性気管支炎、続発性気管支拡張症、続発性気胸、原発性肺がんの6つが、合併症として法令で認められている。

(4) ○ 建築材料などとして用いられていた石綿材（アスベスト）は、肺線維症（じん肺）、悪性中皮腫の原因になるといわれ、肺がんを起こす可能性があるとされている。

(5) ○ 木材粉じんにばく露すると、ア

レルギー性接触皮膚炎や、呼吸機能の低下、肺疾患やぜん息、鼻腔がんを引き起こすとされている。

問15 正解（2）

(1)、(3)、(4)、(5) ○　有機溶剤などの有害物にばく露すると、体内に取り込まれ、体内で化学的な変化（代謝）を受けてほとんどが尿などになって排泄されるが、一部が体内に蓄積される。そこで、排泄された物質の量を分析することで、体内に蓄積された有害物の量をある程度推定することができる。こうして、有害物へのばく露の程度を把握する手法が生物学的モニタリングである。特殊健康診断においては<u>有機溶剤8物質、金属1物質について、その検査が義務付けられており</u>、いずれの組合せも正しい。

(2) ×　スチレンは尿中マンデル酸の検査で推定できる。尿中馬尿酸の検査は、トルエンの蓄積量の推定に用いられる。

問16 正解（1）

(1) ×　窒素ガスそのものには毒性はないが、空気中の濃度が高いと酸素の欠乏が起こり、意識喪失または死亡の危険を伴う。<u>高濃度のガスを吸入した場合には一呼吸で意識を失い、この状態が継続すると死に至る危険性がある。</u>

(2) ○　**減圧症**は、潜函作業や潜水作業などの高圧下では、空気中の窒素ガスは血液や組織の中に溶解しているが、減圧すると溶解していた窒素ガスが気泡となって小血管を閉塞したり組織を圧迫するために起こるものである。皮膚のかゆみ、関節痛、神経の麻痺などの症状がみられる。

(3) ○　**金属熱**とは、亜鉛、銅その他の金属の溶解時などに発生するヒューム

（金属蒸気の凝集物）を吸入した後に発生するものであり、悪寒、発熱、関節痛などの症状がみられる。

(4) ○　電離放射線による中枢神経系障害は、確定的影響に分類されており、被ばく線量の増加がしきい値を超えると障害が発生して、被ばく線量に応じて重篤度が増加する。

(5) ○　**レイノー現象**（白指発作）は、振動障害の特徴的な症状の一つで、冬季に現れやすい。手足の血液の流れが悪くなり、手や足の指の皮膚の色が蒼白、暗紫になるものである。レイノー現象や、手指のしびれ感などの末梢神経障害がみられるのは、局所振動障害である。

問17 正解（4）

(1) ○　硫化水素による中毒では、意識消失、呼吸麻痺などがみられるほか、低濃度であっても長期間持続的に暴露されると、眼の障害、皮膚の発疹や化膿疹などが生ずることがある。

(2) ○　ノルマルヘキサンは、引火性が高く、皮膚や眼に強い刺激を与え、神経系の障害を起こすことがある。

(3) ○　N,N-ジメチルホルムアミドは、無色透明の液体で、皮膚や目、粘膜を強く刺激し、頭痛、消化不良、肝機能障害などを引き起こすことがある。

(4) ×　弗化水素は透過性が高く、慢性中毒では、骨の硬化や斑状歯がみられる。**注意！**<u>チアノーゼとは、血液中のヘモグロビンの異常により、爪、唇、皮膚・粘膜など、体の一部分が青紫色に変化してしまう現象をいうが、弗化水素による健康障害ではない。</u>

(5) ○　ベンゼンは、特有の芳香がある無色、揮発性の液体であり、さまざまな化学薬品に用いられるが、有毒で、

白血病誘発作用があるとされている。

注意! **再生不良性貧血**とは、血液中の白血球、赤血球、血小板のすべてが減少する疾患であり、骨髄中の造血幹細胞が傷害されて起こるが、その原因は不明である。

問18 正解 (4)

(1) ○ 有機溶剤は揮発性が高く、その蒸気は空気よりも重い。また、高脂溶性があり、皮膚、粘膜、肺から簡単に吸収されて、脳の組織を含めた脂肪組織と親和性があることから、脳に損傷を与える恐れがある。

(2) ○ 化学物質の高濃度ばく露による急性中毒では、中枢神経系抑制作用により酩酊状態をきたし、重篤な場合は死に至ることもある。薬物中毒患者に対しては、A（気道）B（呼吸）C（循環）の確保を優先的に行うとされている。

(3) ○ 低濃度の有機溶剤の繰り返しばく露では、頭痛、めまい、記憶力減退、不眠など、多彩であいまいな症状が多いとされる。

(4) × 有機溶剤は、揮発性が高く体内に吸収されやすく、皮膚や粘膜の症状には、皮膚の角化、結膜炎などがある。**注意!** 黒皮症、鼻中隔穿孔などがみられるのは、砒素中毒である。

(5) ○ 有機溶剤による中毒症状のなかには、二硫化炭素による肝障害、四塩化炭素による腎障害などがある。

問19 正解 (4)

(1) × ダクトの形状には円形、角形などがあるが、その断面積を小さくするほど、ダクトの圧力損失が増大する。**注意!** ダクトの断面積を大きくするほど、圧力損失は減少する。

(2) × フード開口部の周囲にフランジ

があると、フランジがないときに比べ、気流の整流作用が増して、必要な効果を得るための排風量は少なくなり、効率がよくなる。

(3) × **ドラフトチェンバ型フード**は、作業面を除き周りが覆われており、囲い式フードに分類される。**注意!** 発生源からの飛散速度を利用して捕捉するのはレシーバー式フードである。

(4) ○ **建築ブース型フード**は、作業面を除き周りが覆われているもので、囲い式フードに分類される。囲い式フードのなかでは排気効果が最も小さい。

(5) × ダクトは、ベンド（曲がり）の数が多いほど圧力損失が大きくなることから、できるだけ少なく配管するとともに、主ダクトと枝ダクトとの合流角度は45度を超えないようにしなければならない。**注意!** 合流角度60度は誤り。

問20 正解 (4)

(1) ○ **カドミウム中毒**では、急性では、悪寒や発熱、筋肉痛、腹痛や下痢、さらに吐き気や嘔吐といった病状がみられる。慢性化したり、大量の暴露を受けた場合には、腎臓が障害を受け、蛋白尿、低リン酸血症、筋力低下や昏睡などを起こすことがある。

(2) ○ 急性の**鉛中毒**では、激しい腹痛、末梢神経炎、伸筋麻痺、急性脳症、貧血などがみられる。

(3) ○ **マンガン中毒**では、腎不全のほか、頭痛、めまい、言語障害、歩行障害から、パーキンソン症候群などがみられる。

(4) × **ベリリウム中毒**では、急性では、皮膚炎や気管支炎、急性肺炎、咽頭炎、結膜炎、皮膚潰瘍などが、慢性では、心肺機能不全が認められ、発がん性も

あり、肺線維症や肺気腫などもみられる。**注意!** 溶血性貧血、尿の赤色化などの症状は、ベンゼンの長期ばく露でみられる。

(5) ○ **クロム中毒**では、肺がん、鼻から喉のがん、急性の腎障害、鼻の炎症など、様々な症状がみられる。

関係法令（有害業務に係るもの以外のもの）

問21 正解 （2）

(1) ○ 安全衛生に関する方針の表明に関する業務のうち、衛生に係る技術的事項の管理は、衛生管理者の業務である。**参照!** 安衛法10条1項・12条1項

(2) × 産業医は、労働者の健康を確保するため必要があると認めるときは、事業者に対し、労働者の健康管理等について必要な勧告をすることができるとされている。衛生管理者ではない。**参照!** 安衛法13条5項

(3) ○ 安全衛生に関する計画の作成、実施、評価及び改善に関することで、衛生に係る技術的事項については、事業主が衛生管理者に管理させなければならない業務とされている。**参照!** 安衛法10条1項・12条、安衛則3条の2第3号

(4) ○ 労働災害の原因の調査及び再発防止対策に関することは、事業主が衛生管理者に管理させなければならない業務とされている。**参照!** 安衛法10条1項4号・12条1項

(5) ○ 健康診断の実施その他健康の保持増進のための措置に関する業務のうち、衛生に係る技術的事項の管理は、衛生管理者の業務である。**参照!** 安衛法10条1項・12条1項

問22 正解 （2）

(1) ○ 雇入時の健康診断においては、医師の健康診断を受けたのち、3月を経過しない者を雇い入れる場合は省略できる。**参照!** 安衛則43条

(2) × 雇入時の健康診断については省略することはできない。聴力の検査方法について、一定年齢の者を対象に、医師が適当と認めるその他の方法により行うことができるのは、定期健康診断である。**参照!** 安衛則43・44条

(3) ○ 胸部エックス線検査については、1年以内ごとに1回、定期に行うことでよいとされている。**参照!** 安衛則13条1項2号ヌ・45条1項・44条1項4号

(4) ○ 事業者は、事業場において実施した雇入時の健康診断の項目に異常の所見があると診断された労働者については、その結果に基づき、健康を保持するために必要な措置について、健康診断実施日から3か月以内に、医師の意見を聴かなければならないとされている。**参照!** 安衛法66条の4

(5) ○ 定期健康診断の結果について、所轄労働基準監督署長に報告義務があるのは、常時50人の労働者を使用する事業場である。**参照!** 安衛則52条

問23 正解 （4）

(1) × 衛生委員会の議長となる委員は、原則として、総括安全衛生管理者又は総括安全衛生管理者以外の者で事業場においてその事業の実施を統括管理するもの若しくはこれに準ずる者のうちから事業者が指名した者とされている。**参照!** 安衛法17条・18条

(2) × 事業場の労働組合、または、労働組合がないときに、労働者の過半数を代表する者の推薦に基づき指名する

のは、衛生委員会の「議長以外の委員の半数」である。**注意！** 衛生委員会の規定は、安全委員会の規定を準用する。**参照！** 安衛法17条4項・18条4項

(3) ×　衛生管理者として選任している事業場に専属ではない労働衛生コンサルタントも、衛生委員会の委員として指名することができる。**注意！** 衛生委員会の委員が事業場の専属でなければならないとはされていない。**参照！** 安衛法18条2項

(4) ○　当該事業場の労働者で、衛生に関し経験を有するもののうちから事業者が指名した者を衛生委員会の委員とすることができるとされている。**参照！** 安衛法18条2項4号

(5) ×　事業者は、労働者のうち、作業環境測定を実施している作業環境測定士であるものを衛生委員会の委員として指名することができるとされているが、指名は義務ではない。**参照！** 安衛法18条3項

問24　正解（3）

(1) ×　面接指導の実施者は、医師、保健師又は厚生労働大臣が定める研修を修了した歯科医師、看護師、精神保健福祉士、公認心理士とされている。**参照！** 安衛法66条の3、安衛則52条の10

(2) ×　ストレスチェックと健康診断は別の検査であり、面接指導の結果は、「面接指導結果報告書」として「就業上の措置に係る意見書」とともに事業者へ報告するが、「健康診断個人票」には記録されない。

(3) ○　ストレスチェックの項目は、①職場における当該労働者の心理的な負担の原因に関する項目、②心理的な負担による心身の自覚症状に関する項目、

③職場における他の労働者による当該労働者への支援に関する項目である。**参照！** 安衛法66条の10第1項、安衛則52条の9

(4) ×　事業者は、労働者から面接指導の申出があったときは、遅滞なく、面接指導を行わなければならないとされている。対象となる要件の労働者全員ではなく、申出を行った労働者に対して行う。**参照！** 安衛法66条の10第1項、安衛則52条の9

(5) ×　常時50人以上の労働者を使用する事業場にはストレスチェック制度の実施・報告義務がある。**注意！** 報告は、面接指導を受けた労働者数が50人以上の場合ではない。

問25　正解（1）

(1) ×　屋内作業場の気積は、<u>設備の占める容積及び床面から4mを超える高さにある空間を除き、労働者1人について10㎥以上</u>とされており、4mを超える高さにある空間を除き400㎥とは、1人について10㎥以下となり、違反となる。**注意！** 気積は、「{（床面積×高さ）－設備｝÷人数＝気積」で求められる。**参照！** 安衛則600条

(2) ○　ねずみ、昆虫等の状況については、6か月以内ごとに1回、定期に統一的に調査を実施し、その調査結果に基づき必要な措置を講じなければならないことから、違反ではない。**参照！** 安衛則619条2号

(3) ○　法令では、常時50人以上又は常時女性30人以上の労働者を使用するときは、臥床できる休養室又は休養所を男性用・女性用に区別して設けなければならないが、男性5人と女性25人の事業場には設置義務はなく、違反ではない。**参照！** 安衛則618条

(4) ○　事業場に附属する食堂の床面積は、食事の際の1人について1㎡以上とされており、1人について1.1㎡は違反ではない。参照！安衛則630条2号

(5) ○　労働者を常時就業させる場所の作業面の照度については、精密な作業には300ルクス以上、粗な作業については70ルクス以上とされており、違反ではない。参照！安衛則604条

問26 正解（4）

(1) ×　災害その他避けることのできない事由によって、臨時の必要がある場合においては、使用者は、行政官庁の許可を受けて、その必要の限度において労働時間を延長し、又は休日に労働させることができるとされている。参照！労働基準法33条

(2) ×　労働時間は、事業場を異にする場合においても、労働時間に関する規定の適用については通算すると定められている。参照！労働基準法38条1項

(3) ×　使用者は、労働時間が6時間を超える場合においては少なくとも45分、8時間を超える場合においては少なくとも1時間の休憩時間を労働時間の途中に与えなければならないとされている。参照！労働基準法34条1項

(4) ○　監督管理者（労働条件の決定その他労務管理について経営者と一体的な立場にある者）については、労働時間の適用除外の対象とされている。林業以外の農林水産業に従事する者、監視業務等を行う者なども適用除外となる。参照！労働基準法41条・別表第1第6〜7号

(5) ×　清算期間とは、労働契約上、労働者が労働すべき時間を定める期間のことであり、フレックスタイム制では最長3か月以内とされている。参照！

労働基準法32条の3第1項第2号

問27 正解（1）

(1) ×　育児時間を請求できるのは、生後満1年に達しない生児を育てる女性である。参照！労働基準法67条

(2)、(3)、(4)、(5) ○　労働基準法では、生後満1年に達しない生児を育てる女性は、一定の休憩時間のほかに、1日2回各々少なくとも30分、生後満1年に達しない生児を育てるための時間を請求することができるとされている。この育児時間は、授乳などのほか、幼稚園の送り迎えなど、女性労働者が請求した時間に与えなければならず、2回分を1回にまとめて取得することもできる。育児時間は、その請求がない女性労働者に強制的に取得させる必要はなく、育児時間については、会社には賃金を支払う義務はない。育児休業期間も同様である。また、育児時間中の女性労働者を使用してはならないとされている。注意！育児休業とは異なり、育児時間を取得できるのは女性労働者に限られる。参照！労働基準法67条

労働衛生（有害業務に係るもの）

問28 正解（2）

(1)、(3)、(4)、(5) ○　事業者は、「労働者の心の健康の保持増進のための指針」に基づき、各事業場の実態に即した形で、ストレスチェック制度を含めたメンタルヘルスケアの実施に積極的に取り組むことが望ましいとされている。参照！労働者の心の健康の保持増進のための指針2

(2) ×　心の健康づくり計画の実施に当たっては、ストレスチェック制度の活

用や職場環境等の改善を通じて、**メンタルヘルス不調を未然に防止する「一次予防」**、メンタルヘルス不調を早期に発見し、適切な措置を行う「二次予防」及びメンタルヘルス不調となった労働者の職場復帰を支援等を行う「三次予防」が円滑に行われるようにする必要がある。参照！上記指針 2

問29 正解（1）

(1) ○ 日本人のメタボリックシンドローム診断基準で、腹部肥満（ A 内臓 脂肪の蓄積）とされるのは、腹囲が男性では B 85 cm 以上、女性では C 90 cm 以上の場合である。

(2)、(3)、(4)、(5) ×　上記記述を参照。

問30 正解（5）

(1) ×　「職場における腰痛予防対策指針」においては、腰部保護ベルトは一律に使用するのではなく、個人ごとに効果を確認してから使用の適否を判断するとされている。参照！職場における腰痛予防対策指針 2 の（6）

(2) ×　満 18 歳以上の男子労働者が人力のみにより取り扱う物の重量は、体重のおおむね 40 ％以下となるように努めることとされている。50 ％は誤り。参照！上記指針別紙 Ⅰ の 1

(3) ×　指針では、従業員を当該作業に配置する際及びその後 1 年以内ではなく 6 月以内ごとに 1 回、定期に、医師による腰痛の健康診断を実施することとされている。参照！上記指針 4 （1）

(4) ×　立ち作業の場合、床面が硬い場合には、立っているだけでも腰部への衝撃が大きいので、クッション性のある作業靴やマットを利用して、衝撃を緩和することとされている。参照！上記指針別紙 Ⅱ の 6 の（1）

(5) ○　腰掛け作業では、椅子に深く腰を掛けて、背もたれで体幹を支え、履物の足裏全体が床に接する姿勢を基本とするとされている。参照！上記指針別紙 Ⅲ の 1 の（3）イ

問31 正解（1）

(1) ×　虚血性心疾患は、冠状動脈硬化症ともいわれ、門脈ではなく冠動脈による心筋への血液の供給が不足したり途絶えることにより心筋の酸素不足が原因で起こる心筋障害である。

(2) ○　虚血性心疾患は、冠状動脈硬化症ともいわれ、冠動脈による心筋への血液の供給が不足したり途絶えることにより心筋の酸素不足が原因で起こる心筋障害である。発症の危険因子には、高血圧、喫煙、脂質異常症などがある。

(3) ○　虚血性心疾患とは、心臓のまわりを通っている冠動脈が動脈硬化などで狭くなったり、閉塞したりして心筋に血液が行かなくなること（心筋虚血）で起こる疾患であり、心筋の一部分に可逆的虚血が起こる**狭心症**と、不可逆的な心筋壊死が起こる**心筋梗塞**とに大別される。

(4) ○　心筋梗塞では、突然激しい胸痛が起こり、「締め付けられるように痛い」、「胸が苦しい」などの症状が数分から 10 分程度続き、1 時間以上になることもある。胸痛以外にも、のどや奥歯、腕、背中、みぞおちなどが痛む「放散痛（関連痛）」という症状が現れることもある。

(5) ○　狭心症と心筋梗塞では、主に前胸部、まれに左腕や背中に痛み、圧迫感を生じるが、発作の持続時間は通常数分間であり、長くても 15 分以内であることが多い。

問32 正解（4）

(1) ×　心肺蘇生は、呼吸がない場合や確認できない場合は、速やかに開始しなければならない。

(2) ×　人工呼吸については、救命講習などで訓練を受けており、<u>人工呼吸を行う技術と意思がある場合</u>は、胸骨圧迫と人工呼吸を組み合わせた心肺蘇生を行うことが望ましいとされている。胸骨圧迫がより重要とされる。

(3) ×　成人に対する胸骨圧迫では、胸が約5cm沈む強さで胸骨の下半分を圧迫し、1分間に100〜120回のテンポで行うとされている。

(4) ○　人工呼吸を行うに際しては、傷病者のあごの先端に手の指先を当てて持ち上げることで、気道を大きく開けることができる。

(5) ×　口対口人工呼吸では、傷病者の鼻をつまみ、<u>約1秒かけて傷病者の「胸が上がるのが見てわかる程度」の量の息を、2回吹き込む</u>とされている。3秒ではない。

問33 正解（1）

(1) ×　**感染型食中毒**は、<u>食物に付着した細菌そのものの感染によって起こる</u>食中毒であり、サルモネラ菌、腸炎ビブリオ、病原性大腸菌などによるものがある。いずれも、食品中で増殖した際の毒素により発症するものではない。

(2) ○　**ボツリヌス菌**は、缶詰、真空パック食品、魚肉発酵食品などを媒介食品として、酸素のない食品中でも増殖し、毒性の強い神経毒を産生する。

(3) ○　**黄色ブドウ球菌**は、ブドウの房のように集まっていることから名付けられたもので、食中毒の原因となるだけでなく、おできやにきびなどの化膿性疾患の起因菌でもある。菌自体は熱

に弱いが、毒素は100℃で20分の加熱をしても分解されない。

(4) ○　**腸炎ビブリオ菌**は、日本で発見された食中毒の原因菌の一種であり、<u>3％食塩濃度で最も増殖する</u>ことから、**病原性好塩菌**とも呼ばれる。

(5) ○　**細菌性食中毒**とは、食中毒菌が食品の中に混入して起こるものであり、発生の仕方により、カンピロバクター、サルモネラ、腸炎ビブリオなどの感染型、黄色ブドウ球菌、ボツリヌス菌、セレウス菌（嘔吐型）などの食品内毒素型、腸管出血性大腸菌（O-157）、ウェルシュ菌、セレウス菌（下痢型）などの生体内毒素型に、大きく分類される。

問34 正解（2）

(1) ○　人間の全血液量は体重1kg当たり約80mlだが、その1/3を短時間に失うと生命が危険な状態となる。大出血の場合は速やかに止血しなければならない。

(2) ×　**動脈性出血**は、鮮紅色を呈する拍動性の出血で、出血量が多いため、直接圧迫法では止血できないような場合には、早急に、できるだけ幅の広い布などを利用した止血帯を用いて止血する。

(3) ○　**静脈性出血**とは、暗赤色の血液が、傷口からゆっくり持続的に湧き出るような出血であり、通常、直接圧迫法で止血する。

(4) ○　**内出血**とは、胸腔、腹腔などの体腔内や皮下などの軟部組織への出血であり、血液が体外に流出しないものをいう。

(5) ○　**間接圧迫法**とは、出血部よりも心臓に近い部位の動脈を圧迫して止血する方法である。**直接圧迫止血法**に

よっても止血が困難な場合などに用いられる。

労働生理

問35 正解 (3)

(1)、(2)、(4)、(5)× <u>男女間では検査値の基準範囲が異なる</u>ことがある。男性のほうが女性より検査値が高い血液検査項目には、赤血球数、ヘモグロビン、ヘマトクリット、クレアチニン、尿酸、中性脂肪、γ-GT などがあり、女性のほうが男性より値が高い項目には、HDL-コレステロールがある。また、基礎代謝量も男性の方が高いとされている。違いの原因として、男性ホルモン、女性ホルモンの影響、生活習慣の違いなどが考えられている。

(3) ○ 白血球は「免疫」を司る血球成分であるが、その基準値には男女差がみられない。

問36 正解 (3)

(1) ○ 心筋は、心臓壁の大部分を構成しており、心臓拍動のための収縮を行っている。

(2) ○ **体循環**は、<u>左心室から大動脈に入り、毛細血管を経て静脈血となり右心房に戻ってくる血液の循環</u>である。血液は、心臓を出て全身に回り、毛細血管から心臓に戻ってくる。

(3) × **肺循環**は、<u>右心室から肺動脈を経て肺の毛細血管に入り、肺静脈を通って左心房に戻る血液の循環</u>である。血液が心臓を出て肺を通り、心臓に戻る循環が肺循環である。

(4) ○ 心臓の筋肉は、収縮と拡張を繰り返すことで血液を全身に送り出している。この拍動は、自らの意思でコントロールすることはできず、自律神経

には心拍を抑制するなどの働きがある。

(5) ○ 大動脈を流れる血液は、毛細血管で酸素と二酸化炭素、栄養分と老廃物の交換を行った動脈血だが、肺動脈を流れる血液には二酸化炭素が多く含まれ、肺胞でこれを排出して酸素を取り込んだ血液が肺静脈を流れている。

問37 正解 (5)

(1) ○ 呼吸運動は、主として横隔膜、肋間筋などの呼吸筋によって胸郭内容積を周期的に増減し、それに伴って肺を伸縮させることにより行われる。主に肋間筋を使う呼吸が胸式呼吸、主に横隔膜を使う呼吸が腹式呼吸である。

(2) ○ 胸腔などの胸郭内容積が増し、内圧が低くなることで、肺内へ空気が流れ込む。この時、鼻腔、気管などの気道を経て肺内へ流れ込む空気が吸気である。

(3) ○ 肺胞内の空気と肺胞を取り巻く毛細血管中の血液との間で行われるガス交換を外呼吸という。肺胞と血液との間のガス交換が**外呼吸**、血液と細胞のガス交換が**内呼吸**である。

(4) ○ 通常の呼吸の場合の呼気には、酸素が約 16%、二酸化炭素が約 4%、含まれている。ちなみに、大気中の酸素濃度は 20.93%、二酸化炭素濃度は 0.04% である。

(5) × 身体活動時には、血液中の二酸化炭素分圧の上昇などにより延髄にある呼吸中枢が刺激されて、呼吸は深くなり、回数が増加する。窒素分圧の上昇ではない。

問38 正解 (3)

(1) ○ 三大栄養素のうち、糖質はブドウ糖に分解されてエネルギー源に、蛋白質はアミノ酸に分解されて細胞を構

成する成分などに、脂肪は脂肪酸とグリセリンに分解されてエネルギー源になる。いずれも酵素により分解される。

(2) ○　無機塩やビタミン類は、三大栄養素と併せて五大栄養素とされているが、酵素による分解を受けないでそのまま腸壁から吸収される。

(3) ×　肝臓で生成される胆汁には消化酵素は含まれていない。胆汁はアルカリ性で、十二指腸の膵液が持つ消化酵素を活発化して脂肪や蛋白質を分解する。トリプシンは膵臓から分泌される膵液に含まれている。

(4) ○　ペプシノーゲンは、胃酸によってペプシンという消化酵素になり、蛋白質を分解する働きがある。水分の吸収は主に小腸で行われ、胃ではほとんど行われない。

(5) ○　消化器官は動きながら、消化液によって栄養素を吸収しやすい大きさに分解する。消化された栄養素は、主に小腸から吸収されるが、栄養素の多くは毛細血管から肝臓に集められ、必要に応じて静脈から心臓を通って全身へ運ばれる。

問39　正解（5）

(1) ×　寒冷にさらされ体温が正常より低くなると、皮膚の血管を収縮させて血流量を減らし、皮膚温を下げる。血管を弛緩させて血流量を増やすと皮膚温は上がる。

(2) ×　高温にさらされて体温が正常以上に上昇すると、皮膚の血管が弛緩して血流量を増加するとともに、体内の代謝活動が抑制されて熱の産生量が減少し、人体からの放熱が促進される。

(3) ×　体温調節のように、外部環境が変化しても身体内部の状態を一定に保つ生体の仕組みは、同調性ではなく**恒**

常性という。

(4) ×　体温調整中枢は、小脳ではなく間脳の視床下部にあり、自律神経や内分泌腺から放出されるホルモンの働きにより調節されている。

(5) ○　放熱は、蒸発、輻射、対流、伝導などの物理的な過程で行われるが、蒸発による熱放散には、発汗と不感蒸泄がある。

問40　正解（5）

A ○　腎臓は、皮質、髄質、腎うから構成され、皮質と髄質の部分には、ろ過と再吸収を行う腎単位（ネフロン）が存在する。腎単位（ネフロン）は、腎小体（マルピーギ小体）と細尿管（腎細管・尿細管）から構成されている。

B ○　尿には、水分と微量の塩素、ナトリウム、カリウム、マグネシウム、リン酸などのイオン、クレアチニン、尿酸、アンモニア、ホルモンが含まれている。

C ×　腎臓の皮質にある腎小体では、糸球体から血液中の糖などの蛋白質より小さな分子が水分とともにボウマン嚢に濾し出されて原尿が生成される。

D ×　腎臓の尿細管では、原尿に含まれる大部分の水分及び身体に必要な成分は血液中に再吸収されて、残りの不必要な成分が尿として生成される。蛋白質は、その大きさからボウマン嚢中には濾し出されない。

　以上から、誤っているものの組み合わせは「(5) C、D」となる。

問41　正解（5）

(1) ×　**横紋筋**には、骨格筋と心筋がある。骨格筋は随意筋であり、手足を動かすなど体を動かす働きをしているが、心筋は、心臓を構成する筋肉で不随意

筋である。**平滑筋**は、内臓や血管の壁に存在する不随意筋である。

(2) × 　筋肉の方が、神経よりも運動によって疲労しやすいが、回復に時間がかかるのは神経系といえる。

(3) × 　運動には、荷物を持ち上げて差し出すような、関節を動かして筋肉を収縮させる**短縮性収縮**と**伸張性収縮**による運動と、壁を押す運動のように関節を動かさずに力を加える**等尺性収縮**による運動がある。

(4) × 　強い力を必要とする運動によって、エネルギーを供給するために筋肉の収縮性蛋白質は分解されるが、運動後の休息や栄養補給によって修復時には筋線維が太くなり筋肉は運動前よりも大きくなる。

(5) ○ 　筋肉は、収縮することで力を発生する。筋肉痛は、運動によって筋肉に細かい傷ができることによって起こるものである。

問42　正解（4）

(1) ○ 　外耳では音を集め、中耳では外耳から伝わってきた振動を内耳へ伝え、内耳では伝わってきた振動を電気信号に変換して脳に伝えている。

(2) ○ 　外耳と中耳は音の振動を伝える伝音系の器官であり、内耳は振動を電気信号に変換する感音系の器官である。

(3) ○ 　内耳は、耳の最深部の骨壁に囲まれた部分であり、聴覚をつかさどる蝸牛と、平衡感覚をつかさどる前庭と半規管の３つの部分からなっている。

(4) × 　前庭には球形嚢と卵形嚢があり、それぞれに有毛細胞がある。この有毛細胞の上に耳石が乗っていて、身体の傾きとともに、耳石も重力の方向へ傾くことで、身体の傾きを感知することができる。三半規管はリンパ液で満た

されており、身体の動きに合わせてリンパ液が流れることで身体の回転を感知することができる。

(5) ○ 　中耳の中の気圧と、外の気圧が異なっていると、鼓膜が鼓室側に押し込まれたり、外耳道側に押し出されて、音が聞こえにくくなることがある。

問43　正解（2）

(1) ○ 　睡眠は、目が活発に動く**レム**（Rapid Eye Movement：急速眼球運動）**睡眠**と目の動きのない**ノンレム**（non-REM）**睡眠**に分類される。

(2) × 　**甲状腺刺激ホルモン**は、甲状腺ホルモンの分泌を刺激する働きがあり、下垂体前葉から分泌されるホルモンである。夜間睡眠が始まる時間帯から増えて、入眠直前に最高値となり、睡眠開始と共に低下する。甲状腺から分泌される**甲状腺ホルモン**には、細胞の新陳代謝を活発にする、交感神経を刺激する、成長や発達を促すといった働きがある。

(3) ○ 　睡眠と食事は深く関係しているため、就寝直前の過食は、肥満のほか不眠を招くことになり、注意しなければならない。

(4) ○ 　夜間に働いた後の昼間に睡眠する場合は、一般に、就寝から入眠までの時間が長くなり、睡眠時間が短縮し、睡眠の質も低下する傾向が強く、生活リズムの乱れに注意しなければならない。

(5) ○ 　心拍数は、睡眠の状態や体調に深く関わっており、睡眠中には心拍数が減少するほか、体温の低下などがみられる。

問44　正解（3）

(1) ○ 　**コルチゾール**とは、副腎皮質から分泌されるホルモンの一種であり、

炭水化物、脂肪、蛋白の代謝を制御する働きがある。

(2) ○　**アルドステロン**とは、副腎皮質から分泌されるホルモンの一種であり、体液中の塩類バランスを調節する機能がある。

(3) ×　**パラソルモン**は、副甲状腺から分泌されるホルモンの一種であり、血液中のカルシウムの濃度を上昇させる働きがある。

(4) ○　**インスリン**とは、膵臓から分泌されるホルモンの一種であり、食後に増加した血糖を速やかに処理することで、血糖量を減少させる機能がある。

(5) ○　**メラトニン**は、脳の松果体から分泌されるホルモンの一種であり、その血中濃度は昼に低く夜に高くなり、睡眠に関連している。

●総括安全衛生管理者の選任義務のある事業場　☞安衛令2条

業　　種	常時使用する労働者数
林業、鉱業、建設業、運送業、清掃業	100人以上
製造業（物の加工業を含む）、電気業、ガス業、熱供給業、水道業、通信業、各種商品卸売業、家具・建具・じゅう器等卸売業、各種商品小売業、家具・建具・じゅう器小売業、燃料小売業、旅館業、ゴルフ場業、自動車整備業及び機械修理業	300人以上
その他の業種	1,000人以上

●衛生管理者の選任義務のある事業場の業種と有資格者の種類　☞安衛則7条・10条

業　　種	対象となる免許等保有者
農林水産業、鉱業、建設業、製造業（物の加工業を含む）、電気業、ガス業、水道業、熱供給業、運送業、自動車整備業、機械修理業、医療業及び清掃業	第一種衛生管理者免許もしくは衛生工学衛生管理者免許を有する者、または、医師、歯科医師、労働衛生コンサルタントなど
その他の業種	第一種衛生管理者免許、第二種衛生管理者免許もしくは衛生工学衛生管理者免許を有する者、または、医師、歯科医師、労働衛生コンサルタント、その他厚生労働大臣が定める者

●事業場の規模と衛生管理者の選任数　☞安衛則7条

事業場の規模（常時使用する労働者数）	衛生管理者の数
50人〜200人（50人以上200人以下）	1人以上
201人〜500人（200人を超え500人以下）	2人以上
501人〜1,000人（500人を超え1,000人以下）	3人以上
1,001人〜2,000人（1,000人を超え2,000人以下）	4人以上
2,001人〜3,000人（2,000人を超え3,000人以下）	5人以上
3,001人以上（3,000人を超える場合）	6人以上

●衛生管理者選任の要件

①「常時1,000人を超える労働者を使用する事業場」、または「常時500人を超える労働者を使用し、かつ法定の有害業務に常時30人以上の労働者を従事させている事業場（有害業務事業場）」では、衛生管理者のうち、少なくとも1人は専任でなければならない。

②法定の有害業務のうち一定の業務を行う有害業務事業場では、衛生管理者のうち1人を衛生工学衛生管理免許所持者から選任しなければならない。

令和2年4月　公表試験問題の解答・解説

関係法令（有害業務に係るもの）

問1　正解（1）

(1) ○　深夜業を含む業務に500人が従事している事業場の産業医は、専属でなければならない。**注意!** 常時1,000人以上、または、500人を超える一定の事業場では産業医は専属。**参照!** 安衛法13条1項、安衛則13条1項2号ヌ

(2) ×　常時使用する労働者数が800人の製造業の事業場であり、衛生管理者は3人でよい。**注意!** 500人を超え1,000人以下の規模では衛生管理者は3人以上。**参照!** 安衛法12条1項、安衛則7条1項4号

(3) ×　2人以上の衛生管理者を選任する場合は、うち1人は専属でなくともよく、3人の場合は2人が専属となる。**注意!** 衛生管理者と労働衛生コンサルタントは別の資格。**参照!** 安衛法12条1項、安衛則7条1項2号・10条3号

(4) ×　著しく暑熱な場所における業務に常時20人が従事している事業場であり、衛生工学衛生管理者の選任義務はない。**注意!** 多量の高温物体を取り扱う業務などに、常時30人以上が従事する事業場では選任義務がある。**参照!** 安衛法12条1項、安衛則7条1項6号、労働基準法施行規則18条

(5) ×　著しく暑熱な場所における業務に常時20人が従事している事業場では、衛生管理者は専任でなくてもよい。**注意!** 常時500人を超える労働者を使用する事業場で、著しく暑熱な場所における業務などに常時30人以上の労働者を従事させる事業場では専任。**参照!** 安衛法12条1項、安衛則7条1

項5号ロ、労働基準法施行規則18条

問2　正解（1）

(1) ○　「鉛蓄電池を解体する工程において人力で鉛等を運搬する業務に係る作業」は、作業主任者を選任しなければならない業務とされている。**参照!** 安衛法14条、安衛令6条19号、安衛令別表第4第3号

(2)、(3)、(4)、(5) ×　いずれも作業主任者を選任しなければならない業務とはされていない。

問3　正解（5）

(1) ×　防振手袋は、譲渡等の制限等のある機械に指定されていない。**参照!** 安衛法42条・法別表第2

(2) ×　化学防護服は、譲渡等の制限等のある機械に指定されていない。**参照!** 同上

(3) ×　送気マスクは、譲渡等の制限等のある機械に指定されていない。**参照!** 同上

(4) ×　放射線測定器は、譲渡等の制限等のある機械に指定されていない。**参照!** 同上

(5) ○　特定エックス線装置は、厚生労働大臣が定める規格を具備しなければ、譲渡、貸与、又は設置してはならない機械等に該当する。**参照!** 安衛法42条・法別表第2・安衛令13条3項22号

問4　正解（5）

(1) ×　クロロメチルメチルエーテルは、名称等を表示すべき危険物及び有害物に当たるが、製造の許可を受けるべき有害物ではない。**参照!** 安衛法57条

1項、安衛令18条第9の2号

(2) ×　ベータープロピオラクトンは、名称等を表示すべき危険物及び有害物に当たるが、製造の許可を受けるべき有害物ではない。参照! 安衛法57条1項、安衛令18条第31号

(3) ×　エチレンイミンは、名称等を表示すべき危険物及び有害物に当たるが、製造の許可を受けるべき有害物ではない。参照! 安衛法57条1項、安衛令18条第3号

(4) ×　パラーニトロクロルベンゼンは、名称等を表示すべき危険物及び有害物に当たるが、製造の許可を受けるべき有害物ではない。参照! 安衛法57条1項、安衛令18条第28号

(5) ○　ジアニシジンは、製造に際し、あらかじめ、厚生労働大臣の許可を受けなければならない特定化学物質に当たる。参照! 安衛法56条1項、安衛令17条・別表第3第1の5号

問5　正解（5）

(1) ×　作業場所に設けた局所排気装置について、外付け式フードの場合は側方・下方吸引型は0.5m/s、上方吸引型は1.0m/sの制御風速を出し得る能力を有するものでなければならない。囲い式フードの場合は、0.4m/sの制御風速を出し得る能力を有するものとされている。参照! 有機溶剤中毒予防規則16条1項

(2) ×　第二種有機溶剤等の区分の色分けは黄色となる。注意! 赤色は第一種、青色は第三種となる。参照! 有機溶剤中毒予防規則25条2項

(3) ×　作業場における空気中の有機溶剤の濃度を、6か月以内ごとに1回、定期に測定し、その測定結果等の記録は3年間保存しなければならないとされている。注意! 1年以内ごとは誤り。

参照! 有機溶剤中毒予防規則28条

(4) ×　作業に常時従事する労働者に対し、6か月以内ごとに1回、定期に、特別の項目について医師による健康診断を行い、その結果に基づき作成した有機溶剤等健康診断個人票は5年間保存が義務付けられている。注意! 1年以内ごとは誤り。参照! 有機溶剤中毒予防規則29条・30条

(5) ○　作業場所に設けたプッシュプル型換気装置について、原則として、1年以内ごとに1回、定期に、自主検査を行い、その検査の結果等の記録を3年間保存しなければならないとされている。参照! 有機溶剤中毒予防規則5条・21条

問6　正解（3）

(1) ×　チッパーによりチップする業務を行い著しい騒音を発する屋内作業場における等価騒音レベルの測定は、実施義務とはされていない。

(2) ×　パルプ液を入れてある槽の内部における空気中の酸素及び硫化水素の濃度の測定は、実施義務ではない。

(3) ○　有機溶剤等を製造する工程で有機溶剤等の混合の業務を行う屋内作業場における空気中のトルエン濃度の測定は、実施義務とされている。参照! 安衛法65条、安衛令21条10号・別表6の2

(4) ×　溶融ガラスからガラス製品を成型する業務を行う屋内作業場における気温、湿度及びふく射熱の測定は、実施義務とはされていない。

(5) ×　通気設備が設けられている坑内の作業場における通気量の測定は、実施義務とはされていない。

問7　正解（4）

(4) ×　正しくは、「①　管理区域とは、

外部放射線による実効線量と空気中の放射性物質による実効線量との合計が $\boxed{A\ 3か月}$ 間につき $\boxed{B\ 1.3mSv}$ を超えるおそれのある区域又は放射性物質の表面密度が法令に定める表面汚染に関する限度の10分の1を超えるおそれのある区域をいう。

　② ①の外部放射線による実効線量の算定は、$\boxed{C\ 1cm}$ 線量当量によって行う。」となる。

(1)、(2)、(3)、(5) ○　上記参照。

問8　正解（3）

(1) ○　第一種酸素欠乏危険作業を行う作業場については、作業開始前に酸素の濃度測定が義務付けられている。参照！安衛法65条、安衛令21条9号、酸素欠乏症等防止規則3条

(2) ○　第二種酸素欠乏危険作業を行う作業場については、その日の作業を開始する前に、空気中の酸素及び硫化水素の濃度測定が義務付けられている。参照！安衛法65条、安衛令21条9号、酸素欠乏症等防止規則3条

(3) ×　海水が滞留したことのあるピットの内部における作業は、酸素欠乏症及び硫化水素中毒の恐れがある第二種酸素欠乏危険作業に該当する。作業にあたっては、酸素欠乏・硫化水素危険作業主任者技能講習を修了した者のうちから、酸素欠乏危険作業主任者を選任しなければならないとされている。参照！安衛法14条、安衛令6条21号、別表第6第3の3号、酸素欠乏症等防止規則11条

(4) ○　純酸素は有毒であり、酸素中毒の危険性があることから、換気に純酸素を使うことは禁止されている。参照！酸素欠乏症等防止規則5条2項

(5) ○　爆発、酸化等を防止するため、

酸素欠乏危険作業を行う場所の換気を行うことができない場合には、同時に就業する労働者の人数と同数以上の空気呼吸器等（空気呼吸器、酸素呼吸器または送気マスク）を備え、労働者にこれを使用させなければならないとされている。参照！酸素欠乏症等防止規則5条1項ただし書き・5条の2

問9　正解（3）

(1) ○　事業者は、労働者を雇い入れたときは、当該労働者に対し、その従事する業務に関する安全又は衛生のための教育を行なわなければならないとされている。石綿等が使用されている建築物の解体等の作業に係る業務は、これに該当する。参照！安衛法59条3項、安衛則36条37号

(2) ○　潜水作業者への送気の調節を行うためのバルブ又はコックを操作する業務は、特別の教育を行わなければならない業務に該当する。参照！安衛法59条3項、安衛則36条23号

(3) ×　特定化学物質のうち第二類物質を取り扱う作業に係る業務は、特別の教育が必要な業務には該当しない。

(4) ○　廃棄物の焼却施設において焼却灰を取り扱う業務は、特別の教育が必要な業務に該当する。参照！安衛法59条3項、安衛則36条36号

(5) ○　エックス線装置を用いて行う透過写真の撮影の業務は、特別の教育が必要な業務に該当する。参照！安衛法59条3項、安衛則36条28号

問10　正解（3）

(3) ○　女性労働者については、危険有害業務の就業制限があり、重量物を取り扱う業務については、満18歳以上の妊娠中の女性は、継続作業で20kg以

上の重量を取り扱う業務は禁止されており、妊産婦以外の女性に関しても準用される。参照！労基法64条の3第1・2項、女性労働基準規則2条1項

(1)、(2)、(4)、(5)× 上記記述を参照。

労働衛生（有害業務に係るもの）

問11 正解（5）

(1) × ダクトの形状には円形、角形などがあるが、その断面積を小さくするほど、ダクトの圧力損失が増大する。注意！ダクトの断面積を大きくするほど、圧力損失は減少する。

(2) × フード開口部の周囲にフランジがあると、フランジがないときに比べ、気流の整流作用が増して、必要な効果を得るための排風量は少なくなり、効率がよくなる。

(3) × ドラフトチェンバ型フードは、作業面を除き周りが覆われており、囲い式フードに分類される。注意！発生源からの飛散速度を利用して捕捉するのはレシーバー式フードである。

(4) × 建築ブース型フードは、作業面を除き周りが覆われているもので、囲い式フードに分類される。囲い式フードのなかでは排気効果が最も小さい。

(5) ○ ダクトは、ベンド（曲がり）の数が多いほど圧力損失が大きくなることから、できるだけ少なく配管するとともに、主ダクトと枝ダクトとの合流角度は45度を超えないようにする。

問12 正解（5）

(1) × 塩素は、常温では黄緑色の刺激臭のある気体であり、空気より重い。

(2) × ジクロロベンジジンは、常温では灰色から紫色の結晶であり、燃焼すると分解し、有毒の煙を生じる。

(3) × アンモニアは、常温常圧では無色の気体で、特有の強い刺激臭がある。

(4) × クロム酸は、常温では赤色の固体であり、強力な酸化剤となる。

(5) ○ アセトンは、常温では高い揮発性を有し、強い引火性がある液体で、特有な臭いをもつ。水、エチルアルコール、エーテルなどとよく混ざり、溶剤やアセチレン貯蔵用容器の溶媒として用いられている。

問13 正解（1）

(1) ○ ベンゼンは、特有の芳香がある無色、揮発性の液体であり、さまざまな化学薬品に用いられるが、有毒で、白血病誘発作用があるとされる。

(2) × ベンジジンは、無色または帯赤色の結晶性粉末であり、顔料などに用いられていたが、職業性膀胱がんの原因物質とされ、試験研究以外での使用は禁止されている。

(3) × ベンゾトリクロリドは、刺激臭のある無色ないし微黄色の油状の液体で、染料などに用いられるが、肺がんなどの発がん性が確認されている。

(4) × コールタールは、石炭からつくられる黒い粘稠な液体であり、染料や合成樹脂などに用いられるが、発がん性があり、肺がんや皮膚がんとの関連が指摘されている。

(5) × 石綿（アスベスト）は、天然の鉱物繊維であり建設資材などに広く用いられたが、肺がんや中皮腫の原因物質とされ、一般には使用されていない。

問14 正解（3）

(1) × 有機溶剤は、揮発性が高く、高脂溶性であり、機械油やゴム、動植物の脂肪などをよく溶かす性質があるが、水溶性は低い。

(2) × 有機溶剤は、揮発性が高く、呼吸器からだけでなく皮膚から吸収されるものもある。

(3) ○ 2, 5-ヘキサンジオンは、ノルマルヘキサンの代謝物であり、ノルマルヘキサンによるばく露の生物学的モニタリングの指標とされている。

(4) × メタノールは無色透明の揮発性の液体で、蒸気は空気よりも重く、吸入すると酩酊、頭痛、眼のかすみなどを起こし、昏睡もあるが、網膜細動脈瘤を伴う脳血管障害は起こさない。

(5) × 二硫化炭素は、無色、または淡黄色の液体で、吸入すると呼吸麻痺を起こし、精神障害を起こすことがあるが、メトヘモグロビン形成によるチアノーゼはみられない。

問15 正解 (2)

(1) ○ リスクアセスメントを実施する際に最初に行われるのは、労働者の就業に係る化学物質等による危険性又は有害性を特定することである。 参照！ 化学物質等による危険性又は有害性等の調査等に関する指針

(2) × ハザードとは、「(各作業における) 危険性又は有害性」である。「化学物質の有害性情報（MSDS）」を入手し、リスクアセスメントを実施する単位区分ごとに使用する化学物質の有害性等を格付けし、特定する。 参照！ 上記指針、リスクアセスメントの考え方

(3)、(4) ○ 化学物質等による疾病のリスク低減措置の検討では、まず、法令に定められた措置がある場合にはそれを必ず実施する。そして、①危険性又は有害性のより低い物質への代替、化学反応のプロセス等の運転条件の変更、取り扱う化学物質等の形状の変更等又はこれらの併用によるリスクの低減、②化学物質等に係る機械設備等の防爆構造化、安全装置の二重化等の工学的対策又は化学物質等に係る機械設備等の密閉化、局所排気装置の設置等の衛生工学的対策、③作業手順の改善、立入禁止等の管理的対策、④化学物質等の有害性に応じた有効な保護具の使用の順に検討を行う。 参照！ 上記指針

(5) ○ 指針では、新たに化学物質等を外部から取得等しようとする場合には、当該化学物質等を譲渡し、又は提供する者から、当該化学物質等に係るSDSを確実に入手することとされている。 参照！ 上記指針

問16 正解 (1)

(1) × じん肺は、粉じんを吸入することによって肺に生じた線維増殖性変化を主体とする疾病であり、肺結核のほか、続発性気管支炎、続発性気胸、原発性肺がんなどの合併症がみられる。

(2) ○ けい肺は、シリカ（石英）の微粒子の吸入によって発症するじん肺であり、鉱山労働者に多くみられる。

(3) ○ じん肺では、肺結核のほか、続発性気管支炎、続発性気胸、原発性肺がんなどの合併症がみられる。

(4) ○ アルミニウム肺は、アルミニウム粉じんの吸入が原因で発症する。進行が早く、数年間程度で呼吸困難、衰弱などの症状が現れる。

(5) ○ 肺に取り込まれた粉じんは、完全に体外に除去されない。そのため慢性的に炎症反応が繰り返される。

問17 正解 (1)

(1) × 窒素ガスそのものには毒性はないが、空気中の濃度が高いと酸素の欠乏が起こり、意識喪失または死亡の危険を伴う。高濃度のガスを吸入した場

合には一呼吸で意識を失い、この状態が継続すると死に至る危険性がある。

(2) ○ 長期間騒音に暴露されることで徐々に進行する難聴が、**騒音性難聴**である。騒音により、内耳の蝸牛の膜が破れたり、血流が滞ったり、有毛細胞の毛が傷つくことなどで発生する。

(3) ○ **金属熱**とは、亜鉛、銅その他の金属の溶解時などに発生するヒューム（金属蒸気の凝集物）を吸入した後に発生するものであり、悪寒、発熱、関節痛などの症状がみられる。

(4) ○ **低体温症**は、恒温動物の深部体温が、正常な生体活動の維持に必要な水準を下回ったときに起きる様々な症状である。ヒトの場合は、通常は37℃程度の体内温度（直腸温度など）が35℃以下にまで低下したときに発生し、意識消失、筋の硬直などの症状がみられる。体内温度が30℃以下になると不整脈や心室細動が起きやすくなり、命の危険がある。

(5) ○ **レイノー現象**（白指発作）は、振動障害の特徴的な症状の一つで、冬季に現れやすい。手足の血液の流れが悪くなり、手や足の指の皮膚の色が蒼白、暗紫になる。レイノー現象や、手指のしびれ感などの末梢神経障害がみられるのは、局所振動障害である。

問18 正解（1）

(1) ○ **管理濃度**とは、作業環境管理の良否を判断する際の管理区分を決定するための指標として、行政的見地から設定されたものである。有害な業務を行う屋内作業場のうち、政令で指定された作業場では、定期的に作業環境測定を行う必要がある。**参照！**労働安全衛生法65条・65条の２第２項・別表

(2) × **A測定**とは、作業場の気中有害物質濃度の空間的及び時間的な変動の平均的な状態を把握するための測定のことである。

(3) × **B測定**とは、発生源の近くで作業が行われる場合、A測定を補完するために、作業者の暴露が最大と考えられる場所における濃度測定である。

(4) × **第1管理区分**とは、作業環境管理が適切と判断される状態。**第2管理区分**とは、作業環境管理になお改善の余地があると判断される状態。**第3管理区分**とは、作業環境管理が不適切と判断される状態のことである。A測定の第二評価値及びB測定の測定値がいずれも管理濃度に満たない単位作業場所は、第二管理区分になる。

(5) × B測定の測定値が管理濃度の1.5倍を超える状態は、A測定の結果にかかわらず第三管理区分となる。第三管理区分とは、作業環境管理が不適切と判断される状態のことである。

問19 正解（1）

(1) ○ 一定の有害な業務に常時従事する労働者等に対しては、原則として、雇入れ時、配置替えの際及び６月以内ごとに１回、特別の健康診断を実施しなければならないとされている。正しくは「特殊健康診断において有害物の体内摂取量を把握する検査として、生物学的モニタリングがあり、トルエンについては、尿中の A 馬尿酸 を測定し、B 鉛 については、C 尿 中のデルタアミノレブリン酸を測定する。」となる。**参照！**安衛法66条、安衛令22条、安衛則45条他

(2)、(3)、(4)、(5) × 上記参照。

問20 正解（3）

(1) ○ **防じんマスク**は固体粒子を対象

としており、有害な蒸気・ガスに対しての効果はないが、防じんマスクの種類によってはヒュームに対しても一定の効果がある。防じん機能を有する防毒マスクの選択は適切といえる。

(2) ○ **防毒マスク**の吸収缶の色は、二酸化炭素用は赤色で、有機ガス用は黒色とされている。**参照！**平成2年労働省告示第68号「防毒マスクの規格」8条5項・表

(3) × **送気マスク**は、清浄な空気をパイプ、ホースなどにより作業者に供給する呼吸用保護具である。自給式呼吸器は、ボンベに充てんされた清浄空気を作業者に供給する空気呼吸器である。

(4) ○ **遮光保護具**には、遮光度番号が定められており、溶接作業などの作業の種類に応じて適切な遮光度番号のものを使用しなければならない。**参照！**昭和56年12月16日基発第773号「しゃ光保護具の使用について」

(5) ○ 騒音作業における防音保護具として、耳覆い（イヤーマフ）と耳栓のどちらを選ぶかは、作業の性質や騒音の特性で決める。非常に強烈な騒音に対しては、両者の併用も有効とされている。**参照！**令和5年4月20日基発0420第7号「騒音障害防止のためのガイドラインの改訂について」別添解説4

関係法令（有害業務に係るもの以外のもの）

問21 正解（5）

(1) × 事業場の労働者数が300人以上の通信業の場合には、総括安全衛生管理者の選任が義務付けられている。**参照！**安衛法10条、安衛令2条

(2) × 事業場の労働者数が300人以上の各種商品小売業の場合には、総括安全衛生管理者の選任が義務付けられている。**参照！**安衛法10条、安衛令2条

(3) × 事業場の労働者数が300人以上の旅館業の場合には、総括安全衛生管理者の選任が義務付けられている。**参照！**安衛法10条、安衛令2条

(4) × 事業場の労働者数が300人以上のゴルフ場業の場合には、総括安全衛生管理者の選任が義務付けられている。**参照！**安衛法10条、安衛令2条

(5) ○ 医療業では、事業場の労働者数が1000人以上の場合に総括安全衛生管理者の選任が義務付けられており、労働者数が300人の場合には選任が義務付けられていない。**参照！**安衛法10条、安衛令2条

問22 正解（2）

(1) ○ 雇入時の健康診断においては、医師の健康診断を受けたのち、3月を経過しない者を雇い入れる場合は省略できる。**参照！**安衛則43条

(2) × 雇入時の健康診断については省略することはできない。聴力の検査方法について、一定年齢の者を対象に、医師が適当と認めるその他の方法により行うことができるのは、定期健康診断である。**参照！**安衛則43・44条

(3) ○ 胸部エックス線検査は、1年以内ごとに1回、定期に行うことでよいとされている。**参照！**安衛則13条1項2号ヌ・45条1項・44条1項4号

(4) ○ 事業者は、事業場において実施した雇入時の健康診断の項目に異常の所見があると診断された労働者については、その結果に基づき、健康を保持するために必要な措置について、健康診断実施日から3か月以内に、医師の意見を聴かなければならないとされている。**参照！**安衛法66条の4

(5) ○　定期健康診断の結果について、所轄労働基準監督署長に報告義務があるのは、常時 50 人の労働者を使用する事業場である。参照！安衛則 52 条

問23　正解（4）

(1) ×　衛生委員会の議長となる委員は、原則として、総括安全衛生管理者又は総括安全衛生管理者以外の者で事業場においてその事業の実施を統括管理するもの若しくはこれに準ずる者のうちから事業者が指名した者とされている。参照！安衛法 17 条・18 条

(2) ×　事業場の労働組合、または、労働組合がないときに、労働者の過半数を代表する者の推薦に基づき指名するのは、衛生委員会の「議長以外の委員の半数」である。注意！衛生委員会の規定は、安全委員会の規定を準用する。参照！安衛法 17 条 4 項・18 条 4 項

(3) ×　衛生管理者として選任している事業場に専属ではない労働衛生コンサルタントも、衛生委員会の委員に指名できる。注意！衛生委員会の委員が事業場の専属でなければならないとはされていない。参照！安衛法 18 条 2 項

(4) ○　当該事業場の労働者で、衛生に関し経験を有するもののうちから事業者が指名した者を、衛生委員会の委員として指名することができる。参照！安衛法 18 条 2 項 4 号

(5) ×　**衛生委員会は、毎月 1 回以上開催し、委員会における議事で重要なものに係る記録を作成して 3 年間保存しなければならない**とされている。参照！安衛則 23 条 1 項・4 項

問24　正解（2）

(2) ○　正しくは「①　空気調和設備又は機械換気設備を設けている場合は、

室に供給される空気が、1 気圧、温度 25℃ とした場合の当該空気中に占める二酸化炭素の含有率が 100 万分の A 1,000 以下となるように、当該設備を調整しなければならない。

②　①の設備により室に流入する空気が、特定の労働者に直接、継続して及ばないようにし、かつ、室の気流を B 0.5 m /s 以下としなければならない。」となる。

(1)、(3)、(4)、(5) ×　上記参照。

問25　正解（4）

(1)、(2)、(3)、(5) ×　労働安全衛生法に基づく心理的な負担の程度を把握するための検査（ストレスチェック）とは、自分のストレスがどのような状態にあるのかを調べる検査のことであり、労働者が 50 人以上いる事業所では、毎年 1 回、すべての労働者に対して実施することが義務付けられている。ストレスチェックの実施者は、医師、保健師、厚生労働大臣の定める研修を受けた看護師・精神保健福祉士・歯科医師・公認心理士の中から選ぶものとされている。

(4) ○　上記記述を参照。

問26　正解（1）

(1) ×　育児時間を請求できるのは、生後満 1 年に達しない生児を育てる女性である。参照！労働基準法 67 条

(2)、(3)、(4)、(5) ○　労働基準法では、生後満 1 年に達しない生児を育てる女性は、一定の休憩時間のほかに、1 日 2 回各々少なくとも 30 分、生後満 1 年に達しない生児を育てるための時間を請求することができるとされている。この育児時間は、授乳などのほか、幼稚園の送り迎えなど、女性労働者が請

求した時間に与えなければならず、2回分を1回にまとめて取得することもできる。育児時間は、その請求がない女性労働者に強制的に取得させる必要はなく、育児時間については、会社には賃金を支払う義務はない。育児休業期間も同様である。また、育児時間中の女性労働者を使用してはならない。

注意！ 育児休業とは異なり、育児時間を取得できるのは女性労働者に限られる。**参照！** 労働基準法 67 条

問27 正解（5）

(1) ○ 時間外・休日労働に関する労使協定を締結し、これを所轄労働基準監督署長に届け出ている場合であっても、妊産婦が請求した場合には、管理監督者等の場合を除き、時間外・休日労働をさせてはならないとされている。**参照！** 労働基準法 66 条 2 項

(2) ○ 1か月単位の変形労働時間制を採用している場合であっても、妊産婦が請求した場合には、管理監督者等の場合を除き、1週間及び1日それぞれの法定労働時間を超えて労働させてはならないとされている。**参照！** 労働基準法 66 条 1 項

(3) ○ フレックスタイム制を採用した場合には、清算期間を平均して1週間当たりの労働時間が40時間を超えない範囲内において、1日8時間又は1週40時間を超えて労働させることができる。この清算期間は3カ月以内とされている。法令には妊産婦という特定はないが、妊産婦も労働者であれば、当然、これに含まれると考えられる。**参照！** 労働基準法 32 条の 3 第 2 号

(4) ○ 1年単位の変形労働時間制を採用している場合であっても、妊産婦が請求した場合には、管理監督者等の場

合を除き、1週間及び1日それぞれの法定労働時間を超えて労働させてはならないとされている。**参照！** 労働基準法 66 条 1 項

(5) × 妊産婦が請求した場合には、管理監督者等の場合であっても、深夜業をさせてはならないとされている。**参照！** 労働基準法 66 条 3 項

労働衛生（有害業務に係るもの以外のもの）

問28 正解（2）

(1) ○ 筋力については、握力を握力計で測定する。

(2) × 柔軟性については、座位体前屈を体前屈測定計で測定する。

(3) ○ 平衡性は、閉眼（又は開眼）片足立ちをストップウォッチで測定する。

(4) ○ 敏しょう性については、全身反応時間を全身反応測定器で測定する。

(5) ○ 全身持久性は、全身持久力（＝最大酸素摂取量）を自転車エルゴメーターまたはトレッドミルで測定する。

問29 正解（2）

(1) ○ 「労働者の心の健康の保持増進のための指針」には、心の健康問題の特性として、「心の健康については、客観的な測定方法が十分確立しておらず、その評価には労働者本人から心身の状況に関する情報を取得する必要があり、さらに、心の健康問題の発生過程には個人差が大きく、そのプロセスの把握が難しい。」とされている。**参照！** 労働者の心の健康の保持増進のための指針2－①

(2) × 指針には、「ストレスチェック制度の活用や職場環境等の改善を通じて、メンタルヘルス不調を未然に防止する「一次予防」、メンタルヘルス不

調を早期に発見し、適切な措置を行う「二次予防」及びメンタルヘルス不調となった労働者の職場復帰を支援等を行う「三次予防」が円滑に行われるようにする必要がある。」とされている。「一次予防」は、未然に防止することである。**参照！** 上記指針2

(3) ○ 指針には、「労働者の心の健康は、職場配置、人事異動、職場の組織等の人事労務管理と密接に関係する要因によって、大きな影響を受ける。メンタルヘルスケアは、人事労務管理と連携しなければ、適切に進まない場合が多い。」とされている。**参照！** 上記指針2-③

(4) ○ 指針には、「心の健康問題は、職場のストレス要因のみならず家庭・個人生活等の職場外のストレス要因の影響を受けている場合も多い。また、個人の要因等も心の健康問題に影響を与え、これらは複雑に関係し、相互に影響し合う場合が多い。」とされている。**参照！** 上記指針2-④

(5) ○ 指針には、「事業者がストレスチェック結果を含む労働者の心の健康に関する情報を入手する場合には、労働者本人の同意を得ることが必要であり、また、事業者は、その情報を、労働者に対する健康確保上の配慮を行う以外の目的で使用してはならない。」とある。**参照！** 上記指針6-(3)ウ

問30 正解 (3)

(1)、(2) ○ 傷病者を発見した場合には、傷病者の両肩を軽くたたきながら声をかけて、傷病者に反応がある場合は、回復体位をとらせて安静にして、経過を観察する。反応がない、または判断に迷う場合には、大声で周囲の人の助けを求め、119番通報とAEDの手配

を依頼する。いずれの場合も一次救命措置は、できる限り単独で行うことは避けるようにしなければならない。

(3) × 口対口人工呼吸は、傷病者の鼻をつまみ、約1秒かけて傷病者の「胸が上がるのが見てわかる程度」の量の息を、2回吹き込む。3秒ではない。

(4) ○ 成人に対する胸骨圧迫では、胸が約5cm沈む強さで胸骨の下半分を圧迫し、1分間に100〜120回のテンポで行う。

(5) ○ AEDによる心電図の自動解析の結果、「ショックは不要です。」などのメッセージが流れた場合には、除細動は不要だが、速やかに胸骨圧迫を開始する必要がある。

問31 正解 (1)

(1) × 運動負荷心電図検査とは、運動で心臓に一定の負荷をかけて心臓の筋肉の変化を観察するものである。心電図に異常が認められた場合には、狭心症・心筋梗塞などの虚血性心疾患、不整脈をともなう病気などが疑われる。

(2) ○ 虚血性心疾患は、冠状動脈硬化症ともいわれ、冠動脈による心筋への血液の供給が不足したり途絶えることにより心筋の酸素不足が原因で起こる心筋障害である。発症の危険因子には、高血圧、喫煙、脂質異常症などがある。

(3) ○ 虚血性心疾患は、心筋の一部分に可逆的虚血が起こる狭心症と、不可逆的な心筋壊死が起こる心筋梗塞とに大別される。

(4) ○ 狭心症とは、心臓の冠動脈が詰まって狭くなり、一時的に心筋が酸素不足に陥って胸の痛みや圧迫感を引き起こす病気である。

(5) ○ 狭心症と心筋梗塞では、主に前胸部、まれに左腕や背中に痛み、圧迫

感を生じるが、発作の持続時間は通常数分であり、長くても15分以内が多い。

問32 正解 (1)

(1) ○ 正しくは、「日本人のメタボリックシンドローム診断基準で、腹部肥満（ A 内臓 脂肪の蓄積）とされるのは、腹囲が男性では B 85 cm 以上、女性では C 90 cm 以上の場合である。」となる。

(2)、(3)、(4)、(5) × 上記記述を参照。

問33 正解 (1)

(1) × **感染型食中毒**は、食物に付着した細菌そのものの感染によって起こる食中毒であり、サルモネラ菌、腸炎ビブリオ、病原性大腸菌などによるものがある。細菌が増殖する際に産生した毒素によって起こるものではない。

(2) ○ **毒素型食中毒**は、食物に付着した細菌が増殖する際に産生した毒素による食中毒であり、黄色ブドウ球菌やボツリヌス菌などによるものがある。神経細胞に作用する神経毒である。

(3) ○ **黄色ブドウ球菌**は、ブドウの房のように集まっていることから名付けられたもので、食中毒の原因となるだけでなく、おできやにきびなどの化膿性疾患の起因菌でもある。菌自体は熱に弱いが、毒素は100℃20分の加熱でも分解されない。

(4) ○ **腸炎ビブリオ**は、日本で発見された食中毒の原因菌の一種であり、3％食塩濃度で最も増殖することから、**病原性好塩菌**とも呼ばれる。

(5) ○ **細菌性食中毒**とは食中毒の原因物質が細菌であり、カンピロバクター、サルモネラ、腸炎ビブリオなどの感染型、黄色ブドウ球菌、ボツリヌス菌、セレウス菌（嘔吐型）などの食物内毒素型、腸管出血性大腸菌（O157）、ウェルシュ菌、セレウス菌（下痢型）などの生体内毒素型に分けられる。

問34 正解 (4)

(1) × 満18歳以上の男子労働者が人力のみにより取り扱う物の重量は、体重のおおむね40％以下となるように努めることとされており、50％は誤り。 参照！職場における腰痛予防対策指針別紙Ⅰの1

(2) × 腰部保護ベルトは一律に使用するのではなく、個人ごとに効果を確認してから使用の適否を判断するとされている。 参照！上記指針2の（6）ハ

(3) × 指針では、重量物を取り扱うときは、「できるだけ身体を対象物に近づけ、重心を低くするような姿勢を取る。床面等から荷物を持ち上げる場合には、片足を少し前に出し、膝を曲げ、腰を十分に降ろして当該荷物をかかえ、膝を伸ばすことによって立ち上がるようにする。」などとされている。「両膝を伸ばしたまま上体を下方に曲げる前屈姿勢」は不適切である。 参照！上記指針2（2）イ

(4) ○ 腰掛け作業では、椅子に深く腰を掛けて、背もたれで体幹を支え、履物の足裏全体が床に接する姿勢を基本とするとされている。 参照！上記指針Ⅲの1の（3）イ

(5) × 立ち作業では、床面が硬い場合には、立っているだけでも腰部への衝撃が大きいことから、クッション性のある作業靴やマットを利用して、衝撃を緩和することとされている。 参照！上記指針別紙Ⅱの6の（1）

労働生理

問35 正解 (5)

(1) ○　呼吸運動は、肋間筋と横隔膜の協調運動によって胸郭内容積を周期的に増減させて行われる。主に肋間筋を使う呼吸が胸式呼吸、主に横隔膜を使う呼吸が腹式呼吸である。

(2) ○　胸郭内容積が増し、内圧が低くなることで、肺内へ空気が流れ込む。この時、鼻腔、気管などの気道を経て肺内へ流れ込む空気が吸気である。

(3) ○　肺胞内の空気と肺胞を取り巻く毛細血管中の血液との間で行われるガス交換を外呼吸という。肺胞と血液との間のガス交換が外呼吸、血液と細胞のガス交換が内呼吸である。

(4) ○　通常の呼吸の場合の呼気には、酸素が約16％、二酸化炭素が約4％、含まれている。ちなみに、大気中の酸素濃度は20.93％、二酸化炭素濃度は0.04％である。

(5) ×　身体活動時は、血液中の二酸化炭素分圧の上昇などにより延髄の呼吸中枢が刺激され、呼吸は深く、回数が増加する。窒素分圧の上昇ではない。

問36 正解 (3)

(1) ×　物理化学的な刺激の量と人間が意識する感覚の強度とは、直線的な比例関係にあるとはいえない。例えば、ヒトの温度感覚は、一般に温覚よりも冷覚の方が鋭敏であり、温覚は徐々に、冷覚は急速に表れる。

(2) ×　皮膚感覚には、触圧覚、痛覚、温度感覚（温覚・冷覚）などがあり、これらのうち冷覚を感じる冷覚点ではなく、痛覚を感じる痛覚点の方が、他の感覚点に比べて密度が大きい。

(3) ○　網膜には色を感じる錐状体と、明暗を感じる杆状体の2種類の視細胞がある。

(4) ×　眼軸が短か過ぎるために、平行光線が網膜の後方で像を結ぶ状態は、近視ではなく遠視である。

(5) ×　平衡感覚に関係する器官である前庭及び三半規管は、内耳にあって、体の傾きや回転の方向を知覚する。中耳には、鼓膜、鼓室などがある。

問37 正解 (5)

(1) ×　**代謝**とは、活動において必要なエネルギーのことであるが、代謝において、細胞に取り入れられた体脂肪やグリコーゲンなどが分解されてエネルギーを発生する過程を**異化**という。

(2) ×　代謝において、体内に摂取された栄養素が、種々の化学反応によって、細胞を構成する蛋白質などの生体に必要な物質に合成されることを**同化**という。異化と同化を合わせて代謝という。

(3) ×　**基礎代謝**とは、生命維持のために必要なエネルギー代謝の基本量のことであり、その算出には、年齢、性別毎の基礎代謝基準値に体重をかけて求める。**基礎代謝量**とは、早朝空腹時に快適な室内等においての安静時の代謝量であり、基礎代謝の測定は、睡眠時ではなく、横臥安静時に行われる。

(4) ×　ヒトは安静時にもエネルギーを消費しているが、**エネルギー代謝率**とは、肉体の活動あるいは労働の強度を表す指標であり、活動時の総エネルギー代謝量から、安静時のエネルギー代謝量を引き、その結果を基礎代謝量で割って算出する。体内で一定時間中に消費された酸素と排出された二酸化炭素の容積比ではない。

(5) ○　エネルギー代謝率とは、生体のある運動動作が、基礎代謝の何倍にあ

たるかを示すもので、その値は、体格、性別などの個人差による影響は少なく、同じ作業では、ほぼ同じ値となる。

問38 正解（1）

A トリプシンは、膵臓より分泌される消化酵素の一種であり、蛋白質を分解する働きがある。

B ペプシンは、胃に含まれる消化酵素の一種であり、蛋白質を分解する働きがある。

C アミラーゼは、ジアスターゼとも呼ばれる消化酵素の一種であり、でんぷんをブドウ糖に分解する働きがある。おもに膵臓と唾液腺から分泌される。

D 胃液や膵液に含まれる**リパーゼ**は、脂質の消化酵素である。

（1）○ 以上から、蛋白質の消化に関与しているものの組み合わせは、「（1）A トリプシン、B ペプシン」となる。

（2）、（3）、（4）、（5）× 上記記述を参照。

問39 正解（3）

（1）× 血中の老廃物は、糸球体からボウマン嚢に濾し出される。糸球体でろ過された原尿は、尿細管などで塩分や蛋白質などが再吸収される。

（2）× 糸球体には汚れた血液をきれいにする働きがあり、体に不必要なものは濾し出されるが、蛋白質は体に必要なものとして濾し出されない。

（3）○ 血中のグルコースは分子が小さいことから、いったん糸球体からボウマン嚢に濾し出されるが、尿細管で再吸収されて血管に戻される。

（4）× 原尿中に濾し出された塩分などの電解質の多くは、ボウマン嚢ではなく尿細管から血中に再吸収される。

（5）× 原尿中に濾し出された水分の大部分は、そのまま尿として排出されるのではなく、尿細管で再吸収されて水分量が調整される。

問40 正解（5）

（1）× 横紋筋には、骨格筋と心筋がある。骨格筋は随意筋であり、手足を動かすなど体を動かす働きをしているが、心筋は、心臓を構成する筋肉で不随意筋である。平滑筋は、内臓や血管の壁に存在する不随意筋である。

（2）× 筋肉の方が運動によって疲労しやすいが、回復に時間がかかるのは神経系といえる。神経より筋肉の方が疲労しやすいといえる。

（3）× 運動には、荷物を持ち上げて差し出すような、関節を動かして筋肉を収縮させる短縮性収縮と伸張性収縮による運動と、壁を押す運動のように関節を動かさずに力を加える等尺性収縮による運動がある。

（4）× 強い力を必要とする運動によって、エネルギーを供給するために筋肉の収縮性蛋白質は分解されるが、運動後の休息や栄養補給によって修復時には筋線維が太くなり筋肉は運動前よりも大きくなる。

（5）○ 筋肉が収縮して出す最大筋力は、筋肉の単位断面積当たりの平均値でみると、性差・年齢差はほとんどみられず、一般には筋肉の横断面1㎠あたりでは5〜10kgとされている。

問41 正解（2）

（1）○ 骨髄で産生される**赤血球**には全身に酸素を運ぶ働きがあり、寿命は100〜120日である。**白血球**には免疫機能があり、寿命は3〜5日と短い。赤血球の数は血球の中では最も多い。

（2）× **ヘマトクリット**とは、血液の容積に対する血球の割合を示す指標であ

る。血球とは、赤血球、白血球、血小板からなっており、その多くは赤血球であり、ヘマトクリット値が低いということは、赤血球が少なく貧血の可能性があるといえる。

(3) ○ **好中球**とは、白血球の一つであり、白血球の約60％を占めている。運動性と食作用が著しく、急性炎症の場で中心的役割を果たす働きがある。

(4) ○ **血小板**は、核を持たない不定形の細胞で、血液凝固作用に関与する。

(5) ○ 血液中に存在する赤血球は、その表面にある抗原の型により、いくつかの分類方法がある。そのなかで、**ABO式血液型**とは、血液型をA型、B型、O型、AB型に分類する最も一般的な分類方法のことである。血清中の抗体は血液型により違いがあり、A型の血清は抗B抗体をもっている。

問42 正解（2）

(2) ○ 正しくは、「体内に侵入した病原体などの異物を、[A　リンパ球]が、[B　抗原]と認識し、その[B　抗原]に対してだけ反応する[C　抗体]を血漿中に放出する。この[C　抗体]が[B　抗原]に特異的に結合し[B　抗原]の働きを抑制して体を防御するしくみを[D　体液性]免疫と呼ぶ。これに対し、[A　リンパ球]が直接、病原体などの異物を攻撃する免疫反応もあり、これを[E　細胞性]免疫と呼ぶ。」となる。

(1)、(3)、(4)、(5) × 上記記述を参照。

問43 正解（5）

(1) × 寒冷にさらされ体温が正常より低くなると、皮膚の血管を収縮させて血流量を減らし、皮膚温を下げる。血管を弛緩させて血流量を増やすと皮膚温は上がる。

(2) × 高温にさらされて体温が正常以上に上昇すると、皮膚の血管が弛緩して血流量を増加するとともに、体内の代謝活動が抑制されて熱の産生量が減少し、人体からの放熱が促進される。内臓の血流量は低下する。

(3) × 体温調節のように、外部環境が変化しても身体内部の状態を一定に保つ生体の仕組みは、同調性ではなく恒常性という。

(4) × 体温調節機能は視床下部最吻側に位置する視索前野にある。体温が下がると、皮膚の血管が収縮して血流量を減らして皮膚の温度を下げる。同時に、体内の代謝活動を高めることで熱の産生量を増やしている。

(5) ○ 放熱は、蒸発、輻射、対流、伝導などの物理的な過程で行われるが、蒸発による熱放散には、発汗と不感蒸泄がある。

問44 正解（4）

(1) ○ 自律神経系は、内臓、血管などの不随意筋に分布し、血圧や呼吸数など、体内の特定の機能を調整している。

(2) ○ 自律神経である交感神経と副交感神経は、同一器官に分布していても、その作用はほぼ正反対である。交感神経は、運動時などの興奮時に活発になり、副交感神経は、体がゆったりとしている時に強く働く。

(3) ○ 自律神経系は、末梢神経系のうち植物性機能を担う神経系であり、その中枢は、脳幹及び脊髄にある。

(4) × 交感神経は胃腸の働きを抑制し、副交感神経は胃腸を活発に働かせる。

(5) ○ 交感神経の亢進は心拍数を増加させ、副交感神経の亢進は心拍数を減少させる。主に活動時には交感神経が、休息時には副交感神経が活発になる。

解答用紙

有害業務に係るもの

関係法令										労働衛生									
1	2	3	4	5	6	7	8	9	10	11	12	13	14	15	16	17	18	19	20
①	①	①	①	①	①	①	①	①	①	①	①	①	①	①	①	①	①	①	①
②	②	②	②	②	②	②	②	②	②	②	②	②	②	②	②	②	②	②	②
③	③	③	③	③	③	③	③	③	③	③	③	③	③	③	③	③	③	③	③
④	④	④	④	④	④	④	④	④	④	④	④	④	④	④	④	④	④	④	④
⑤	⑤	⑤	⑤	⑤	⑤	⑤	⑤	⑤	⑤	⑤	⑤	⑤	⑤	⑤	⑤	⑤	⑤	⑤	⑤

有害業務に係るもの以外のもの

関係法令							労働衛生							労働生理					
21	22	23	24	25	26	27	28	29	30	31	32	33	34	35	36	37	38	39	40
①	①	①	①	①	①	①	①	①	①	①	①	①	①	①	①	①	①	①	①
②	②	②	②	②	②	②	②	②	②	②	②	②	②	②	②	②	②	②	②
③	③	③	③	③	③	③	③	③	③	③	③	③	③	③	③	③	③	③	③
④	④	④	④	④	④	④	④	④	④	④	④	④	④	④	④	④	④	④	④
⑤	⑤	⑤	⑤	⑤	⑤	⑤	⑤	⑤	⑤	⑤	⑤	⑤	⑤	⑤	⑤	⑤	⑤	⑤	⑤

労働生理

41	42	43	44
①	①	①	①
②	②	②	②
③	③	③	③
④	④	④	④
⑤	⑤	⑤	⑤

出題分野	出題区分	正答数・得点	
関係法令	問 1 ～問10	／10問（1問8点）	／80点
	問21 ～問27	／ 7 問（1問10点）	／70点
労働衛生	問11 ～問20	／10問（1問8点）	／80点
	問28 ～問34	／ 7 問（1問10点）	／70点
労働生理	問35 ～問44	／10問（1問10点）	／100点
合計		／44 問	／400点

解答用紙

有害業務に係るもの																			
関係法令										労働衛生									
1	2	3	4	5	6	7	8	9	10	11	12	13	14	15	16	17	18	19	20
①	①	①	①	①	①	①	①	①	①	①	①	①	①	①	①	①	①	①	①
②	②	②	②	②	②	②	②	②	②	②	②	②	②	②	②	②	②	②	②
③	③	③	③	③	③	③	③	③	③	③	③	③	③	③	③	③	③	③	③
④	④	④	④	④	④	④	④	④	④	④	④	④	④	④	④	④	④	④	④
⑤	⑤	⑤	⑤	⑤	⑤	⑤	⑤	⑤	⑤	⑤	⑤	⑤	⑤	⑤	⑤	⑤	⑤	⑤	⑤

有害業務に係るもの以外のもの														労働生理					
関係法令							労働衛生												
21	22	23	24	25	26	27	28	29	30	31	32	33	34	35	36	37	38	39	40
①	①	①	①	①	①	①	①	①	①	①	①	①	①	①	①	①	①	①	①
②	②	②	②	②	②	②	②	②	②	②	②	②	②	②	②	②	②	②	②
③	③	③	③	③	③	③	③	③	③	③	③	③	③	③	③	③	③	③	③
④	④	④	④	④	④	④	④	④	④	④	④	④	④	④	④	④	④	④	④
⑤	⑤	⑤	⑤	⑤	⑤	⑤	⑤	⑤	⑤	⑤	⑤	⑤	⑤	⑤	⑤	⑤	⑤	⑤	⑤

労働生理			
41	42	43	44
①	①	①	①
②	②	②	②
③	③	③	③
④	④	④	④
⑤	⑤	⑤	⑤

出題分野	出題区分	正答数・得点	
関係法令	問 1 ～問 10	／10問（1問8点）	／80点
	問 21 ～問 27	／7 問（1問10点）	／70点
労働衛生	問 11 ～問 20	／10問（1問8点）	／80点
	問 28 ～問 34	／7 問（1問10点）	／70点
労働生理	問 35 ～問 44	／10問（1問10点）	／100点
合計		／44問	／400点